张继东临床经验撷英

主编 刘德山

世界图书出版公司

图书在版编目（CIP）数据

张继东临床经验撷英/刘德山主编. --北京：世
界图书出版公司，2021.12
ISBN 978-7-5192-8957-7

Ⅰ.①张… Ⅱ.①刘… Ⅲ.①中医临床–经验–中国
–现代 Ⅳ.①R249.7

中国版本图书馆 CIP 数据核字（2021）第 197699 号

书　　　名	张继东临床经验撷英
（汉语拼音）	ZHANG JIDONG LINCHUANG JINGYAN XIEYING
主　　　编	刘德山
总　策　划	吴　迪
责　任　编　辑	马　智　崔志军
装　帧　设　计	霍　杰
出　版　发　行	世界图书出版公司长春有限公司
地　　　址	吉林省长春市春城大街 789 号
邮　　　编	130062
电　　　话	0431-86805559（发行）　0431-86805562（编辑）
网　　　址	http：//www.wpcdb.com.cn
邮　　　箱	DBSJ@163.com
经　　　销	各地新华书店
印　　　刷	三河市嵩川印刷有限公司
开　　　本	787 mm×1092 mm　1/16
印　　　张	14
字　　　数	264 千字
印　　　数	1—2 000
版　　　次	2021 年 12 月第 1 版　2021 年 12 月第 1 次印刷
国　际　书　号	ISBN 978-7-5192-8957-7
定　　　价	128.00 元

编委会

前　言

　　1989 年，我攻读陈克忠老师的中西医结合临床硕士，在科室活动中认识了张继东老师。那时候，他刚刚 40 岁，沉稳儒雅，办事干练。1992 年，我硕士研究生毕业，被分配到中医科，与他接触逐渐多起来。张老师 1970 年毕业于山东省中医药学校，1976 年毕业于山东中医学院中医系，1979 年跟随伤寒大家徐国仟攻读硕士，精研《内经》《伤寒论》《金匮要略》等中医经典著作，毕业后一直在山东医科大学附属医院中医科从事心脑血管疾病等老年病防治的医疗、教学和科研工作。1992 年，张老师作为全国首批学术继承人拜全国名老中医药学专家陈克忠为师，此后和张老师交流日益频繁，经常聆听他的学术见解和临证体会，对张老师也越来越熟悉和了解。张老师力倡中西医结合，融中西医于一体，擅长高血压、冠心病、脑卒中等心脑血管疾病的中西医结合诊治，特别是在运用中医"益气活血""补肾活血"等法则治疗冠心病心绞痛、老年冠心病等方面颇有建树，其研制的舒脉胶囊、益肾活血胶囊等应用于临床，取得了显著的临床疗效。张老师 2003 年被评为山东省名中医，2012 年被评为山东省名老中医药专家传承工作室专家，2017 年被评为山东十大名老中医，2019 年被评为全国名中医药专家传承工作室专家，是第三、第五、第六批全国老中医药专家学术传承工作指导教师，享誉齐鲁大地。

　　2012 年，我有幸作为全国第三批学术继承人拜张继东为师，进行了为期 3 年多的跟师学习，通过学习经典、跟师临证、撰写周记与月记和总结挖掘老师临证经验，慢慢地掌握了张老师的一些临床经验和学术思想。近年来，张老师的继承人及研究生等传承工作室成员已达数十人，跟随张老师左右，均有病案收集和学习心得体会。经与张老师的其他继承人和研究生们商量，将张老师的临床经验结集出版，名曰《张继东临床经验撷英》，众弟子欢呼雀跃，纷纷赐稿。《张继东临床经验撷英》一书共分11章，开篇首章对张老师学术思想进行简要总结，后续10章遴选老师擅长诊治的冠心病、心力衰竭、心律失常、糖尿病、高血压病、高脂血症、中风病、脑动脉硬化症、慢性肠炎、慢性胃炎等十种常见疾病，以西医病名为纲，融合张老师临证经验，从中医病名源流探讨、病因病机、诊断与鉴别诊断、疾病的辨证论治、疾病的预防与调护和临证注意事项6个方面进行了论述和分析，章章精彩，值得广大同人借鉴和推广。

由于时间较紧，限于编者水平，疏漏谬误之处在所难免，敬请各位同道和广大读者批评指正，不吝赐教，特致诚挚的感谢。

刘德山

2021 年 9 月 9 日于济南

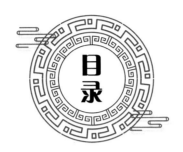

目录

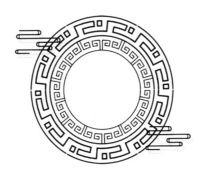

第一章

张继东教授学术思想总结

张继东教授本科毕业于山东中医药大学，后师从全国著名伤寒专家、山东中医药大学"创校九老"之徐国仟教授攻读硕士研究生，1992 年拜师于全国著名中医老年病专家陈克忠教授，是第一批全国老中医药专家学术继承工作继承人，为山东大学齐鲁医院首批知名专家，山东省首批名中医药专家，山东名老中医，国医杰出专家，全国第三、五、六批老中医药专家学术继承工作指导老师，为山东大学二级教授、博士生导师。张继东教授从事中医临床、教学及科研工作 40 多年，医德高尚，医术精湛，在省内外享有盛誉。张继东教授擅长治疗冠心病、高血压病、高脂血症、心律失常、心力衰竭、脑梗死等心脑血管疾病，自行研制"芩丹胶囊""舒脉胶囊""调脂饮""益肾活血胶囊"等系列方剂，在临床上效验卓著。此外，张继东教授对糖尿病、消化及肿瘤等系统疾病的内科疑难杂症也具有丰富的临证经验。张继东教授在临证过程中，注重中医经典理论与经方的运用，强调西医诊断与中医辨证论治的密切结合，善于借鉴现代医学的研究成果，重视中医体质学说，把握"形神一体"思维模式。张继东教授临证之余，勤于研习、思考、写作，在国内外各类学术期刊发表论文 100 余篇，主编著作 4 部，多次参编全国高校规划教材《中医学》及《中医护理学》，曾主持国家自然基金及山东省自然基金项目多项，获省部及厅级科技奖励 15 项。其先后培养硕士及博士生近 30 名，带教学术继承人 6 名。张继东教授于临床兢兢业业，对科研和教学认真严肃，治学严谨，一丝不苟。兹就张继东教授的学术思想总结如下。

一、仁爱救人，精勤敬业

1. 仁爱救人

唐朝孙思邈在《备急千金要方》第一卷有《大医精诚》一文，曰："凡大医治病，必当安神定志，无欲无求，先发大慈恻隐之心，誓愿普救含灵之苦。若有疾厄来求救者，不得问其贵贱贫富，长幼妍媸，怨亲善友，华夷愚智，普同一等，皆如至亲之想。亦不得瞻前顾后，自虑吉凶，护惜生命！见彼苦恼，若己有之，深心凄怆。勿避险巇，昼夜寒暑，饥渴疲劳，一心赴救，无作功夫形迹之心。如此可为苍生大医，反此则是含灵巨贼。"此文虽越千年，但仍是讲述医德的一篇极重要的文献。张继东教授在临床上，正是有此"大医"精神，让其弟子感触深刻，感悟良多，受益匪浅。

张继东教授在临床上对待病人和蔼可亲，不管病人是贫穷还是富贵，都一视同仁，详细问诊，耐心回答病人的问题，经常不顾工作繁忙，对如何煎药、如何饮食调护等细节亦经常亲自嘱咐患者。在当今社会，经济飞速发展极大地丰富了社会物质财富，这对人们的价值观和道德观有着潜移默化的影响，有个别医生喜欢开大方、贵方，给患者带来沉重的经济负担，而张教授心存济世，不图报酬，用药味少、价廉，特别是遇到农村患者，更是精心去选一些功效相同、价格低廉的药物。记得张教授治疗一农村胃病患者，开了7剂药才几十块钱。有时候一些小验方让患者自寻药草，都不需要花钱。一些病情较为复杂的慢性病患者，常服用多种西药或中成药，张教授在开中药汤剂时多让其减少西药或中成药的使用，这样既减少了患者的费用，又避免了药物的浪费。张教授真正做到了孙思邈《千金要方》所述："医人不得恃己所长，专心经略财物……又不得以彼富贵，处以珍贵之药。"他的这种高尚的医德对我们影响深远，值得我们学习。

2. 精勤敬业

张继东教授精勤敬业，十分喜欢博览群书，博采众方。他常说作为医生必须刻苦读书，深研其意，锲而不舍，精益求精，努力进取。必须博极医源，不得道听途说。正如医圣张仲景所云："勤求古训，博采众方"，完成了医学经典著作《伤寒杂病论》；明朝李时珍，历时27载，易稿3次，编著了《本草纲目》这部医学巨著。在中医学的历史长河中，正是这种精勤敬业的精神，才使中医不断发展和创新，在世界医学中占有重要地位。在临床诊疗活动中，张继东教授严肃认真，一丝不苟，全力救治，他"省病诊疾，至意深心（《千金要方》）"，从来不敷衍塞责，妄自逞能。张教授认为，辨证论治是中医诊治疾病的基本方法，只有临证认真细致才能不遗漏病情，辨清疾病的本质，才能准确地处方用药。尤其是对于寒热虚实错杂的患者，更需要全面细致地辨析，深入地了解病情，始能判断出寒热虚实各自临床表现的轻重真假，这样就可能较好地提高临床疗效。我们在临床上，要学习老师这种精勤敬业的精神，用心研读经典，认真对待每一种病症，避免夸夸其谈，切实提高临床疗效。除此之外，张教授十分谦虚，重视同行之间的相互学习、相互尊重，从不"訾毁诸医"，抬高自己。

二、研习经典，善用经方[1]

中医四大经典指的是中医发展史上起到重要作用，具有里程碑意义的四部经典巨著，对古代乃至现代中医都有着巨大的指导作用与研究价值，被列为中医必读之书。《黄帝内经》《难经》阐发医理，《伤寒杂病论》论述内伤外感各证的辨证施治及处方用药，《神农本草经》则载录药物性味功用。除四大经典外，有很多著作传至今日仍对临床有重要意义，如明代李时珍的《本草纲目》、张景岳的《景岳全书》，清代王清任的《医林改错》、吴鞠通的《温病条辨》，民国张锡纯《医学衷中参西录》等。经方一般是指经典医著中的方剂，如《内经》《伤寒论》《金匮要略》中的方剂，或是专指《伤寒论》《金匮要略》中的方剂，即张仲景方或仲景方。《金匮心典·徐序》："惟仲景则独祖经方，而集其大成，惟此两书，真所谓经方之祖。"我们通常所说经方，指仲景方。

张继东教授从医近50年，精心钻研《内经》《伤寒论》《金匮要略》等经典著作，并对《景岳全书》《医林改错》等多部著作也有精心诵读，并加以揣摩领悟，尤其受其研究生导师徐国仟教授的教诲，对《伤寒论》有深刻的感悟。多年来，张教授在临床诊疗疾病的过程中，始终遵循着"读经典，做临床"的原则，多用经方，善用经方。他认为经方味简力专，配伍严谨，随症出入，灵活多变，疗效卓著。他使用经方并不是生搬硬套，而是在辨证论治的基础上应用，有时用一经方，有时是二、三经方合用，有时又是经方化裁，师古而不泥古，师古而有创新，常常思出有神，方小力宏，疗效明显[2]。正如朱丹溪《局方发挥》所说："仲景诸方实万世医门之规矩、准绳也，后之欲为方圆平直者，必于是而取则焉。天地气化无穷，人身之疾亦变化无穷，医之良者引例推类，可谓无穷之应用，圆机活法，《内经》是举，与经意合者，仲景书也。"并且张教授经常告诫我们要带着问题学经典，反复学，在实践中学，这样体会就会越来越深刻，疗效就会越来越好。

在临床上，伤寒论113方，金匮要略262方，如半夏泻心汤、黄连汤、黄芪建中汤、小陷胸汤、瓜蒌薤白半夏汤、枳实薤白桂枝汤、小柴胡汤、大柴胡汤、肾气丸、酸枣仁汤、炙甘草汤、麻杏石甘汤、小青龙汤、桂枝汤、五苓散、白虎汤、三承气汤、桃核承气汤、桂枝茯苓丸、理中汤、四逆汤(散)、茵陈蒿汤、葛根汤、白头翁汤、黄芩汤、当归四逆汤、吴茱萸汤、乌梅丸、黄芪桂枝五物汤等，都是老师临证经常使用的经方。

三、强调顾护脾胃

张教授临证一个鲜明的学术特点，就是遣药组方特别注意顾护脾胃。脾主运化、升清、统血，脾主四肢肌肉。胃为仓廪之官，主受纳腐熟水谷。脾与胃以膜相连，同居中焦，两者一纳一运，互为表里，是机体对饮食进行消化、吸收并输布其精微的主要器官。人出生之后，机体生命活动的延续和气血津液的化生，都依赖脾胃运化的水谷精微，因此称脾胃为"后天之本""气血生化之源"。

张教授精心研读《伤寒杂病论》，其顾护脾胃的学术思想与张仲景《伤寒杂病论》中的脾胃观一脉相承。在他所著的《张继东中医学术文集》一书中，对"《伤寒论》以脾胃为本的学术思想"及"《伤寒论》的护胃观"有深入的探讨。《伤寒论》第 270 条："伤寒三日，三阳为尽，三阴当受邪。其人反能食而不呕，其为三阴不受邪也。"仲景以"能食而不呕"作为邪不传三阴的依据。"能食而不呕"标志脾胃之气尚和，胃能受纳腐熟，脾可运化转输，脾胃气和，则化源充足，正气自然充盛，正气盛则抗邪有力，邪气难以向纵深发展。若脾胃虚损可招致三阴受邪，张教授认为三阴受邪可由脾胃虚而始，又可因脾胃衰而进，邪入深浅与脾胃的虚损程度有一定关系[3]。《伤寒论》385 条"伤寒四五日"，邪气入里传阴之时，若脾胃亏虚不能外蔽以抗邪，致使邪入太阴，而出现"腹中痛，欲自利"之症。脾胃虚甚，进而必波及肾。李东垣《脾胃论》云："元气之充足，皆由脾胃之气无所伤，而后能滋养元气"，肾气肾阳亏虚，则出现"脉微细，但欲寐"的少阴里虚寒证。厥阴居三阴之末，厥阴病，脾胃多处于衰惫状态。由此可见，脾胃虚损是三阴病的病理特征。仲景非常重视脾胃，不管是立法组方，还是服药方法，不管是攻逐邪气，还是补虚扶正，都体现顾护脾胃的特点，他强调在《金匮要略》中有"四季脾旺不受邪"之说。

张教授的护胃观也是受李东垣学术思想的影响。李东垣宗"内经法，学仲景心"，创立脾胃学说，认为"脾全藉胃土平和，则有所受而生荣，周身四脏皆旺，十二神守职，皮毛同密，筋骨柔和，九窍通利，外邪不能侮也。"若"胃虚则五脏六腑、十二经、十五络、四肢皆不得营运之气而百病出焉"（《脾胃论·卷下》）。

张教授的护胃观源于《伤寒杂病论》及《脾胃论》，他广泛而又深入地应用于临床实践中，在组方用药以及服药方法上都时时处处顾护脾胃。保护后天之本，保证其运化正常，这样可使攻伐之品不能损伤脾胃，滋腻之品无碍于胃，使精微物质得以敷布，药效充分发挥，从而提高了治疗效果。张教授经常使用的健脾药首推炙甘草和白术，炙甘草甘、平，归心、肺、脾、胃经，功能补中益气、缓急止痛、调和诸药；白术甘、苦、温，归脾、胃经，擅长补气健脾，又能去除脾湿。此外，茯苓、砂仁、党参、炒麦芽、鸡内金等都是张教授临床经常配伍使用的健脾、醒脾、助脾胃运化的药物。白术健脾燥湿、茯苓利水渗湿，两者配伍可以使水湿有出路，脾气得健；炒麦芽和鸡内金可以醒脾开胃，白术和鸡内金配伍一补一消，补消兼施，共同促进脾胃运化。

张教授在大剂量或长期使用清热解毒化瘀等攻邪之品时，尤为注意辨别脾胃有无不足，对于脾胃已虚者，同时补益脾胃；脾胃尚健者，往往也酌加甘缓护胃之品，确保后天脾胃之健运，气血之化源正常。同时脾胃的运化功能正常，药物始能被正常吸收，达于病所，而发挥治疗作用。如果在服用寒凉攻邪之品过程中出现了腹胀、腹痛、腹泻等症状时，应减少寒凉之品的用量，甚或暂停寒凉药物，专于调补脾胃，待脾胃功能恢复之后再用寒凉之品。

四、重视调治气血

重视气血是张教授另一重要的学术思想。在中医学中，气是构成人体和维持人体生命活动的基本物质，正如《素问·宝命全形论》说："人以天地之气生。"《素问·六节藏象论》也指出："气合而有形。"气有推动、温煦、防御、气化等作用。血是循行于脉中的富有营养的物质，是构成人体和维持人体生命活动的基本物质之一，是神志活动的物质基础，血液统帅于心，藏受于肝，生化于脾，宣布于肺，施泻于肾，与五脏六腑有密切的关系。气为血之帅，血为气之母。气不足，则血运行无力，可至瘀血；血不足，则气无所依托，可使气血双亏，这均可使脏腑组织失于滋养。《内经》对气、血十分重视，全篇先后用到"气"字3053次，"血"字703次[4]，并提出"人之所有者，血与气耳"。

张教授认为人体以气血为本，人之有形不外血，人之有用（功能）不外气，气血平和，阴平阳秘，则身安无病；气血不和，阴阳失调，则疾病由生。由此而言，气血为患是疾病产生的重要原因之一。正如《素问·调经论篇》谓："血气不和，百病乃变化而生。"《灵枢·岁露论》亦云："人血气积……当是之时，虽遇贼风，其入浅不深……人气血虚……当是之时，遇贼风则其入深"。在治疗上，《灵枢·官能》云："用针之理，必知血气多少"。《伤寒论》创六经辨证，但每一经中的所谓阴阳、表里、虚实、寒热等变化，不仅是六经及八纲辨证的体现，更以气血辨证贯穿于辨证的核心[5]，如《伤寒论·辨太阳病脉证并治》云："脉浮紧者，法当身疼痛，宜以汗解之……以荣气不足血少故也。"又云："病常自汗出者，此为荣气和……以荣行脉中，卫行脉外，复发其汗，荣卫和则愈。"因而，在诊治过程中，张教授十分重视气血辨证。他指出古人所云："人之一身不离阴阳，所谓阴阳，如果以气血二字予以概括，亦或不为过。"认为气血辨证较之阴阳辨证更为具体、实用，它不仅可反映阴阳辨证的主要内容，而且可弥补八纲辨证之不足，气血辨证既是辨病过程中的必要环节，又是施治中的主要依据，结合八纲和脏腑辨证的方法诊治内伤杂病，可统病因、病机、病性、病位于一体，融理法方药于一体，对临床实践有较大的指导意义。

具体到气血辨证，临床常见气虚、血虚、气滞、血瘀，更多的是表现为虚实夹杂，如气虚血瘀、气滞血瘀或兼有阴阳的不足等。如冠心病、中风后遗症、颈椎病等常见有气虚血瘀证。由于气血的生成、化生和运行都离不开脏腑，如脾的运化、心肺之气的推动、肝气的疏泄和肾精的滋养等，所以由气血辨证进而可联系至脏腑，因此首先要重视和掌握好气血辨证。气血辨证得好，脏腑辨证就会相对容易和准确。老年人脏腑功能减退，气血虚少，故老年病气血不足是其常见证。同时由于老年人气化无力，血行迟缓，又极易形成瘀血。因此，气虚血瘀是老年病的重要病机变化。气虚血瘀又影响津液的代谢，故又容易产生痰浊。所以，气虚、血瘀、痰浊三者往往是老年病的基本病机。

五、善于攻补兼施

张教授在临床诊察疾病时非常重视邪正盛衰的变化。新病邪气盛多实，久病正气衰多虚，但临床最为常见的是虚实夹杂之证。内科疾病诸如冠心病、高血压、糖尿病、高脂血症、慢性胃炎、肿瘤等多见于中老年人，中老年患者脏腑功能日趋衰退，如《素问·阴阳应象大论第五》云："年四十而阴气自半也，起居衰矣。"所以脏腑虚损、正气亏虚是中老年人的常见的病理特点，在此基础上又容易滋生血瘀和痰浊，故临床就容易出现虚实夹杂之证，而单纯的如气虚证、血虚证等少见。张教授临证时于复杂的病情变化中明辨虚实，善于攻补兼施，如在治疗冠心病方面，张教授认为气虚血瘀是冠心病的主要病机，并贯穿始终，由此研制成舒脉胶囊(由黄芪、丹参、三七粉、水蛭、土鳖虫、瓜蒌皮、降香组成)治疗冠心病心绞痛；认为动脉粥样硬化的发生与肾气亏虚、痰浊血瘀密切相关，研制成益肾活血胶囊(由枸杞子、丹参、黄精、川芎、水蛭、黄芪、瓜蒌皮、大黄组成)治疗动脉粥样硬化症。上述两方经临床及动物实验研究证明确有很好的疗效[6~8]。脂代谢紊乱是临床常见病，张教授认为高脂血症的主要病机在于肾虚为本，痰浊、血瘀为标，自拟调脂饮(由制首乌、枸杞子、绞股蓝、茯苓、泽泻、生山楂、丹参、郁金、生大黄、决明子、甘草组成)益肾固本、化痰祛瘀治疗高脂血症，临床取得较好的疗效[9]。在不同个体及疾病发展的不同阶段，虚实主次不同，治疗就需要明辨虚实的多少，确定以攻为主，还是以补为主，还是攻补并重，临证需要灵活加减化裁。另外须注意抓住主症，急则治标，缓则治本，比如张教授曾治疗一老年冠心病患者，就诊时除发作性胸闷胸痛外，同时有咳嗽，咳黄痰，舌暗红，苔黄之痰热郁肺的表现，治疗抓住其胸闷痛、咳嗽、黄痰、苔黄之主症，采取急则治标的原则，以清肺化痰兼以益气活血为法，给予舒脉饮合清金化痰汤加减，二诊病人咳嗽咳痰消失，舌苔薄，转以益气扶正、活血通络为法以治本。

六、主张辨证与辨病相结合

1. 辨病与辨证

辨证论治是中医诊断和治疗疾病的基本方法，是中医临床独具的诊疗特色，是充满辩证法的科学诊疗系统。辨证准确与否反映了医生诊病的能力和水平。《类证治裁》云："司命之难也，在识证；识证之难也，在辨证。"《临证指南医案》也指出："医道在乎识证、立法、用方，此为三大关键。"中医辨证论治有三个鲜明的特点：①强调治病求本：证候能反映疾病某一阶段的本质，辨证即是辨别出这一阶段的本质；②强调个体差异：患者有体质的不同，如阳热、虚寒体质等，辨证即是辨别出其差异；③强调疾病的动态变化：疾病的病性、邪正盛衰情况等是不断变化的，辨证即是动态观察病情，随病情变化不断变换治法及方药。这些特点也是中医的诊疗优势，是西医所无法比拟的。但是中医的辨证论治也存在缺陷和不足，主要表现在以下几点：①具有一定的模糊性：中医采用的辨证方法是以表知里、司外揣内，不像西医那样清晰可见；②缺乏客观统一的标准：虽然六经、八纲、卫气营血及三焦辨证等辨证方法比较多，内容也很丰富，但是中医辨证主要依赖医生个人的主观判断，由于医生水平及经验的不同，辨出的"证"可能有很大的差别；③临床上有些时候会出现无证可辨或难以辨别的情况。特别是在科学技术迅猛发展的今天，临床先进的诊疗设备及检查方法的使用，使得在古代被认为"健康的人"也变成了现今的"病人"，因此现今的中医师也不乏遇到无证可辨或难以辨别的情况，比如相当部分的高血压和糖尿病及早期肿瘤患者，往往体检时才发现。再比如，有些患者寒、热、虚、实的变化不够突出，症状轻微，均可使临床医生难以做到清晰而准确的辨证。

辨病，此处指西医诊断。它是建立在解剖、生理、病理、生化等现代科学知识的基础上，通过现代的各种检查方法做出的诊断。在现代医学飞速发展的今天，我们不可能对西医的"病"视而不见，中医大夫一般能够看懂化验单和其他检查结果，对西医知识也大都了解一些。辨证与辨病相结合，使诊疗的目标更加明确，现代的检查方法也大大丰富了四诊的内容，这样就有可能使辨证的范围有所缩小，有可能减轻或避免其模糊性及无证可辨情况的发生。

2. 酌情应用现代药理研究成果

那么，如何将中医辨证和西医诊断结合起来呢？一般有三种形式：①西医辨病与中医辨证分型相结合，即西医做疾病诊断，中医进行辨证分型，依证立法治疗；②无证从病，无病从证，即在两者中的一方无法诊断时，根据另一方的情况进行诊断治疗；③舍证从病，舍病从证。临床上遇到病与证在处理方法上有矛盾时，经过分析，可以舍弃一方，而根据另一方的诊断结果进行治疗[10]。辨病与辨证相结合的临床思路早在《伤寒论》就有体现。张仲景将外感病分为太阳病、少阳病、阳明病、太阴病、少阴病、厥阴病，在病名下面又有若干个证，如太阳病之太阳中风证、太阳伤寒证、阳明病之经证、腑实证、少阴病之寒化证、热化证等，将辨证与辨病有机统一在一个整体中。晋唐时期，葛洪、孙思邈、巢元方等医家继承和发展了辨病论治理论；宋金元时期，以刘、张、李、朱四大家为首的医家确立了辨证论治的核心地位并从多方面对其进行阐发；明代孙志宏的《简明医彀》为辨病论治的专书；清代张璐的《张氏医通》记载大量辨病论治和方剂[11,12]；新中国成立以后，辨证论治在中医院校统编教材中被确立为中医学的基本特点之一，在临床上成为中医诊疗的主体模式。

张教授认为辨病与辨证实际是双重诊断，可分为两个层次：第一层次是诊断西医的病，第二层次是对该病进行中医辨证。这种病症的结合是对中医辨证论治内容的丰富和发展，体现了中医学术的与时俱进，能更好地指导临床实施和疗效评价，也是目前病症结合的主流[13]，比如冠心病存在动脉粥样硬化斑块形成、管腔狭窄或痉挛这一病理变化，这是形成瘀血的病理基础，也是心绞痛多兼瘀血的原因所在。当然这一瘀血的外在表现可能是瘀血的证候，也可能是气虚、阳虚等的证候，但它总可以为我们临床辨证提供思考。再比如肿瘤患者，不论如何辨证立法，必须将肿瘤这一有形实邪考虑在内。

在这种病症结合的思想指导下，张教授在辨证论治组方时，常结合现代中药药理研究的成果，酌情选择使用具有针对性的中药。比如心律失常患者，可以在辨证论治的基础上适当选用抗心律失常的中药如甘松、苦参、黄连、麦冬、生地、桂枝等。再比如糖尿病患者，临床治疗中可酌情选择具有降糖作用的中药如玉米须、翻白草、桑叶、天花粉、生地、知母、黄连、葛根、玉竹、黄精、枸杞子、苍术等。肿瘤患者可在辨证论治基础上选用抗肿瘤药物如白花蛇舌草、半枝莲、三棱、莪术、虎杖、徐长卿、山慈菇、浙贝母、猫爪草、土茯苓、苦参、补骨脂、蜈蚣、全蝎等。对于冠心病患者，总是会酌情选用活血化瘀药物如丹参、当归、川芎、三七、赤芍、地龙、红花、制水蛭等。蒲公英、连翘、黄连、黄芩可抑制幽门螺杆菌，因此慢性胃炎凡幽门螺杆菌检查阳性者在辨证的基础上应用效果较好[14]。煅瓦楞子、乌贼骨能够有效抑制胃酸过多，临床凡泛酸、嘈杂均可应用，效果明显。王新陆教授把这类药物称为"援药"，认为中医方剂组成不光君、臣、佐、使，还可加上一个"援"字，称为君、臣、佐、使、援，也有一定道理[15]。

除辨证与辨病相结合外，张教授还特别强调辨证论治是中医学的核心内容之一，辨证论治的方法也比较多，临证时一定要抓其要点，先后有序，一般可遵循以下四步法进行辨证：抓主症、辨寒热虚实、辨脏腑、立法组方。这是张教授在长期临床实践中总结提出的辨证论治四步法。张教授对于辨证论治有着深入的研究和认识，临证时遵循辨证四步法，就会抓住本质，步步深入，就会准确地做出证的判断，从而拟定正确的治法和方药。

七、倡心脑并主神明说

1. 传统的心主神明说

心主神明是在《内经》中形成的较为完整的系统学说。《素问·灵兰秘典论》云："心者，君主之官，神明出焉。"《灵枢·邪客篇》云："心者，五脏六腑之大主也，精神之所舍也。"《灵枢·本神篇》云："所以任物者谓之心，心有所忆为之意，意之所存为之志，因志而存变谓之思，因思而远慕谓之虑，因虑而处物谓之智。"这里所说的意志思虑智都是神明之心所派生出来的心理活动现象。《内经》除指出心主神明外，又将五神、五志等精神活动分属五脏。《素问·宣明五气论》云："心藏神，肺藏魄，肝藏魂，脾藏意，肾藏志"。《素问·阴阳应象大论》认为"肝在志为怒""心在志为喜""脾在志为思""肺在志为忧""肾在志为恐"。可见，在《黄帝内经》中，心主神明已经形成一个较为完整的学说，并且在有效指导着临床实践。

2. 明清之后脑主神明的提出

明代李时珍在《本草纲目·辛夷》中首倡"脑为元神之府"，开创了脑神学说的先河。至清朝，受西方医学的影响，脑主神明有了极大的发展，王清任根据自己对人体解剖的观察和认识，在《医林改错》中提出脑主神明并加以详细论述。他认为：灵机记性不在心在脑；两耳通脑，所听之声归脑；两目系如长线，长于脑，所见之物归于脑；鼻通于脑，所闻香臭归于脑。近年来，脑主神明说有了进一步的发展，脑主神明的出现，打破了几千年来形成的心主神明的统一局面，为中医学的发展带来生机。

3. 倡心脑并主神明说

张继东教授认为心主神明和脑主神明各有缺憾，根据中医藏象理论和临床实践，力倡心脑并主神明说。所谓心脑并主神明，从生理上来看是体在脑，用在心。神以精、气、血、津液为物质基础，其中又以血为主。《灵枢·营卫生会篇》云："血者，神气也。"《素问·八正神明论》云："血气者，人之神，不可不谨养。"说明神主要赖血液以充养。而心主血脉，这样血、心、神一线相贯。现代医学认为，心脏供血供氧于大脑，心脏功能正常，才能向大脑提供足够的营养物质，脑功能才能正常。心和脑相互依存，同等重要，心脑相贯，神明体健用达，则主明下安。张教授认为，从临床来看，心脑并主神明开辟了广阔的治疗途径。如脑动脉硬化患者可见表情呆滞，神志恍惚，沉默少言或嬉笑无常，是为心血不足，不能供血于脑络，所以治疗可用益气养血、活血化瘀，以安心神、调脑神。

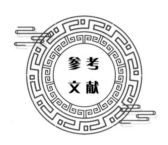

参 考 文 献

[1] 马凤丽，秦竹，熊红艳. 经方渊源考[J]. 辽宁中医药大学学报，2011，13(8)：164 – 165.

[2] 刘德山. 张继东经方运用经验[J]. 河北中医，2005，27(5)：325 – 326.

[3] 张继东. 张继东中医学术文集[M]. 济南：山东大学出版社，2014：162.

[4] 杜国亮，张磊，李群星.《黄帝内经》中相关"血气""气血"论述辨析[J]. 辽宁中医药大学学报，2009，11(3)：13 – 14.

[5] 柴瑞震. 气血辨证是《伤寒论》的辨证核心[J]. 中国医药学报，2001，16(3)：171 – 177.

[6] Yin H, Zhang J, Lin H, et al. Effect of traditional Chinese medicine Shu – mai – tang on angiogenesis, arteriogenesis and cardiac function in rats with myocardial ischemia[J]. Phytother Res，2009，23(1)：92 – 98.

[7] 刘桂林，王博，张继东，等. 益肾活血胶囊对载脂蛋白 E 基因敲除小鼠血清 oxLDL 及动脉粥样硬化斑块稳定性的影响[J]. 山东中医药大学学报，2009，33(1)：55 – 57.

[8] 刘桂林，张继东，窦迎春，等. 益肾活血提取液对 oxLDL 诱导的人脐静脉内皮细胞 CD40、MMP – 9 及 VCAM – 1 表达的影响[J]. 中国老年学杂志，2010，30(22)：3284 – 3286.

[9] 张继东，朱文元，胡连海. 调脂饮治疗高脂蛋白血症 60 例[J]. 南京中医药大学学报(自然科学版)，2002，18(2)：120 – 121.

[10] 董平. 辨证施治与辨病施治纵横观[J]. 中国医药学报，1995，10(1)：8 – 11.

[11] 杨维益，陈家旭，王天芳，等. 对中医辨证论治与辨病论治的思考. 北京中医药大学学报，1996，

19(2)：13 - 15.

[12] 童舜华. 辨病与辨证论治的历史沿革[J]. 上海中医药杂志, 2002, (6)：40 - 42.

[13] 李柳骥, 陈家旭. 试述中医病症结合的关系[J]. 北京中医药大学学报, 2004, 27(3)：7 - 9.

[14] 姜宁, 宋新波. 蒲公英的药理研究进展[J]. 中国中医药杂志, 2008, 6(12)：19 - 22.

[15] 韩萍. 王新陆教授援药理论探析[J]. 中华中医药学刊, 2010, 28(4)：701 - 702.

（刘桂林）

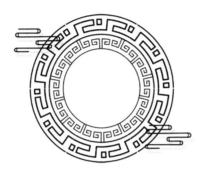

第二章

冠心病辨治经验

冠心病全称冠状动脉粥样硬化性心脏病，是指冠状动脉（冠脉）发生粥样硬化引起管腔狭窄或闭塞，导致心肌缺血、缺氧或坏死而引起的心脏病，简称冠心病。冠心病是动脉粥样硬化导致器官病变的最常见类型，冠心病多发于 40 岁以上中老年人，男性发病早于女性，但近年来冠心病呈现年轻化趋势。2002 年以来，我国冠心病死亡率总体呈逐年增长趋势，其中农村地区冠心病死亡率上升速度较快[1]。据近期有关报道，我国心血管疾病现患人数 2.9 亿，心血管疾病死亡占城乡居民总死亡原因的首位，农村为 45.01%，城市为 42.61%，冠心病已成为重大公共卫生问题[2]。中医对于冠心病的认识有着悠久的历史和丰富的诊疗经验。

张继东教授从事中医临床工作近五十年，在心血管疾病辨治方面有丰富的经验，早在 20 世纪 90 年代，张继东教授就编著了《心血管疾病当代中医治疗》一书，从中医理法方药、辨证体系等方面系统论述了中医治疗心血管疾病的特色，并运用现代医学对病因、病理、生理、解剖的认识，结合自己的临床实践、教学体会及科研成果，以中西医结合各取所长，切合临床实用为原则，对心血管疾病的病因、诊断、治疗及预防做了深入浅出、通俗易懂、系统全面地阐述，其中对于冠心病也有大量的叙述。兹针对张继东教授治疗冠心病经验整理如下。

第一节　冠心病中医病名的源流探讨

传统中医无冠心病的病名，但古代中医对于冠心病的相关探索有着久远的历史，相关病症及病名如"胸痹""心痛""厥心痛""心痹""脉痹"等，广泛出现在中医学文献典籍之中。中医对冠心病的最早描述见于《内经》，基于症状表现及病机特点，《内经》称为"胸痹""心痛""脉痹"。"胸痹"一词最早出现于《灵枢·本藏》，《灵枢·本藏》载："肺大则多饮，善病胸痹、喉痹、逆气。"嗣后汉代张仲景继承《内经》胸痹之论，于《金匮要略·胸痹心痛短气病脉证治》中对胸痹的病机进行了专门的论述，张仲景言："阳微阴弦，即胸痹而痛，所以然者，责其极虚也。今阳虚知在上焦，所以胸痹、心痛者，以其阴弦故也。""阳微阴弦"为脉象，阳即寸脉，主上焦，阳微指代上焦阳气亏虚；阴即尺脉，主下焦，阴弦即指下焦阴寒气盛，胸痹的病机为上焦胸阳、宗气不足，内虚邪盛，阴邪上乘清旷之区，邪正相搏痹阻气机而成。"胸痹"临床表现以胸闷、胸痛、短气等为主症。书中所言"胸背痛""心痛"为胸阳不振、心脉痹阻所致，与冠心病心绞痛发作时心前区疼痛、放射性疼痛的症状表现一致。《临证指南医案》载："若夫胸痹，则但因胸中阳虚不运，久而成痹。《内经》未曾详言，惟金匮立方，俱用辛滑温通。"

关于冠心病的发作期特点，古代医家早有认识，晋代葛洪《肘后备急方》载："胸痹之病，令人心中坚痞忽痛，肌中苦痹，绞急如刺。不得俯仰，其胸前皮皆痛，不得手犯，胸满短气，咳嗽引痛，烦闷，自汗出，或彻引背膂，不即治之，数日害人。"其中"心中坚痞忽痛""绞急如刺""彻引背膂"等症状描述与冠心病心绞痛发作完全相似。

唐·孙思邈《备急千金要方》云："胸痹之病，令人心中坚满痞急痛，肌中苦痹绞急如刺，不得俯仰，其胸前皮皆痛，手不得犯，胸而满，短气咳唾引痛，咽塞不利，习习如痒，喉中干燥，时欲呕吐，烦闷，自汗出，或彻引背痛，不治之，数日杀人。"其中"不治之，数日杀人"指出冠心病疾病发展的危重阶段。世界卫生组织统计，冠心病是世界上最常见的死亡原因，被称为"第一杀手"，因此关于冠心病的"未病先防""既病防变""病后防复"中医研究有着重要意义。

"心痛"病名出于《内经》。《灵枢·五邪》载："邪在心，则病心痛。"指出因邪气犯心，出现心区疼痛的症状表现。《金匮要略·胸痹心痛短气病脉证治》中将心痛与胸痹并为一篇，充分把握了两者病机相似、治法相类的特点。《金匮要略》中还提到"九种心痛"说法，却未言明名目，详细论述了心痛的病机分型等内容。新版《中医内科学》多将心痛与胸痹合称"胸痹心痛病"，泛指因寒邪内侵、饮食失调、情志失节、劳倦内伤、年迈体虚等因素导致心脉痹阻或心脉失养，从而表现为以胸部闷痛为主症的一类疾病，内涵广泛，其中就包含有冠心病。

"脉痹"之说，首见于《素问·痹论》曰："以夏遇此者为脉痹。"又说："脉痹不已，复感于邪，内舍于心"。张志聪注云："痹者，闭也，邪闭而为痛也。"脉痹即血脉闭塞不通之意。《难经》云："经脉者，行血气，通阴阳，以荣于周身者也。"《素问》又云："脉涩曰痹"。痹"在于脉则血凝而不流"。脉为血府，是气血通行之道路，脉痹是血脉闭阻不通之意。导致动脉粥样硬化发生的危险因素虽然有多种，但以脂质代谢异常最为重要，长期高脂血症致使动脉内膜功能性损伤，内皮细胞和白细胞表面特性发生改变，黏附因子表达增加，促进动脉粥样硬化的发生和发展，为其形成的主要机制。脉痹系血脉凝涩脉络痹阻所致，据其病机"乃络脉涩而少宣通之机，气血凝而少流动之势"，中医学认识与现代病理机制研究两者相契合。脉痹的病机重点为"瘀"，瘀血贯穿整个脉痹发生发展的过程。

总而言之，中医学对于冠心病的认识是十分丰富的，散见于历代医家典籍中的内容为中医治疗冠心病提供了丰富的基础。

第二节　冠心病的病因病机

张继东教授认为，冠心病心绞痛的基本病理变化为本虚标实，由虚而发，虚实夹杂。本虚为气虚、血虚、阴虚、阳虚和脏腑亏虚，标实为气滞、血瘀、痰浊和寒凝。本虚中又以脏气亏虚为主，标实中又以血瘀、痰阻为多见。脏气亏虚则以心气虚为主，心气虚可进而导致心阳不足，阳气亏损，鼓动无力，清阳失展，血行滞涩，不通则痛；气虚还可引起气血阴阳不足或偏衰，导致脏腑经脉失去充运、营养、濡润、温煦，不荣则痛。而血瘀痰阻，则以血瘀为多见，因寒凝、热结、痰阻、气滞、气虚等因素皆可致血脉郁滞，络虚瘀积，而为瘀证，血瘀停着不散，心脉不通，不通则痛，故疼痛如刺、如绞而痛处不移。《医学原始》载："心既常动，故周身之脉经亦俱运动不息也。"但不论何种病因，就其心绞痛而言，病机不外乎两端，一是脉道不利，不通则痛；一是心脉失养，不荣则痛。

冠心病以心气亏虚为主，或累及心阳、心阴、心血。心之气血阴阳虚损，心脉失养，可发胸痛，即所谓"不荣则痛"。根据气血阴阳所虚之异，张继东教授对冠心病的病机有细致的划分。

一、心气(阳)虚

血属阴而主静，不能自行，须依赖于气的推动，气行则血随之而运行，故有气为血之帅之谓。冠心病心绞痛心气(阳)不足，鼓血无力，血行迟缓，必停留而瘀，久则瘀血阻络，心脉痹阻，而导致胸痹心痛之发生。张继东教授认为：冠心病心绞痛以虚为主，虚多实少，且以气虚、阳虚常见，气虚贯穿在冠心病心绞痛的始终[3]。心气虚作为瘀血产生的病理基础，又可影响及心阳、心阴、心血，故临床常见气阳、气阴、气血两虚的本虚表现；或又突出表现为心阳、心阴、心血之不足。

近代许多名医对本病的发病机制都做了深刻阐述，蒲辅周认为，冠心病虚多实少，病因是心气不足，营气不周。任应秋认为，心的功能首先是主阳气，其次是主血脉。在罹患冠心病时，也首先为阳气亏虚，其次是血脉损害。朱锡祺也认为冠心病"本虚"主要是气虚和肝肾两虚。张继东教授的观点与名医的精辟论述相符。

二、心阴（血）虚

心气（阳）虚作为瘀血产生的病理基础，它又可影响心之阴血，导致阴血不足。虽然血液的运行有赖于心气的推动，但是气不能离开血而存在；若气不附于血中，则将飘浮而无根。气存血中，血以载气的同时，血不断为气的功能活动提供物质基础，使其持续得到补充。心阴血虚或心血不足，两者都可发生胸痛，阴血不足，心脉失于濡养，脉道不充，或拘急而痛，或为隐痛。张继东教授认为，临床上心阴虚或心血虚虽然有之，但更多得表现为心气阴虚或心气血虚。

三、肾虚精亏

张继东教授指出冠心病心绞痛是中老年人之常见病，从发病年龄来看，多为40岁以上及女性绝经以后，《素问·阴阳应象大论》载："年四十，而阴气自半也，起居衰矣。"此时正值肾气渐衰之时，随着肾气渐衰，人体逐渐趋于衰老，而冠心病发病率也随之增多。众所周知，肾为先天之本，藏先天之精，内寓元阴元阳，主宰着人的生长、发育、成熟和衰老。元阴为滋润形体之精、血、津液，为诸阴之本，元阳为脏腑生化之源，诸阳之根；五脏六腑之阴阳均有赖于肾阴肾阳的资助和发生，肾阳的温煦及肾阴的化生是脏腑生理功能活动及气血运行的动力之源。心肾二脏水火既济，阴阳互补，精血互化，精神互用，病理上相互影响，相陈相因。张继东教授认为：心肾互相影响，心本乎肾，肾虚可致心病。肾亏则心失于资助温养，遂致心肾俱亏，心肾气虚则"无力行舟"，心肾阴亏则"无水行舟"，终致血行失畅[4]。若肾气亏虚，气化失司，水液运化失常，聚生痰浊，内阻脉道，可发为胸痹；肾中阴阳失调可致人体气机升降失常而气滞，气滞血瘀，脉道不通，亦可发为胸痹；肾阳虚不能温煦心阳，心阳得不到正常的激发和推动，可致心阳不振，血液运行无力，心血瘀阻；肾阳虚不能温煦脾阳，脾阳虚则水谷精气不能化生气血，可致气血不足，运行失常，心失所养，可致"心痛"；肾阳不足，寒邪由生，寒凝血脉，亦可致胸痹。现代医学研究从多层次、多水平上发现了很多心肾相关的证据，当代很多著名医家如张伯臾、陈可冀等也指出冠心病心绞痛的发病与肾虚密切相关。

张继东教授认为冠心病发病病机为本虚标实，就本虚而言，其病位在心，而本于肾，命门火衰则上不能温煦于心，心阳虚弱，心气不足，推动无力，气血运行缓滞，瘀阻心络；下不能温散阴邪，致阴邪（痰湿水饮）盛于下而上乘。痰瘀互结，胸心脉络受阻而发为胸痹心痛。临床上冠心病心绞痛患者多伴有肾阴虚、肾阳虚或肾阴阳两虚表现，如精神倦怠、头晕耳鸣、腰膝酸软、畏寒肢冷、自汗盗汗、水肿健忘、性欲减退、夜尿频数等。张继东教授在治疗冠心病心绞痛，特别是老年冠心病心绞痛时，非常重视辨别患者是否有肾阴肾阳的虚衰，非常重视肾精肾气地调补，对有尺脉沉、弱、无力的老年冠心病心绞痛患者，常常加用杜仲、枸杞等补肾药。

四、虚而致瘀

所谓标实，主要指瘀血、痰浊。血瘀是以气虚为病理基础，痰浊则主要为脾虚失运所形成。两者可单独出现，也可同时出现。瘀血、痰浊、气滞、寒凝均为导致冠心病心绞痛发作的主要因素，引起经络痹阻，"不通则痛"。

冠心病心绞痛主要是因气虚、气滞、血寒等，使血行不畅而凝滞，瘀阻于心，而生本病。张继东教授认为，冠心病的病因病机主要是虚和瘀，虚即心气心阳不足，瘀即心血瘀阻。心主血，心血的正常运行有赖于心气的推动，心气心阳不足时，推动无力，血滞则瘀阻，瘀则胸痛。张继东教授认为，冠心病心绞痛以瘀为标，血瘀多见，血瘀是冠心病心绞痛普遍存在的病理特点，贯穿在冠心病心绞痛的全过程，只是轻重程度不同而已。瘀血既是各种病因所致的病理产物，又是影响气血的运行、导致脏腑功能失调、引起心绞痛发作的原因。目前活血化瘀法治疗冠心病心绞痛已较为普遍[5]，单味药、复方药及中药有效成分的研究也取得了很大进展[6]。

张继东教授通过研究发现血清同型半胱氨酸水平升高是冠心病和动脉粥样硬化发病的一个独立危险因素，它可毒性损伤血管内皮，减少内皮释放血管舒张因子；诱导血管平滑肌细胞 c-fos、c-myb 基因表达，使细胞 DNA 合成显著增加；促进血小板活化，增加血小板的反应性和黏附、聚集；增加凝血因子 V 的活性，降低抗凝和纤溶系统活性，并促进脂质在泡沫细胞中的堆积[7, 8]。张继东教授认为高同型半胱氨酸既是病理产物，其本身又是致瘀成痰之病因[9]。

五、虚而生痰浊

痰浊为冠心病心绞痛发生的致病因素之一，有人认为，冠心病患者多气虚痰浊型，并认为痰是瘀的初期阶段[10]。由于冠心病心绞痛患者多为中老年人，人至中年肾气渐亏，脾气渐衰，饮食不节，嗜食膏粱厚味，或劳思过度，均可伤及脾胃，脾虚运化失健，无以分清降浊，水湿不化，痰浊内生；肾阳虚亏，脾阳失于温煦，水谷不化，聚湿成痰；

加之老年人气血亏虚、血脉瘀滞，脏腑功能减退，气化功能失常，水液代谢障碍，以致水津停滞而成痰。痰则随气升降流行，内而脏腑，外而筋骨皮肉，泛滥横溢，无处不到。一旦痰犯心胸，痰浊壅塞内阻，导致心阳失宣，清阳不展，气机不畅，脉络痹阻，发为心痛，遂生本病。现代医学认为引起冠心病脂质代谢紊乱及血液流变学异常所产生的病理代谢产物是痰浊的物质基础[11]。张继东教授则认为高胰岛素血症往往伴随高三酰甘油血症、高极低密度脂蛋白血症或低高密度脂蛋白血症等脂质代谢异常，同时胰岛素抵抗与血浆高密度脂蛋白水平呈负相关，冠心病患者胰岛素抵抗可能是痰浊产生的重要物质基础[12, 13]。

第三节　冠心病的诊断与鉴别诊断

一、诊断

冠心病属中医的"胸痹""胸痛""真心病""厥心痛"等范畴。本病的早期诊断相当困难，当粥样硬化病变发展引起管腔狭窄甚至闭塞或血栓形成，从而导致靶器官出现明显病变时，诊断并不困难。年长患者有血脂异常，动脉造影发现血管狭窄性病变，应首先考虑诊断本病。

二、鉴别诊断

本病需要与胃脘痛鉴别。胃脘痛与饮食有关，以胃部胀痛为主，局部有压痛，持续时间较长，常伴有泛酸、嘈杂、嗳气、呃逆等胃部症状。西医认为不同类型冠心病要与不同的疾病鉴别，如心绞痛型冠心病要与食管疾病，肺、纵隔疾病及胆绞痛、神经、肌肉和骨骼疾病等鉴别。心肌梗死型冠心病要与主动脉夹层、肺栓塞、不稳定心绞痛、急性心包炎等疾病鉴别。

第四节 冠心病的辨证论治

冠心病心绞痛辨证分型较多[14]，张继东教授临证多辨为：气阳亏虚、气阴两虚、气血亏虚、气虚血瘀、肾虚血瘀、心血瘀阻、痰瘀互结等，同时根据冠心病心绞痛本虚标实的病机，治本以补益心气为主，兼顾阳虚、阴虚、血虚；治标以活血、化痰为重点，酌情应用理气、行气、温经之法。临证时宜掌握补与通两大原则，或补多通少，或通补兼施，或先通后补，依据病情辨证而定。用药常以黄芪、党参、红参、制附片、肉桂、桂枝等温阳补气，以川芎、丹参、桃仁、红花、赤芍、三七、当归、山楂等活血化瘀，以瓜蒌、薤白、制半夏、陈皮等行气化痰。心主血，以血为用，故佐以熟地、川芎、白芍、枸杞等滋养心血。此外，根据其诱因不同而兼而治之。

一、缓则治本，以补为主

缓，《广韵》谓："缓，舒也。"有舒解、缓解、缓慢之意。缓治是指一种针对病情实际，不求速效，缓慢治疗疾病的方法。缓治理论首见于《内经》，其论述主要集中于《素问·至真要大论》中："急者缓之""急则气味浓，缓则气味薄，适其至所，此之谓也""治有缓急，方用大小"。《临证指南医案》中有："久恙非汤药可投，缓调须用丸药""王道固难速功，揆之体用，不可险药"等论述，介绍缓治之法。[15]

患者病势徐缓，虽然有心电图等异常改变，但疼痛不明显，多见于冠心病稳定型心绞痛，以心悸、气短、活动后加重、自汗、面色淡白无华、体倦乏力、舌淡苔白、脉细弱或结代的心气虚为主要临床表现。治宜补益心气为主，佐通心脉[16]。

1. 益气温阳法

适用于心气阳俱虚患者。症见胸闷，气短懒言，神疲乏力，心悸自汗，面浮肢肿，肢冷畏寒，舌淡胖舌边齿痕，苔薄白，脉虚弱或沉迟结代。常以保元汤合桂枝甘草汤加减：生黄芪、党参、黄精、桂枝、炙甘草、淫羊藿、丹参。肾阳为一身阳气之根，肾阳不足，则心失温煦。若患者腰酸肢冷，面色苍灰，尿短频数，是为心肾阳气俱虚，酌加制附子、补骨脂、巴戟天；若患者纳呆食少，腹胀便溏，则为脾阳虚弱，可加炒白术、茯苓、干姜。

2. 益气养阴法

适用于心气阴虚患者。症见胸闷隐痛，心悸气短，倦怠乏力，自汗盗汗，失眠多梦，口干唇燥，或便干尿黄，舌偏红或有齿印，苔薄黄或少苔，脉细弱无力或细数。常选生脉散加味：生黄芪、太子参、北沙参、麦冬、五味子、黄精、玉竹、炙甘草、丹参、郁金、夜交藤。肾阴系一身阴液之本，肾阴不足，则心失滋养。若腰膝酸软，手足心热，头晕耳鸣，则为心肾阴俱虚，可加制首乌、枸杞子、生地；心烦者，加黄连、淡竹叶；大便干者，加生地、元参、柏子仁；自汗盗汗甚者，加煅龙牡。

3. 益气养血法

适用于心气血虚患者。症见胸闷气短，心悸胸痛，失眠健忘，头晕乏力，纳呆食少，舌淡、苔薄白，脉沉细或沉缓。治宜益气养血、健脾养心。常用归脾汤加减：生黄芪、党参、黄精、白术、茯苓、木香、当归、川芎、丹参、稻谷芽。脾为气血生化之源，心之气血不足，多为脾虚化源匮乏所致。故补益心之气血，当重视调理后天脾胃。方中黄芪、党参、黄精、白术补脾益气，为君药。当归养血补心，川芎行气活血，丹参活血化瘀，木香理气醒脾，稻谷芽调和脾胃，共为佐使。全方共奏益气养血、健脾养心之效。其他如砂仁、白豆蔻、陈皮、鸡内金等，也可随症酌加。

二、标本兼治，通补兼施

患者病势较急，劳累或情绪波动时常有心绞痛发作，可见于劳累性心绞痛。其临床表现不仅有虚象，而且还夹杂瘀证。治宜标本兼治，通补并施。

1. 益气活血法

适用于气虚血瘀患者。症见胸痛隐隐，时轻时重，劳则痛甚，胸闷气短，神疲乏力，或自汗，舌体胖大，舌质淡暗，苔白，脉沉细。治宜益气活血，通络止痛。常以补阳还五汤加减：生黄芪、党参（或人参）、当归、川芎、赤芍、丹参、檀香、郁金、元胡、瓜蒌皮；疼痛甚者，加三七粉（冲服）、降香、细辛；血瘀甚者，加桃仁、红花，或水蛭粉（冲服）；气虚甚者，加重生黄芪、党参的用量；兼阴虚者，加麦冬、五味子；兼阳虚者，加制附子、桂枝；血压高者，酌情选用黄芩、黄连、益母草等；血脂高者，酌情选用制首乌、枸杞子、生山楂等。

张教授认为，冠心病心绞痛属于"本虚标实"之证，本虚主要是"气虚"，标实主要是"血瘀"，临床上辨证为气虚血瘀证的冠心病心绞痛也最多见，因此益气活血法是治疗冠心病心绞痛标本相兼的主要治法之一，较单纯活血通脉法治疗冠心病心绞痛疗效更持久、稳定。张继东教授主张治疗本证型要以补为通，补中寓通，通补兼施，标本兼治，着眼于整体功能的调节，随症加减，以达到气盈血行、血脉通利之效。气虚者重用补气药，无气虚症者，轻用补气药；血瘀者重用活血药，无血瘀症者，轻用活血药或养血活血。临床实践也证明，益气活血法治疗气虚血瘀证冠心病心绞痛疗效显著，远期疗效更为可靠。由于考虑煎剂服用不便，张继东教授经精心组方，运用现代工艺创制了舒脉胶囊（由生黄芪、丹参、三七、瓜蒌皮、土鳖虫、水蛭、麝香等组成），用于证属气虚血瘀型冠心病心绞痛患者的治疗[17]。方中以黄芪、丹参益气活血为君，黄芪功善益气，为治内伤气虚之圣药，以治其本；丹参活血化瘀，以治其标。三七为臣，散瘀定痛，助君药以散瘀血。水蛭、土鳖虫为佐，二药为破血逐瘀之良药，助君臣药攻逐心脉之瘀血。麝香、瓜蒌皮为佐使药，麝香开窍活血止痛，载药直达病所；瓜蒌皮利气化痰。本方益气与活血并用，补通并使，标本兼顾，相辅相成，诸药合用则心气充沛，瘀散脉通，心络畅达，心痛自止。

张继东教授在实验研究[18]的基础上，临床辨证治疗冠心病心绞痛时，对证属气虚血瘀证的轻中型患者，经常给予舒脉胶囊治疗，每次3粒，每日3次。一般患者服药后2～3天心绞痛开始减轻，心胸刺痛、胸闷气短、倦怠懒言、自汗、舌紫暗等症状逐渐好转，半月左右心绞痛消失，1个月左右心电图改善。为了进一步验证舒脉胶囊的临床疗效，张继东教授对85例冠心病心绞痛患者进行了临床观察[19]，全部病例均采用常规西药治疗，其中治疗组52例加服舒脉胶囊，对照组33例则不服舒脉胶囊。结果发现：①治疗组中医症候显效率为30.8%，总有效率94.2%；心绞痛显效率为40.4%，总有效率为94.2%；心电图显效率为11.5%，总有效率为61.5%；硝酸酯类药物停减率为90.5%。上述指标均优于对照组。②治疗组血浆内皮素（ET）明显下降，降钙素基因相关肽（CGRP）明显上升，均明显优于对照组。③治疗组血浆血小板膜蛋白-140（GMP-140）含量明显下降，蛋白C（PC）活性明显升高，均优于对照组。④治疗组治疗后，全血低切黏度、血浆黏度、红细胞刚性指数、红细胞聚集指数、纤维蛋白原较治疗前显著下降，其中全血低切黏度、血浆黏度、纤维蛋白原下降与对照组比较有显著统计学差异。⑤治疗过程中，肝肾功能正常，无不良反应。提示舒脉胶囊治疗冠心病心绞痛气虚血瘀证患者疗效显著，其作用机制是通过抑制ET的升高，减弱其对冠状动脉的收缩和对心肌的损害作用；升高CGRP水平，发挥其舒张冠状动脉、保护心肌细胞的效应。两者作用协同，共同发挥对心血管功能活动的正常调节作用，抑制冠状动脉内血小板聚集和凝血系统的激化，增强心肌抗氧化损伤的能力，改善心肌微循环，增加心肌血氧供应。

病案举例：患者王某，女，71岁。2003年3月27日初诊。心慌胸闷20年，加重伴胸部刺痛1个月。患者20年前出现心慌胸闷，一直服中西药治疗。1个月前因劳累后症状加重，伴胸部刺痛、恶心、胃脘不适。服生脉胶囊、养心氏等治疗，效果不佳。现心慌胸闷、胸部刺痛、气短懒言、声低气弱、疲乏无力、面苍唇暗、纳呆食少、失眠多梦、精神萎靡。脉沉细涩无力，舌质暗，舌边有齿痕，苔白。检查血压120/80mmHg，心率78次/分。心电图示ST段下移，T波低平。

中医诊断：胸痹(气虚血瘀)。

西医诊断：冠心病心绞痛。

治疗原则：益气活血，通络止痛。

处方：生黄芪30g，党参15g，川芎12g，红花9g，丹参30g，降香9g，元胡15g，炒枳壳12g，当归12g，清半夏9g，砂仁12g，炙甘草6g，薤白12g。服6剂，诸症减轻，精神转好，全身有力，偶心慌胸闷，脉沉细，舌淡暗苔白。效不更方，原方继服6剂，诸症悉平，舌淡红，苔薄白，脉沉弦。服舒脉胶囊，3粒，3次/日，以资巩固疗效。

体会：患者年迈烦劳，心气亏虚，气虚无以行血，血行不畅，日久则瘀血内停，络脉不通，症见胸部刺痛。血脉凝滞，故痛处固定不移。瘀阻心脉，心失所养则心悸胸闷。气虚故见气短懒言、声低气弱、疲乏无力。脉沉细涩无力，舌质暗，舌边有齿痕，苔白，均为气虚血瘀之症。方中生黄芪、党参、甘草健脾益气，以助生化气血之源；川芎、红花、丹参、当归活血化瘀通络；元胡、降香活血理气止痛；枳壳、薤白、半夏化痰降逆，温通心阳；砂仁温胃畅中，疏散胸中郁闷。诸药合用，共奏益气活血祛瘀、通脉止痛之功。

2. 益肾活血法

适用于肾虚血瘀患者或伴高同型半胱氨酸血症患者。症见胸闷胸部隐痛，久发不愈，心悸盗汗，气短乏力，头晕耳鸣，腰膝酸软，或形寒肢冷，舌红少苔，或舌紫暗、瘀斑，脉细数或沉涩无力。治宜益肾活血，祛瘀化痰。自拟益肾活血汤加减：生黄芪、黄精、丹参、川芎、水蛭(冲服)、枸杞子、瓜蒌皮、大黄(后下)。若口干咽燥，口舌生疮，阴虚火旺者，加元参、莲子心；形寒肢冷，性欲减退者，加制附子、淫羊藿；阴虚阳亢，头晕偏重者，加杭白菊、生龙牡。方中枸杞补肾填精，以治其本，丹参活血化瘀，以治其标，标本同治，心肾兼顾，共为君药。黄芪、黄精补益肾气，养阴填精，以增强枸杞益肾之功；川芎活血化瘀行气，水蛭破血逐瘀，以助丹参祛瘀血通心脉，共为臣药。瓜蒌皮利气化痰，大黄清热解毒、攻逐瘀血，协助君臣之药祛除心脉之痰瘀，为佐使药。本方益肾与活血并用，补通并使，标本兼顾，相辅相成，诸药合用则肾气充沛，瘀散脉通，心络畅达，心痛自止，血中高同型半胱氨酸自降，疗效显著。

张继东教授通过多年临床经验，观察分析大量病例，认为冠心病心绞痛根于肾，而表现于心，临床多表现为肾虚血瘀之证。张继东教授研究还发现，冠心病血清同型半胱氨酸水平不仅随年龄增长而升高，年老肾虚者更为显著，而且辨证分型后心血瘀阻、肾虚血瘀型均显著高于心气虚弱型，其主要病因病机多是肾虚血瘀[20]。严卉等[21]报道冠心病冠脉造影阳性患者之心血瘀阻型的血浆同型半胱氨酸水平明显高于痰浊壅塞型和气阴两虚型，这都与张继东教授的观点基本一致。为进一步验证益肾活血法治疗冠心病心绞痛的效果，张继东教授运用现代工艺制成益肾活血胶囊，于2004年对60例冠心病高同型半胱氨酸血症患者进行了临床观察。全部病例均采用常规西药治疗，其中治疗组30例加服益肾活血胶囊(每粒含生药0.35g。由山东大学齐鲁医院制剂室提供。每次5粒，每日3次，1个月为1个疗程)。对照组30例则不服。1个疗程后结果显示，治疗组血清同型半胱氨酸水平明显降低，动脉粥样硬化指数明显下降，中医证候显效率为30.0%，总有效率93.3%；心绞痛显效率为36.7%，总有效率为93.3%；心电图显效率为16.7%，总有效率为60.0%。上述指标均显著优于对照组。

病案举例：患者崔某，男，65岁，干部，2004年12月16日初诊。反复发作胸闷胸痛2年，加重1个月。患者2年前出现胸闷胸痛，其间到医院做ECG、心脏B超和心脏造影检查，诊断为"冠心病"，用西药治疗，病情好转。以后病情反复发作。1个月前劳累后加重，发作频繁，一直服西药消心痛、倍他乐克、阿司匹林等药物治疗。现胸部刺痛，固定不移，入夜更甚，时或胸闷、心悸不宁，头晕目眩，多梦易醒，耳鸣耳聋，腰膝酸软，神疲乏力，夜尿频数，舌质淡暗，苔薄黄，脉弦细涩。

理化检查：血压140/90mmHg，心率80次/分。ECG示：Ⅱ、Ⅲ、avF、V4～V6 ST段下移0.05mV以上，T波倒置。实验室检查：血清胆固醇(TC)4.88mmol/L，高密度脂蛋白(HDL)1.15mmol/L，动脉粥样硬化指数(AI)3.24，血清同型半胱氨酸(Hcy)24.31μmol/L，血小板α颗粒膜糖蛋白(GMP-140)35.47ng/mL，D-二聚体(DD)0.539mg/L，抗凝血酶Ⅲ(AT-Ⅲ)82.5%。

中医诊断：胸痹(肾虚血瘀)。

西医诊断：冠心病心绞痛。

方药：益肾活血胶囊口服。每次5粒，每日3次，1个月为1个疗程。1个月后复查，患者病情稳定，胸痛心悸消失，睡眠及夜尿频数明显改善，身转有力，诸症皆轻。舌质淡，苔薄白，脉沉。

理化检查：血压120/85mmHg，心率70次/分。ECG示：T波双向改变。实验室检查：TC 4.56mmol/L，HDL 1.29mmol/L，AI 2.54，血清Hcy 13.90μmol/L，GMP－140 19.08ng/mL，DD 0.347mg/L，AT－Ⅲ 99.2%。

体会：张继东教授认为该患者为本虚标实之证，心肾亏虚为本，痰浊、瘀血、热毒为标。患者久病，心气素虚，血行不畅而致心血瘀阻；久病及肾，而致肾虚；脏虚、脉络不畅，内生毒邪，毒损心络。痰、瘀、毒日久互结，闭阻脉络，而致胸痹心痛，血同型半胱氨酸增高。治疗以补肾精、益肾气、活血祛瘀为主，以益肾活血胶囊口服，效果显著。

三、急则治标，要在通脉

患者病势急速，心绞痛发作频繁，可见于自发性或混合型心绞痛。患者突出表现为"不通则痛"的实证为心血瘀阻、心脉痹塞之证，故胸痛频作，或兼有气滞、寒凝等实邪。急则治其标，宜化瘀通脉为主。

1. 活血化瘀法

适用于心脉痹塞不通的患者。症见胸部刺痛阵作，痛处固定，且持续时间长，入夜尤甚，胸闷憋气有紧压感，唇舌紫暗，或舌有瘀斑，脉弦涩或结代。治宜活血化瘀，通络止痛。选用血府逐瘀汤加减：川芎、赤芍、丹参、桃仁、红花、郁金、元胡、三七粉（冲服）、柴胡、檀香。方中川芎、赤芍、丹参、桃仁、红花、三七活血化瘀，柴胡疏肝，郁金、元胡活血理气止痛，檀香温中理气兼治心腹诸痛。诸药合用，共奏血化瘀、通络止痛之效。若痛甚者加乳香、没药，胸闷痛或两胁胀痛，气滞明显者加佛手、枳壳、木香，气虚明显者加生黄芪、党参。

2. 化痰活血法

适用于痰瘀互结患者。症见胸闷胸痛，时作时止，或胸痛彻背，而且常因阴雨天诱发或加重，气短喘促，心悸头晕，肢体沉重，体肥倦怠，食少纳差，舌暗苔白腻，脉沉弦或沉滑。方用瓜蒌薤白半夏汤合温胆汤加减：瓜蒌皮、薤白、清半夏、陈皮、茯苓、竹茹、枳实、泽泻、白术、菖蒲、丹参。若痰浊化热者，加黄芩、黄连；寒邪内侵，阳气困遏者，加桂枝、干姜、细辛。

病案举例：患者马某，男，43岁，干部。2005年4月17日初诊。患者阵发性胸痛心悸1年余，1年前因生气突然出现心前区疼痛，心悸，以后年发作5～6次，发作时心慌心悸，胸闷不舒，心痛阵作，呈刺痛，气短乏力，头晕。患者还体胖，面色暗，声音低微，神疲倦怠。脉沉细滑，舌暗苔厚腻。血压100/70mmHg，空腹血糖5.88mmol/L。心电图示 ST 段下移，T 波低平。

中医诊断：胸痹（痰瘀互结）。

西医诊断：冠心病心绞痛。

治疗原则：活血祛瘀，除痰宽胸。

方药：瓜蒌薤白半夏汤加减。生黄芪30g，当归12g，川芎12g，葛根30g，丹参30g，全瓜蒌30g，薤白18g，清半夏9g，苡仁30g，炙甘草6g。服6剂，诸症减轻，精神转好，全身有力，偶心慌胸闷口干，脉沉细，舌淡苔白腻。效不更方，原方加北沙参24g，继服6剂。服药后诸症消失，近日睡眠欠佳，多梦。舌淡红，苔薄白，脉沉细。前方加炒枣仁18g、茯苓9g，继续服6剂，以资巩固。

体会：清代龚信《古今医鉴》云："心痹痛者……素有顽痰死血。"岳美中老中医说："冠心病老年人尤为多见，因年高者，代谢失调……血行缓慢瘀滞，易成痰浊、血瘀。"[22] 邓铁涛认为心阳心阴内虚是内因，为本，痰与瘀构成冠心病的继续发展，为标，痰是瘀的初期阶段，瘀是痰浊的进一步发展，并提出了"痰瘀相关"理论用以指导临床[23, 24]。张继东教授认为，痰瘀互结是该病发病的重要病理因素，也是该病的常见证候，且贯穿于始终，因此对急性发作期证属痰瘀互结的冠心病心绞痛患者，使用痰瘀同治、化痰活血之法，能使标实之证迅速缓解，并且有利于阴邪的消散。本例患者素体肥胖，由于"肥人多痰"，日久痰瘀互结，而致胸痹心痛，故以活血祛瘀、除痰宽胸之剂而痊愈。

总之，冠心病心绞痛是一种难治病症，它不仅是心脏局部产生病变，而且往往会累及其他脏腑，因此临床上务必审证而行，切不可偏执一端。在治疗上张继东教授不仅应着眼于心脏局部，而且还考虑其他脏腑的整体治疗，将扶正益气、化痰祛瘀通脉的治疗法则贯穿整个治疗过程，使机体的整体体质得以改善，取得了最佳的治疗效果。

第五节　冠心病的预防与调护

冠心病作为一种常见的慢性疾病，在我国具有庞大的受害人群，药物治疗及手术介入治疗可以有效改善患者病情，但疾病的预防调护依然有着重要的意义。

一、调摄精神，切忌愤怒

调摄精神，避免情绪激动，尤其戒愤怒。张继东教授认为当心情不平静时，要及时调整情感，使之松弛，以求得七情之平和。这是防止冠心病心绞痛发作之首要措施。

二、调养身体，避免过劳

冠心病心绞痛患者在工作及日常生活中，不可过劳，体育活动以适量为度。张继东教授认为：劳则耗气，气虚则血瘀更甚，极易诱发心绞痛，甚至发生心肌梗死。因过劳而使心绞痛发作者，屡见不鲜。

三、合理膳食，护养脾胃

饮食失节，饥饱无度，可以造成脾胃功能紊乱，心胃相近，"胃络通心"，从而引起心痛。张继东教授认为：冠心病心绞痛患者要合理膳食，护养脾胃，勿过食高脂肪、高胆固醇等食物及肥甘厚味，以免脾胃失健，痰浊内生。严禁暴饮暴食及饱餐，以免损伤脾气，子病及母，伤及心气，使心痛发作。

四、避寒保暖，适应气候变化

寒性凝滞，血流不畅故使心痛突发。冠心病心绞痛患者冬季发作较多，尤其气候急剧变化时更易发作。张继东教授特别要求冠心病心绞痛患者应避寒冷，注意随气候变化而增减衣服，寒冷天气宜减少户外活动。

第六节　临证注意事项

结合张继东教授的学术思想，在灵活运用张继东教授"益气活血""补气活血""益肾活血"等治疗经验的基础上，有以下几点体会和感悟。

一、基本方为主，辨证加减

张继东教授临床实践中对中重度冠心病患者以西药为基础用药，中医辨证辅助治疗；而对轻度冠心病患者多以单纯中药调治，中药治疗常以黄芪、桂枝、葛根、丹参、淫羊藿、瓜蒌等组方，并以阳虚、阴虚、痰盛、气滞、血瘀等不同兼证随症加减，取得良好的临床疗效。同时张继东教授擅长使用经方，尤其是炙甘草汤等方剂，这与其拜师于山东中医药大学创校九老之一徐国仟教授有关，徐老擅于活用《伤寒杂病论》中的经方治疗疑难病症，他常引用宋代伤寒大家许叔微的话"师仲景心，用仲景法"，未尝泥仲景之方，体现出重视经典，但绝不死板教条的治学态度[25]。张继东教授指出经方中的炙甘草汤证属心阴心阳俱虚的病变。炙甘草汤以炙甘草命名，冠诸药之首为君，"坐镇中州""主持胃气，以资脉之本源"，又以生地、阿胶、人参、大枣、生姜、桂枝等滋阴养血而通阳，且生姜、人参、大枣和胃以助生血之源，脾胃化源得健，变生气血，可协同其他药物，共益心脏之虚。里虚兼外邪者，须先建中气[26]。这种建中理心的诊疗思路，在张继东教授治疗心系疾病的诸多病案中均有体现。

二、治疗冠心病心绞痛要兼调理气机

冠心病心绞痛之发病与情志、饮食、寒冷、劳累等因素密切相关，这些因素均能导致气机失调，治疗过程中兼以调理气机是治疗冠心病心绞痛的重要环节。气机失调包括气机阻闭和气机升降无力，气机阻闭者应行气以通，气机升降无力者应益气以补。因此，我们调理气机注重益气和行气两个方面。根据冠心病心绞痛证候的不同，可采用益气活血、益气养阴、益气温阳、行气解郁、行气化痰、行气活血等法，治法虽异，总以调理气机为原则。在运用调理气机法治疗冠心病心绞痛时，宜辨证施治，灵活运用上述诸法，或一法独施，或几法同用，或标本兼顾，或结合温补心肾、豁痰宣痹、滋阴潜阳等法综合运用。

临床上尽管用活血化瘀法治疗冠心病心绞痛取得了较好的疗效，但是只活血化瘀、不扶其正，就会反耗其气，气机升降无力，会使心气更虚。因此，对气虚血瘀之心绞痛，治宜益气活血，"补其气而攻其血"，而不是仅用活血化瘀药攻伐损正。对无明显气虚的血瘀之心绞痛，酌加补气益气之品，使气旺血行，也会收到满意的疗效。此外，在补气药中适当加入行气之品，如陈皮等，使补而不滞，补中寓通，效果更佳。但由于行气之品大多有辛香温燥之性，冠心病心绞痛气阴两虚病人要慎用。

三、治疗老年男性冠心病心绞痛要兼补肾阳

男性冠心病的发病率从40岁开始随年龄增高而呈上升趋势[27]，其血浆睾酮水平与证候和心电图缺血改变密切相关[28~32]。而中老年男性患者下丘脑－垂体－性腺轴激素分泌功能紊乱，睾酮水平降低，雌激素升高，E_2/T 比值增高，表现为一派肾阳虚衰证候[33]。张继东教授认为，临证治疗冠心病心绞痛要重视补肾治疗，即使没有明显肾虚症状，也多在方中加入枸杞、杜仲等温润之品。在张继东教授学术思想指导下，在临床实

践中发现老年男性冠心病心绞痛患者发时标实，平时肾虚，肾虚为根本，且肾虚之证中以阳虚多见，与张效科等报道[34]的看法一致。我们认为胸痹之证其根本在于肾之阳气虚而不能温养心阳之气，加之肾虚生痰、生瘀，痰瘀闭阻心脉，不通而痛。治疗从肾入手，尤其注意对肾阳的调补，采取温肾益气、化痰祛瘀通脉之法，心肾同治。即使没有肾阳虚症状，也多在方药中加入温补肾阳之品，如淫羊藿等，化气血、运血脉，在临床上取得了很好的疗效。

四、典型病案

病案 1：韩某，女，57 岁。患者因胸闷气短反复发作 3 年余，加重伴胸痛 1 周住院就诊。患者 3 年前生气后，感胸闷、气短，来医院行心电图检查，诊断为冠心病，服用消心痛、心痛定等药物治疗，病情好转。后每在劳累和生气后发作。1 周前因劳累，又出现胸闷气短、自汗、心前区及胸部疼痛，连及后背及左侧上肢，大小便正常，饮食可，睡眠稍差。症见面色红润，舌淡暗，苔薄白，呼吸均匀，语言流利，对答切题，脉沉细数，血压 120/80mmHg。

中医诊断：胸痹（胸阳不振）。

西医诊断：冠心病。

治疗原则：宽胸理气，活血通络。

在西药常规治疗基础上，中医治拟宽胸理气，活血通络之法。处方：瓜蒌 30g，薤白 12g，制半夏 9g，丹参 12g，枸杞子 12g，麦冬 30g，五味子 12g，当归 12g，红花 9g，枳壳 9g，地龙 15g。每日 1 剂，水煎分 2 次服，6 剂。6 剂后，患者症状好转，胸闷气短明显减轻，自觉体力大有增加，胸痛症状消失，饮食可，睡眠差，二便正常，脉沉细，舌淡苔白。原方继服 6 剂，再以心可舒 3 片，日 3 次口服善后，巩固疗效。

按语：本例冠心病患者，中医辨病为胸痹，辨证属心阳亏虚、胸阳不振，中医治疗采用标本同治的方法，给予宽胸理气、活血通络之法，以瓜蒌薤白半夏汤化裁。瓜蒌、薤白、半夏宽胸理气，枸杞子、麦冬、五味子养阴宁心，佐以当归、丹参、红花、地龙活血通络。同时配合西医利尿、扩血管等基础治疗，患者病情很快得到控制。二诊时患者症状好转，胸闷气短明显减轻，自觉体力大有增加，胸痛症状消失，药证相合，守方继进。最后以中成药心可舒调理善后。

病案 2：姜某，男，63 岁，因反复发作胸闷心慌 3 年余，加重 2 个月就诊。患者 3 年前出现阵发性心慌胸闷，反复发作，心电图示房性早搏，以后又转为心房扑动，心房纤颤，多次住院治疗，1 年前做心电图示频发性室性早搏，诊断为冠心病、心律失常。2 个月前患者心慌胸闷加重，伴憋气和全身乏力。心电图示心房颤动，电轴左偏及 T 波低平。饮食及睡眠可，大小便正常。既往有高脂血症病史。面色少华，唇甲色暗，语声低微，气短懒言，舌紫暗，无瘀点及瘀斑，苔薄白，脉细弱，促脉。查体所见：血压 120/80mmHg，心率 85 次/分，律不齐，心区各瓣膜无杂音，心音低钝，下肢轻微水肿。ECG 示心房纤颤，T 波低平。

中医诊断：心悸（气虚血瘀）。

西医诊断：冠心病（心律失常）。

治法：益气活血，养心安神。

处方：生黄芪 30g，当归 12g，葛根 30g，丹参 18g，青陈皮各 9g，沙参 24g，麦冬 12g，五味子 6g，枸杞子 15g，黄精 30g，炙甘草 9g，茯苓 9g，炒酸枣仁 18g。6 剂，水煎服，每日 1 剂。

二诊：服药 6 剂后，症状好转，仍有乏力等症状。脉沉细，舌淡暗。原方继服，18 剂，水煎服，每日 1 剂。

三诊：患者自觉症状明显减轻，心慌、胸闷，下肢水肿均明显改善，自觉体力恢复，偶有喘憋，脉沉细，舌淡暗、苔薄白。

处方：生黄芪 40g，党参 30g，当归 12g，川芎 12g，元胡 15g，丹参 30g，麦冬 15g，五味子 12g，瓜蒌 20g，土鳖虫 9g，炙甘草 6g，葛根 30g，青陈皮各 9g。20 剂，水煎服，每日 1 剂。

按语：本例冠心病、心律失常患者，辨病属心悸，辨证为气虚血瘀，以虚为本，瘀为标，治疗过程中遵循"谨守病机，各司其属，有者求之，无者求之，盛者责之，虚者责之，必先五胜，疏其血气，令其调达，而致和平"的原则，予以益气活血、养心安神之法。方中生黄芪、炙甘草、茯苓益气通脉，气通则血活；丹参、当归、青陈皮调气活血，化瘀止痛；葛根、沙参、麦冬、五味子、枸杞子、黄精养阴通脉；炒酸枣仁宁心安神，合"双心"同调之意。二诊时，服药起效，守方继进。三诊，仍遵益气活血、养心安神立意，加用土鳖虫搜剔通络、活血化瘀。

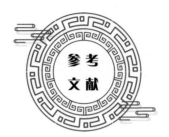

[1] 中国中医药信息学会抗衰老分会，欧美同学会医师协会血管分会．物理技术治疗冠心病的实践指南[J]．生命科学仪器，2019，17(Z1)：13－21．

[2] 中华中医药学会心血管病分会．冠心病心绞痛介入前后中医诊疗指南[J]．中国实验方剂学杂志，2018，24(15)：4－6．

[3] 张继东，高洪春，李长华．心血管病当代中医治疗[M]．济南：济南出版社，1996：1－27．

[4] 姬生勤．冠心病心绞痛重视从肾论治探析[J]．现代中西医结合杂志，2004，13(4)：555－556．

[5] 陈可冀，史载祥．实用血瘀证学[M]．北京：人民卫生出版社，1999．

[6] 刘晓东．冠心病的中医药治疗研究概述[J]．四川中医，2005，23(9)：40－43．

[7] 张继东，崔红燕，傅善基，等．血清高半胱氨酸水平与冠心病[J]．山东医科大学学报，1998，36(4)：306－309，316．

[8] 张继东，崔红燕．动脉粥样硬化发病的一个独立危险因素——血浆高半胱氨酸浓度升高[J]．山东医科大学学报(社科版)，1999，37(1)：14－16．

[9] 张继东，罗玮敏，杨瑞雪，等．益肾活血胶囊治疗冠心病高同型半胱氨酸血症的临床研究[J]．南京中医药大学学报，2005，21(5)：277－280．

[10] 刘元．近年来冠心病若干中医理论的研究评述[J]．贵阳中医学院学报，1995，17(3)：7－9．

[11] 王华．从痰湿论治冠心病的研究进展[J]．甘肃中医，2005，18(4)：43－44．

[12] 乔云，孙巍巍，沈毅，等．从痰论治冠心病胰岛素抵抗评析[J]．中医药学刊，2004，22(5)：938－939．

[13] 张继东，乔云，武传龙，等．冠心病患者胰岛素抵抗与中医辨证分型及纤溶系统活性的相关性研究[J]．中国中西医结合杂志，2004，24(5)：408－410．

[14] 陈一清，吴礼胜．冠心病心绞痛辨证施治若干问题探讨[J]．中国中医急症，2005，14(7)：654－656．

[15] 姚鹏宇．叶天士"缓治"理论解析[N]．中国中医药报，2019．

[16] 张继东，刘德山．冠心病心气虚证辨治[J]．实用中西医结合杂志，1996，9(24)：1430．

[17] 张继东, 甘立军. 舒脉胶囊对冠心病心绞痛患者血清 SOD 活力和 MDA 水平的影响[J]. 上海中医药杂志, 2002, 36(6): 9-10.

[18] 王立祥, 丁华, 徐红岩, 等. 舒脉胶囊对大鼠心肌缺血再灌注损伤的保护作用[J]. 山东大学学报(医学版), 2004, 42(1): 13-15.

[19] 张继东, 甘立军, 王世华, 等. 舒脉胶囊治疗冠心病心绞痛的临床研究[J]. 山东中医药大学学报, 2001, 25(1): 24-26.

[20] 张继东, 崔红燕, 傅善基, 等. 冠心病中医证型与血清高半胱氨酸水平关系的临床研究[J]. 山东中医药大学学报, 2000, 24(3): 207-208.

[21] 严卉, 胡晓晟, 陈君柱, 等. 血浆同型半胱氨酸和冠状动脉粥样硬化严重程度与中医证型的关系[J]. 中国中西医结合杂志, 2002, 22(11): 813-815.

[22] 张智琳. 冠心病从痰瘀论治研究概况[J]. 中国中医药信息杂志, 2004, 11(5): 463-465.

[23] 吴焕林. 邓老调脾法治疗冠心病医案 2 则[J]. 福建中医药, 2005, 36(3): 26-28.

[24] 杨培君, 杨磊, 张志祥. 补肾祛痰化瘀法治疗中老年男性冠心病心绞痛临床研究[J]. 中国中医急症, 2005, 14(3): 195-197.

[25] 曲夷, 姜建国. 徐国仟治学特色及临证诊疗经验[J]. 山东中医药大学学报, 2019, 43(1): 1-4.

[26] 张继东, 徐国仟. 论脾胃在伤寒证治中的意义[J]. 中医杂志, 1985, 26(3): 54-56.

[27] 李宏军. 老年男性雄激素部分缺乏[J]. 中华老年医学杂志, 2001, 20(6): 462-464.

[28] 董莲萍, 胡惠娟. 老年男性冠心病患者的性激素异常[J]. 现代临床医学生物工程学杂志, 2004, 10(2): 141-142.

[29] English KM, Steeds RP, Jones TH, et al. Low-dose transdermal testosterone therapy improves angina threshold in men with chronic stable angina: A randomized, double-blind, placebo-controlled study [J]. Circulation, 2000, 102(16): 1906-1911.

[30] 傅凯洲. 口服雄激素治疗老年男性冠心病疗效观察[J]. 现代中西医结合杂志, 2002, 11(3): 227.

[31] Rosano GM, Leonardo F, Pagnotta P, et al. Acute anti-ischemic effect of testosterone in men with coronary artery disease[J]. Circulation, 1999, 99(13): 1666-1670.

[32] Webb CM, McNeill JG, Hayward CS, et al. Effects of testosterone on coronary vasomotor regulation in men with coronary heart disease[J]. Circulation, 1999, 100(16): 1690-1696.

[33] 袁铭, 贾国良, 王海昌. 冠心病患者性激素水平失衡的研究[J]. 心脏杂志, 2001, 13(5): 343-345.

[34] 张效科, 马松涛, 杨磊, 等. 冠心病从肾论治的理论依据及意义[J]. 四川中医, 2004, 22(4): 18-19.

（刘德山）

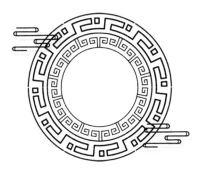

第三章

心力衰竭辨治经验

心力衰竭是多种原因导致心脏结构和(或)功能的异常改变,使心室收缩和(或)舒张功能发生障碍,从而引起的一组复杂临床综合征,主要表现为呼吸困难、疲乏和液体潴留(肺瘀血、体循环瘀血及外周水肿)等。心力衰竭是各种心脏疾病的严重表现或晚期阶段。2003年的流行病学调查显示,我国35~74岁成人心力衰竭患病率为0.9%,其中男性为0.7%,女性为1.0%;北方为1.4%,南方为0.5%;城市为1.1%,农村为0.8%。随着年龄的增长,心力衰竭的发病率呈现显著上升趋势。2018年,在中国国际心力衰竭大会(CIHFC)上,中国国际心力衰竭大会主席张健说道:"我国心力衰竭患病率估计已达1.3%,至少有1000万心力衰竭患者。中国已成为世界上拥有最大心力衰竭患者群的国家之一。"在心血管疾病导致的病死率方面,心力衰竭最高,占59%。中医对于心力衰竭的认识也从病名规范、病因病机及治则治法上取得了很大进展。张继东教授从事中医临床工作近50年,在心力衰竭辨治方面有丰富的经验,整理如下。

第一节　心力衰竭中医病名的源流探讨

传统中医无心力衰竭的病名,但对于心力衰竭的相关探索有着久远的历史,相关病症及病名如"心痹""心咳""心水""心胀""心脏麻痹""心脏衰弱""心衰"等。

中医对心力衰竭的最早描述见于《内经》,称为"心痹""心咳"。如《素问·痹论篇第四十三》:"脉痹不已,复感于邪,内舍于心……心痹者,脉不通,烦则心下鼓,暴上气而喘,嗌干善噫,厥气上则恐。"《素问·五脏生成篇第十》:"赤,脉之至也,喘而坚,诊曰:有积气在中,时害于食,名曰心痹;得之外疾,思虑而心虚,故邪从之。"《素问·痹论第四十三》及《素问·五脏生成篇第十》指出心痹常有心烦、喘促、心悸、脉涩等症。《素问·咳论篇第三十八》:"心咳之状,咳则心痛,喉中介介如梗状,甚者咽肿喉痹。心咳不已,则小肠受之,小肠咳状,咳而矢气……久咳不已,则三焦受之,三焦咳状,咳而腹满,不欲食饮,此皆聚于胃,关于肺,使人多涕唾而面水肿气逆也。"此处"心咳"晚期可见心痛、腹满、不欲食、水肿诸症状,近于现代肺心病心衰。后世《备急千金要方》在咳嗽、心痛的基础上又有咳而唾血，与今左心衰见咯血相似，如《备急千金要方·卷十八·大肠腑方》："咳嗽第五……心咳者，其状引心痛，喉中介介如梗，甚者喉痹咽肿。心咳经久不已，传入小肠，其状咳则矢气……问曰：咳病有十，何谓也？师曰：有风咳，有寒咳，有肝咳，有心咳，有脾咳，有肺咳，有肾咳，有胆咳，有厥阴咳。问曰：十咳之证以何为异？……咳而唾血引手少阴，谓之心咳。"

东汉张仲景进一步提出与心衰有关的"心水"概念。《金匮要略·水气病脉证并治第十四》："心水者，其身重而少气，不得卧，烦而躁，其人阴肿。""心水"表现为身重而少气、喘咳不得卧、身重肢肿、水溢肌肤以下身为甚等症状，与心衰的临床特征相符。南北朝时期，陈延之《小品方》对"心水"的病位及症状有进一步描述，有了明确的定位。《小品方·卷第一·治虚满水肿方》："肿从胸中起，名为赤水，其根在心，葶苈主之……先从手足肿，名曰心水，其根在小肠，巴豆主之。"由上可知，"心水"从病位、症状及命名来说皆与今之心衰十分接近。所以当代有医家认为"心水"可以作为中医的心力衰竭病名。

"心胀"之说见于《灵枢·胀论第三十五》："心胀者，烦心短气，卧不安。"《华佗神方》《千金方》亦有论述，《华佗神方·论心脏虚实寒热生死逆顺脉证之法》："心胀则短气，夜卧不宁，时有懊憹，肿气来往，腹中热，喜水涎出，凡心病必日中慧，夜半甚，平旦静。"《备急千金要方·卷十三心脏方·心脏论脉第一》："心胀者，烦心短气卧不安"。其中包括了心力衰竭的虚喘不得卧、咳吐涎沫、身肿等症状。《神仙济世良方》对"心胀"的论述近于产后心衰。如《神仙济世良方·下卷·治产后诸方》："产妇感水肿，以致面浮、手足浮、心胀者，然此浮非水气也，乃虚气作浮耳。"

中医命名最接近现代心力衰竭的是张锡纯所说的"心脏麻痹"，认为心脏麻痹是伤寒温病延治，或心阳薄弱、寒饮凌心，或传染之毒菌充塞所引起，脉象细而无力，或脉搏更甚迟。

"心脏衰弱"出现更晚，是在西医学的影响下出现在中医医籍里的词汇。有两种意思，一是中医之"心气虚"总括，如现代张宗祥《本草简要方》言人参"强心脏，补脾胃，安神，此药功力无限，不论何病，凡属心脏衰弱，均可服用，惟实邪宜攻者当忌"；二是指心力衰竭，如民国时期《金针秘传》提及为某姓治第四期梅毒入络，因其"心脏衰弱"，该院无法疗治，而由某君求余针之，此处当为西医的心力衰竭。

至于在字面上接近心力衰竭的"心衰"一词，则含义广泛。一为心气血不足、气力衰微。如《脉经·卷三·脾胃第三》："心衰则伏，肝微则沉，故令脉伏而沉。"《圣济总录·

卷第四十三·心脏门·心脏统论》："心气盛则梦喜笑恐畏，厥气客于心，则梦丘山烟火，心衰则健忘，心热则多汗。"《养生导引秘籍·修龄要指·四时调摄》："冬三月，此谓闭藏。早卧晚起，暖足凉脑。曝背避寒，勿令汗出，目勿近火，足宜常濯。肾旺心衰，减咸增苦。"《医述·卷一·医学溯源·脏腑》："五脏外形……爪甲者，脉之聚也……心主脉，爪甲色不华，则心衰矣。"一为心气衰危。如《形色外诊简摩·卷下·外诊杂法·闻法》："面起浮光，久哑，无外邪实证者，心衰肺痿，所谓声嘶血败，久病不治也。"清·杨云峰《临症验舌法》中描述近于现代心力衰竭，《临症验舌法·下卷·方略·济生归脾汤去木香加丹皮麦冬方》言济生归脾汤去木香加丹皮麦冬方主治"心衰火盛，不能生土，以致土困金败，外兼咳嗽吐痰，寒热往来，盗汗等症，悉以此方治之。凡见脾胃衰弱，饮食少思，大便泄泻，总属心气不旺所致，此补本法也。"

新中国成立以来，中医医家为规范中医心力衰竭病名做了初步的尝试。如采用"心痹"[1]"心水"[2]"悸－喘－水肿联证"[3]，但是均不能概括心衰的全部内容，或命名方法不符合中医的传统习惯，难为大家所接受。因此，王永炎主编的《中医内科疾病名称规范研究》中以将心力衰竭以心衰正名，并指出心衰的概念为："心衰是指心体受损、脏真受伤、心脉气力衰竭所致的危重病症。以心悸、喘促、水肿、肝大为主证。急性期多表现为心悸，喘咳不能平卧，口唇、爪甲青紫，甚则烦躁，咳粉红色泡沫痰，大汗淋漓，四肢厥冷，舌紫，脉细数或促；慢性期多见水肿，尿少，腹痛痞满，恶心食少，甚则腹部膨胀，胁下痞块，脉虚数或结代。多见于各种原因引起的心功能不全。"[4]此心衰病名，包含了急、慢性心力衰竭。

第二节　心力衰竭的病因病机

西医认为心力衰竭的基本病因有两个方面：一是心肌损害，二是心脏负荷异常。心力衰竭是多种心脏疾病晚期共同的归宿。常见引起心力衰竭的疾病有冠心病、心肌炎与心肌病、高血压、心脏瓣膜病、心律失常、心包疾病、先天性心脏病、糖尿病、甲状腺疾病、贫血等。目前认为神经体液机制在心衰发生发展中起着重要的作用，心衰患者存在交感神经兴奋性增强、RAAS激活及多种体液因子如利钠肽、精氨酸加压素等的改变；

在心脏功能受损、心腔扩大、心肌肥厚的代偿过程中，心肌细胞、胞外基质、胶原纤维网等均发生相应变化，即心室重塑，心室重塑一旦发生，难以终止，成为心力衰竭发生发展的基本病理机制。

祖国医学早在《黄帝内经》中就有丰富的关于心衰病因病机的记载，《内经》中引起心力衰竭的病因病机比较复杂，如时令异常、饮食不节、七情内伤、他经及他脏传变等亦可致病。《内经》记载气候异常是心力衰竭的主要病因之一，如《素问·至真要大论篇第七十四》："夫百病之生也，皆生于风寒暑湿燥火，以之化之变也。"《素问·痹论篇第四十三》："风寒湿三气杂至，合而为痹也……脉痹不已，复感于邪，内舍于心……所谓痹者，各以其时，重感于风寒湿之气也。"明言外邪重或外邪反复犯心可至心力衰竭，此处之邪主要为风寒湿之邪。在《素问·生气通天论篇第三》论述："味过于咸，大骨气劳，短肌，心气抑。味过于甘，心气喘满。"指出饮食不节可以导致心衰，并为后世对心病的饮食调节提供了指导。《素问·五脏生成篇第十》曰："赤，脉之至也，喘而坚……名曰心痹，得之外疾，思虑而心虚，故邪从之。"《素问·血气形志篇第二十四》曰："形乐志苦，病生于脉。"《灵枢·口问第二十八》曰："心者，五脏六腑之主……故悲哀愁忧则心动，心动则五脏六腑皆摇。"说明七情内伤是导致心衰的病因之一。在《黄帝内经》中还认识到心力衰竭往往不是一个脏腑的病变，而与他经、他脏疾病的传变有关。如《素问·咳论篇第三十八》曰："心咳不已，则小肠受之，小肠咳状，咳而矢气……久咳不已，则三焦受之，三焦咳状，咳而腹满，不欲食饮，此皆聚于胃，关于肺，使人多涕唾而面水肿气逆也。"《素问·藏气法时论第二十二》曰："肺病者，喘咳逆气，肩背痛，汗出……虚则少气不能报息；肾病者，腹大胫肿，喘咳身重。"《素问·逆调论篇第三十四》曰："夫不得卧，卧则喘者，是水气之客也。"说明心衰发病与肺、心、肾、三焦、肝、脾传变有关。

东汉张仲景认为心衰发病总是关乎少阴心肾。心衰的病因多为太阳病误治之后，如"下之后""发汗过多""若吐若下后"，或为外邪直接侵犯少阴所致。阴病是伤寒六经病变发展过程中的后期阶段，机体抗病力衰退，病情相对较为危重，形成正虚邪实的证候。太阳病误治，或邪犯少阴，导致心气血不足，津虚血亡则心悸、短气、胸闷、喘咳。如《伤寒论·辨太阳病脉证并治上》："太阳病，下之后，脉促胸满。"《伤寒论·辨太阳病脉证并治中》："发汗过多，其人叉手自冒心，心下悸，欲得按者。"《金匮要略·血痹虚劳病脉证并治第六》："男子面色薄者，主渴及亡血，卒喘悸。"可见，心气血虚是心衰的病因病机。此外，张仲景认为心阳、肾阳相温相助、水火既济，心阳虚可致肾阳虚，或肾阳虚,心阳失其温助,亦致心肾阳虚。肾阳有温化水液的作用,少阴病肾阳虚衰、开合失司、水湿停留时而现水肿;并且肾阳虚衰肾不纳气,心阳受损,亦可影响肺气宣降失常,甚则水气凌心射肺从而出现心悸喘咳,呼吸困难,咳嗽吐痰,端坐呼吸而不得平卧等症状。如《伤寒论·辨太阳病脉证并治上》:"伤寒若吐,若下后,心下逆满,气上冲胸,起则头眩,脉沉紧,发汗则动经,身为振振摇。"《伤寒论·辨少阴病脉证并治》:"少阴病,二三日不已,至四五日,腹痛,小便不利,四肢沉重,疼痛,自下利者,此为有水气,其人或咳,或小便利,或下利,或呕者,真武汤主之。"《金匮要略·痰饮咳嗽病脉证并治第十二》:"夫病人饮水多,必暴喘满,凡食少饮多,水停心下,甚者则悸,微者短气。""喘逆倚息,短气,不得卧,其形如肿,谓之支饮。"另外,水停虽为心衰的重要病机,而在《伤寒杂病论》中却没有明确的讨论心气虚与水停的内在关系。在《伤寒明理论》补充道:"其气虚者,由阳气内弱,心下空虚,正气内动而为悸也;其停饮者,由水停心下,心为火而恶水,水既内停,心不自安,则为悸也"。

中医内科学将心衰的病因归为六大方面:外感风寒湿、风湿热、疫毒之邪;饮食不节;情志失调;劳逸失度;年老久病;禀赋异常。其基本病机在于气血阴阳虚衰,脏腑功能失调,心失所养,气血不运,导致气滞、痰阻、血瘀、水饮遏阻心之阳气而发生心衰。

张继东教授认为,心衰病因与禀赋不足、年老体虚、情志失调、饮食不节、外邪侵袭有关。心衰患者多见于中老年人,正气不足,心气亏虚,心脉失运。如《素问·阴阳应象大论》云:"年四十,而阴气自半也,起居衰矣。"冠心病导致的心衰经常见到,心气不足、母病及子或素体脾胃虚弱或饮食不节损伤脾胃,脾失健运,可使水湿内停,困阻气机,阻遏清阳,心阳被困,心主血脉功能失常,久则诱发心衰;心气亏虚、子病及母或情志不畅,肝失疏泄,可导致气机郁滞,累及于心,心脉痹阻,出现心衰,这在高血压引起的心力衰竭中经常见到;外感风湿热邪痹阻经络,久则由脉舍心,致使心血耗伤,宗气亏虚,心脉失运;六淫、病毒之邪直接侵袭心脏,引起血运失常,这主要指风湿性心脏病和病毒性心肌炎引起的心衰;经年久咳,肺肾气虚,影响血运,累及于心,这主要指肺心病的心衰。总之,心衰是多种原发病引起的全身性疾病,主要由于正气虚衰、水饮瘀血互结而成,病因复杂,每以外感六淫病邪或过度劳累而诱发加重。

在病机方面,张继东教授认为心衰的病机关键是本虚标实,其本是心气亏虚,在心气虚的病理基础上,逐渐损及心阳,导致心气心阳俱虚。孟伟等[5]等通过全面收集《儒门事亲》《吴鞠通医案》《清代名医医案精华》《薛氏医案》《孙文垣医案》《丹溪心法》《清宫医案研究》《名医类案》《宋元明清名医类案》《丁甘仁医案》《医学衷中参西录》《续名医类案》等心力衰竭的中医古籍医案文献 334 篇，发现心衰的症状聚类以心气亏虚最多，反映气虚的症状如喘息、胸闷、气短、乏力占 64.97～84.13%，反映气虚的舌苔脉象如舌淡红、苔薄白、脉沉细无力占 62.87～67.96%，反应阳气亏虚的症状如畏寒占 34.73%，脉迟缓占 50.60%。这也说明古代及近现代医家也多从心气心阳亏虚论治心衰。

心衰的病位虽在心，但不局限于心。在心衰的发生发展过程中，肺、脾、肾、肝都与心互相制约，互相影响。五脏之中，心属火，脾属土，肾属水，心脾乃母子关系，心肾存在相乘相侮关系，故张教授认为在心衰的病理演变中，脾肾与心的关系最为密切，随着病情进展，由心气心阳亏虚进而出现心脾阳虚、心肾阳虚。早在东汉张仲景就认识到心衰发病总是关乎少阴心肾，我们在临床也见到，心衰患者晚期容易出现心肾综合征，以喘息、乏力、水肿、少尿等心肾阳虚症状为主要表现。脾居中央，脾与心有经脉相连，脾之支脉注心中，足太阴之经散于胸中，脾与心的关系也较为密切，古代医家多有从心、脾论治心衰的记载，如孙思邈的补心方、张锡纯醒脾升陷汤均是心脾同治方，现代医家邹旭等[6]从心脾相关理论出发，采用健运中气、调脾养血、清脾化湿、健脾涤痰、温阳理中法治疗心衰收到较好效果。临床心衰患者气短、胸闷、乏力倦怠、纳差、舌淡苔白腻即是心脾阳虚的表现。

心衰之标实则主要表现为瘀血、水饮。心主血脉，心气心阳亏虚则鼓动血脉无力，致使血行迟缓而形成瘀血；气阳俱虚水液失于温化输布，停聚体内而为水饮。此外，津血同源，瘀血阻滞脉络，影响津液输布，可导致津液代谢失常，聚而为饮，正如《金匮要略·水气病脉证并治第十四》所云"血不利则为水"；水饮内停，气机被困，又可影响血液的化生及运行，产生瘀血。同时，瘀血、水饮作为病理产物，不仅可以互相影响，反过来还可以影响气的生化活动，使气阳更虚。关于心衰之瘀血与水饮的认识早在《金匮要略·痰饮咳嗽病脉证并治第十二》中就有记载："水在心，心下坚筑，短气，恶水，不欲饮……隔间支饮，其人喘满，心下痞坚，面色黧黑。""心下坚筑"与"心下痞坚"乃阳气虚衰，气血运行迟缓日久形成癥瘕，而心下痞硬则与水饮停留也有关联。到清代，关于心衰之瘀血与水饮的论述更加详细，如《医林改错》云："元气即虚，必不能达于血管，血管无气，必停留而瘀。"《医林改错·血府逐瘀汤所治之症目》云："心跳心慌，用归脾、安神等方不效，用此方百发百中。"唐容川在《血证论》中更是详细论述了"水（病）"与"血（血病）"的关系，他说"水与血相为倚伏"，"水病累血，血病累气"，"水病而不离血"，"血病而不离乎水"，"血积既久，其水乃成"，"瘀血化水，亦发水肿，是血病而兼也"，并主张"治水以治血"，"治血以治水"，"须知痰水之壅，由于瘀血使然，但祛瘀而痰水自行。"现代很多医家都重视从瘀血和水饮辨治心衰，在孟伟等的基于古籍医案分析的心力衰竭证治规律研究中，反映血瘀证的胸痛、唇甲紫暗、舌暗红、舌瘀点、瘀斑、脉结代、脉涩占 35.33% ~ 52.10%，反映水饮证的咳嗽、咳痰、纳差、水肿、舌胖大、苔白腻占 38.92% ~ 61.08%，而在用药的频次里面利水药占 39.87%、活血化瘀药占 20.03%。

第三节　心力衰竭的诊断与鉴别诊断

一、诊断

本病的主要特征为心悸、气喘、水肿。早期表现为气短心悸，或夜间突发惊悸喘咳，端坐后缓解。随着病情进展，心悸频发，动作喘甚，或持续端坐呼吸，不能平卧，咳嗽、咳痰，或泡沫样血痰；水肿呈下垂性，以下肢为甚，甚则全身水肿。终末期出现胁痛，或胁下癥块，面色苍白或青灰，肢冷，唇舌紫暗，脉虚数或微弱，常伴乏力、神疲、腹胀、纳呆、便溏。发病以中老年人为多，多有胸痹、真心痛、心悸、消渴、眩晕、肺胀等病史，或继发于伤寒、温病，也可见于一些危重疾病终末期。感受外邪，劳倦过度，情志刺激可导致心衰发作或加重。查体可见口唇发绀，颈静脉怒张，肝颈静脉回流征阳性，双肺湿啰音，心源性哮喘发作时可闻及干湿性啰音，心浊音界扩大，心音减低，心率增快，奔马律，心脏杂音，水肿，肝大等，晚期血压常降低。辅助检查方面多有血 BNP 或 NT – proB-NP 的升高；超声心动图 LVEF 低于 0.45 提示收缩功能不全；E/A 比值降低，E/E' 超过 15 提示舒张功能不全；胸片可见肺淤血，心影改变，甚至胸腔积液表现。

二、鉴别诊断

本病需要与哮病鉴别。哮病为发作性痰鸣气喘疾患，多有伏痰宿根，复因外感、食物、花粉或情志等因素诱发。发作时喉中哮鸣，呼吸困难，间歇期则如常人。西医需与肺源性呼吸困难、支气管哮喘等鉴别，有水肿时还需与肝源性、肾源性、营养不良性水肿等鉴别。依据病史、临床表现及相应辅助检查不难做出判断。

第四节　心力衰竭的辨证论治

对于心力衰竭的治疗，早在《黄帝内经》记录了三种治疗原则，但具体方药论述较少。一是辛温散寒法。《素问·调经论篇第六十二》曰："血气者，喜温而恶寒……温则消而去之。"《灵枢·五味第五十六》曰："心病宜食薤。"这是文献中最早用薤白治疗心病的记载，薤白为辛温之品，为后世创立有关方药奠定了基础。二是活血化瘀法。如《素问·阴阳应象大论篇第五》曰："血实宜决之。"《素问·至真要大论第七十四》曰："疏其血气，令其调达，而致和平。"用行气活血之法疏导气血的运行。由此可见《内经》中已有了心力衰竭从瘀治疗的思想雏形。第三是"开鬼门""洁净府""去宛陈莝"，见于《素问·汤液醪醴论篇第十四》，"开鬼门"旨在宣肺、肃肺、化痰，"洁净府"需当温阳化气利水，"去宛陈莝"意为活血化瘀利水。

张仲景本着"观其脉证，知犯何逆，随症治之"的治疗原则。对于心力衰竭的治疗，则有补益心阳、温阳利水、强心复脉等治法。补益心阳法适用于心阳不振的心力衰竭，即心力衰竭早期（患者以心悸、烦躁、卧起不安为主要症状），方用桂枝甘草汤、桂枝甘草龙骨牡蛎汤、桂枝加桂汤、桂枝去芍药汤、桂枝去芍药加附子汤、茯苓桂枝甘草大枣汤等。心力衰竭心肾阳虚，自当温补心肾之阳，对于阳虚水停，仲景亦提出了治疗温阳利水大法。心力衰竭之水肿，多从足始，《金匮要略·水气病脉证并治第十四》："腰以下肿，当利小便。"因此治心肾阳虚、水饮逆乱的心力衰竭当温阳利水，方用真武汤、木防己汤，或茯苓甘草汤、苓桂术甘汤、五苓散等。这种治法与西医学之治疗心性水肿用强心利尿法有相似之处。若兼见痰浊内阻、咳喘不得卧者，可加葶苈大枣泻肺汤、小青龙汤等。《金匮要略·肺痿肺痈咳嗽上气病脉证并治第七》："葶苈大枣泻肺汤主之。"《伤寒论》177 条云："伤寒，脉结代，心动悸，炙甘草汤主之。"是强心复脉治法的体现。现今，炙甘草汤在心衰、心律失常之气阴两虚型治疗上也用得较多。

心力衰竭的病理特点为本虚标实，本虚为气虚、血虚、阳虚、阴虚，标实为血瘀、水停、痰饮，标本俱病，虚实夹杂；病变涉及五脏，形成以心为中心，肺、肾、肝、脾皆可致病的病理特征，所以在治疗时就需要以心为重，兼顾其他脏腑，并需标本兼顾。在临证时要注意邪正关系，单纯补虚则易恋邪，单纯祛邪更伤阳气，根据标本的轻重、缓急，治疗用药则有所侧重，并且在治疗过程中应注意气血相生、阴阳互根的关系。

张继东教授认为，气虚阳衰、瘀血、水饮是心衰的病机关键，因此益气、温阳、活血、利水是治疗慢性心衰的基本方法。张教授认为，不论临床是否表现气虚、阳虚之证，治疗均宜益气温阳。大量的临床实践证明，中药治疗慢性心衰可以明显改善患者症状，提高心功能，减少西药的应用。张教授在临床治疗心衰常用以下三法。

一、益气温阳，佐以活血法

此法适用于气阳虚衰、瘀血阻络的患者。多见于轻、中度慢性心衰患者，症见心悸气短，胸闷乏力，畏寒肢冷，或口唇发绀，下肢水肿，舌质紫暗或有瘀斑，脉沉细或细涩或结代。治宜益气温阳活血，方选保元汤合血府逐瘀汤加减。药用：黄芪、红参（或党参）、肉桂、川芎、丹参、益母草、茯苓、炙甘草。

若阳虚甚者，肉桂易附子；血瘀甚者，加桃仁、红花；脾阳虚大便偏稀者，加白术、炒薏苡仁；水肿者，酌加陈皮、车前子、冬瓜皮、大腹皮、猪苓等；胸闷脘胀，阵发性夜间呼吸困难，兼有痰湿者，加温胆汤。

若患者症见心悸气短，两颧暗紫，口唇发绀，右胁下肿块，下肢水肿，舌质紫暗，脉细涩或结代，是为气虚血瘀、水饮内停，多见于风心病右心衰患者。可于上方再加用活血利水之品，如桃仁、红花、三七粉、泽兰、大腹皮、泽泻、车前子、猪苓、木香等，酌情选用。

病案举例：孙某，男，73 岁，患者被诊断为扩张型心肌病、心力衰竭 2 年余。就诊时症见乏力，胸闷，气短，近半月加重，活动即感胸闷憋气，无明显咳嗽、咳痰，饮食可，二便调。查体：血压 132/80mmHg，双肺（－），心率 72 次/分，律齐。双下肢无明显水肿，舌暗红，苔厚腻，脉沉细。

辅助检查：心脏彩超：左房 50mm，左室 61mm，右房 59mm，右室 30mm。全心扩大，二尖瓣反流（轻度），主动脉瓣反流（轻度），肺动脉瓣反流（中－重度），肺高压（轻度），左室收缩功能减退（LVEF 0.40），心包积液（少量）。

中医诊断：心衰（心气亏虚，瘀血阻络）。

中医治法：益气温阳，化瘀通络。

处方：保元汤合血府逐瘀汤加减。黄芪 40g，党参 30g，当归 12g，川芎 18g，丹参 30g，桂枝 6g，炙甘草 6g，赤白芍各 15g，瓜蒌 20g，陈皮 12g，大腹皮 15g，郁金 12g，茯苓 15g。6 剂，水煎服，每日 1 剂。

二诊：仍乏力，可平卧，无明显咳嗽咳痰，大便近几日偏稀，日 1 次，舌暗红苔黄，脉弦细。查体：血压 126/80mmHg，口唇发绀，双肺呼吸音略粗，未闻及干湿性啰音，心率 75 次/分，律齐，各瓣膜听诊区未闻及病理性杂音，双下肢轻度水肿。上方去赤白芍、瓜蒌，加健脾渗湿之白术、薏米、车前子，养血活血通络之鸡血藤。

方药如下：生黄芪 40g，党参 30g，当归 12g，丹参 30g，川芎 18g，桂枝 6g，白术 20g，陈皮 12g，大腹皮 15g，炒山药 15g，茯苓 20g，薏米 30g，鸡血藤 30g，车前子 20g（包煎）。12 剂，水煎服，每日 1 剂。嘱下次来诊前复查心脏彩超。

三诊：患者乏力减轻，已无明显胸闷憋气，大便正常，诉有时双手及双足麻木，抽筋。舌暗红，苔薄黄，脉沉细。查体：血压 123/80mmHg，口唇发绀，双肺呼吸音略粗，未闻及干湿性啰音，心率 68 次/分，律齐，各瓣膜听诊区未闻及病理性杂音，双下肢无明显水肿。复查心脏彩超示：左房大（38mm），左室充盈异常，二尖瓣反流（轻度），LVEF 0.45。治疗继续以温阳益气、活血通络为主，加地龙、蜈蚣加强化瘀通络之力。方药如下：生黄芪 40g，党参 30g，当归 12g，川芎 12g，桂枝 6g，赤白芍各 12g，地龙 12g，熟地 20g，路路通 12g，怀牛膝 15g，蜈蚣 1 条，鸡血藤 30g，丹参 30g，炙甘草 6g。12 剂，水煎服，每日 1 剂。经随访病情稳定，可进行一般活动。

按语：张教授认为慢性心衰以气虚、阳虚为本，因气与阳的关系密切，气虚进一步发展则为阳虚。在治疗慢性心衰方面，他认为益气、温阳是基本方法。然气虚则无力行血，血不利则为水。本例心衰患者以乏力、胸闷、气短，舌暗红，苔厚腻，脉沉细为主要表现。乏力、气短为气虚之象，胸闷憋气、舌暗红是血瘀之征，苔厚腻是水湿内停的表现，故治疗以益气温阳、化瘀通络、利水渗湿为主，因阳虚征象不著，故用黄芪、桂枝温助阳气，黄芪补气活血，桂枝兼有通络之功。若阳虚甚者，可用制附子、肉桂。二诊：患者大便稀，考虑脾阳不足，给予白术、薏米健脾渗湿。三诊：患者症状明显减轻，胸闷憋气基本消失，水肿基本消失，故治疗以益气温阳、活血通络、缓则治本为主。若反复应用利水之品，要防止利水伤阴，可酌加白芍、生地、麦冬等。现代研究表明，益气、温阳具有强心作用，可以增强心肌收缩力，改善心脏泵血功能；活血可改善血液流变学状态，降低心脏前负荷。黄芪益气升阳利水，现代药理研究表明黄芪能够扩张血管，降低肺动脉压，降低血黏度，改善心功能[7]，为治疗心衰常用之品；丹参养血活血，其主要成分丹参酮在扩张血管、保护血管内皮细胞、抗氧化、抗纤维化以及抗心律失常等方面作用显著[8]，丹酚酸 B 具有抗心肌缺血、抗氧化、抗凝、抗血栓及调节血脂、增加冠脉流量、改善心脏功能及抗炎等作用[9]；川芎活血行气，其主要成分川芎嗪和阿魏酸有防止心肌细胞肥大，清除氧自由基、钙拮抗、扩血管、抗血小板聚集和血栓形成等多种作用[10]。

二、益气养阴，佐以活血法

此法适用于气阴两虚、瘀血阻络的患者。症见胸闷心悸，气短乏力，动则加重，自汗口干，手足心热，心烦失眠，舌质红，苔薄黄，脉沉细数。方选生脉饮合血府逐瘀汤加减，药用：黄芪、党参、麦冬、五味子、玉竹、茯苓、丹参、炙甘草。

若心烦失眠者，加莲子心、炒酸枣仁；水肿者，酌加冬瓜皮、大腹皮、车前子、猪苓、泽泻等。

心衰患者易患肺部感染，若患者出现咳嗽、咳吐黄痰、气喘，或有发热，应予清热化痰，可于上方中酌加浙贝母、生石膏、知母、黄芩、金银花、瓜蒌、款冬花、前胡、炙枇杷叶、炒苏子、沙参等。

冠心病左心衰伴有高血压者，多伴有阴虚阳亢之证，症见胸闷心悸，头晕头胀，腰酸无力，心烦失眠，舌红苔黄，脉细弦。可于上方加入养阴潜阳之品，如生地、白芍、怀牛膝、天麻、钩藤、夏枯草、地龙、桑寄生、生龙牡等。

病案举例：患者侯某，女，67 岁，患者因胸闷憋气 3 余年，加重伴心悸 1 天来诊。患者素有冠心病病史，3 年前因反复出现胸闷憋气，行心脏彩超检查示心脏四腔扩大，LVEF 0.32，诊为缺血性心肌病、心力衰竭，间断给予利尿，纠正心衰等治疗。来诊前一天患者无明显诱因出现心慌心悸，胸闷憋气加重，伴气短，自汗，口干，不能平卧，无咳嗽咳痰，饮食差，睡眠差，小便正常，大便偏干，舌红、苔黄腻，脉细数。

体格检查：血压 124/81mmHg，口唇发绀，双肺底闻及湿啰音，心率 140 次/分，律齐。双下肢无明显水肿。

辅助检查：心电图：心房扑动，ST–T 改变。

中医诊断：心衰（气阴两虚，瘀血阻络）。

西医诊断：缺血性心肌病、冠心病、心律失常、心房扑动、心功能Ⅳ级。

中医治法：益气养阴，活血通络。

处方：生脉散合血府逐瘀汤加减。生黄芪 30g，麦冬 15g，五味子 12g，茯苓 15g，丹参 30g，炙甘草 6g，酸枣仁 30g，当归 12g，生地 15g，玉竹 15g，赤白芍各 15g，砂仁 12g，黄连 6g。7 剂，水煎服，每日 1 剂。

二诊：心慌消失，胸闷减轻，仍眠差，口干，自汗，饮食好转，大便不干，小便正常，舌暗红，苔黄腻，脉细。查体：血压 126/80mmHg，口唇发绀，双肺底未闻及湿性啰音，心率 76 次/分，律齐，双下肢无水肿。复查心电图示窦性心律，ST－T 改变，辨证仍属气阴两虚，内有虚热，以当归六黄汤加减，益气养阴、活血通络、清热止汗。药用如下：生黄芪 40g，当归 15g，五味子 12g，茯苓 15g，丹参 30g，炙甘草 6g，酸枣仁 30g，生熟地各 15g，玉竹 15g，赤白芍各 15g，砂仁 12g，黄连 6g，黄芩 6g，浮小麦 30g。7 剂，水煎服，每日 1 剂。

三诊：胸闷减轻，精神较前明显好转，睡眠仍较差，口干减轻，大便不干，活动较前明显增加，自汗减少，舌红苔薄黄，脉细。查体：血压 115/72mmHg，口唇发绀，双肺底未闻及湿性啰音，心率 70 次/分，律齐，双下肢无水肿。上方加党参 20g 增强益气之力。此后电话随访病情平稳，病人生活基本自理。

按语：缺血性心肌病多由冠心病引起。该患者老年女性，平素有冠心病病史，但因自觉症状不明显，未系统治疗。患者近 3 年来反复出现胸闷憋气，心脏彩超检查示心脏四腔扩大，左室射血分数降低。本次发病心慌心悸，胸闷憋气，自汗，失眠，口干，便干，舌红苔黄腻，脉细数。辨证属气阴两虚、瘀血阻络。张教授给予生脉散合血府逐瘀汤加减治疗，以黄芪、麦冬、五味子、生地、玉竹益气养阴，当归、丹参、赤白芍养血活血通络，黄连清心火，酸枣仁养心安神，砂仁健运脾胃，体现张教授临证组方时时顾护脾胃的观点。二诊：患者心悸、心慌消失，仍乏力，自汗明显，口干，大便较前好转，患者阴虚火旺明显，故用《兰室秘藏》当归六黄汤滋阴泻火。三诊：患者出汗减少，活动耐力较前明显增加，继续原方巩固疗效。此患者还有一个明显的症状即出汗多，患者深以为苦，在临床中，心衰患者多见自汗、盗汗等症，经云：汗为心之液。从西医角度来看，心衰时神经内分泌系统激活、交感神经兴奋、心肌收缩力增强的同时，汗腺分泌增加导致出汗增多。张智勤[11]通过观察 60 例风心病心衰患者心功能的分级以及汗出程度之间的关系，认为风心病患者均有不同程度的出汗，且心功能分级越高，出汗越多，经治疗心衰好转以后出汗均可减轻，从而说明汗证与心衰存在一定相关性。在孟伟等[5]总结前人 334 篇心衰医案中，汗出一症出现的频数占 48.8%，这些足见心衰时汗液失常非常普遍。在此案中，患者胸闷乏力、气短，汗出伴有口干、便干、舌红、苔黄，脉细数，是阴虚火旺、迫津外泄之象，故用益气养阴、清热泻火、活血通络为法，收到较好的临床效果。现代研究证明，常用养阴药麦冬可以稳定细胞膜、抗心肌缺血和心肌梗死，具有正性肌力作用[12]；玉竹能增强心肌收缩性能，并能改善心脏舒张功能[13]；五味子可以抗血小板聚集，调节心肌细胞能量代谢，降低心肌耗氧量[14]。

三、温阳利水，佐以活血法

此法适用于心肾阳虚、水饮内停的患者。多病情较重，症见轻微活动即心悸气短，喘促不能平卧，畏寒肢冷，疲乏无力，下肢或全身水肿、腹水、小便短少，舌质淡暗或紫暗，苔薄白，脉沉细弱。治以温阳利水，方选真武汤合五苓散、葶苈大枣泻肺汤加减，药用：制附子、桂枝、黄芪、红参或党参、茯苓、白术、白芍、猪苓、泽泻、葶苈子、车前子、陈皮、泽兰。

若水肿甚者，酌加大腹皮、五加皮、冬瓜皮、桑白皮；气喘甚者，加炒苏子。若心肾阳虚患者病情突然加重，心悸气喘，四肢厥冷，大汗淋漓，脉微欲绝，此为心衰重症心阳欲脱，治宜回阳救逆，急给予参附汤、参附注射液或参麦注射液或中西医结合救治。

病案举例：患者韩某，男，57岁，因风心病二尖瓣置换术病史30余年，胸闷憋气10余年，加重伴水肿、少尿半月来诊。患者30年前行风心病二尖瓣置换术，约10年前开始出现活动后胸闷憋气及心悸，渐加重，近2年来经常发作胸闷憋气及水肿，曾反复住院治疗，自服利尿药及多巴胺等药物效果不佳，近半月来憋喘较前加重，不能平卧，乏力，气短懒言，全身水肿，无发热，咳嗽，咳少许白痰，尿少，大便正常，舌体胖质暗红，苔稍腻，脉沉细结代。

体格检查：血压112/74mmHg，口唇发绀，双肺底闻及湿啰音，心率86次/分，房颤律，第一心音强弱不等。肝肋下10cm，剑下5cm可及，质韧，轻微触痛，双下肢重度凹陷性水肿。

辅助检查：心电图：心房颤动。心脏彩超：左房38mm，左室60mm，右房59mm，右室30mm。全心扩大，二尖瓣反流（轻度），主动脉瓣反流（轻度），三尖瓣反流（中–重度），肺高压（轻度），左室收缩功能减退（LVEF 0.20），心包积液（少量）。血常规：WBC正常。肾功能：BUN 12.30mmol/L，CRE 142μmol/L。胸部CT：胸腔积液（少量）。腹部B超：肝大，腹水（中等）。

中医诊断：心衰（心肾阳虚，血瘀饮停）。

西医诊断：风湿性心脏病、二尖瓣置换术后、心律失常、心房颤动、心功能Ⅳ级、慢性肾功能不全3期。

中医治法：温补心肾，化瘀利水。

处方：真武汤合五苓散合葶苈大枣泻肺汤加减。生黄芪40g，车前子30g（包），桂枝6g，炙甘草6g，葶苈子15g，瓜蒌20g，白术12g，大腹皮15g，冬瓜皮15g，茯苓15g，厚朴12g，猪苓20g，泽泻15g，大枣5枚。7剂，水煎服，每日1剂，速尿（呋塞米）口服。

二诊：服药仍憋气不能平卧，乏力，精神差，轻微咳嗽，少痰，双下肢水肿无明显减轻，舌胖质暗红，苔稍腻，脉沉细结代。查体：血压126/80mmHg，口唇发绀，双肺底可闻及湿性啰音，心率82次/分，房颤律，肝肋下10cm，剑下5cm可及，轻微触痛，双下肢重度水肿。考虑水为阴邪，阳气盛有助于化气行水，故上方去桂枝，加肉桂12g、制附子15g以温肾助阳，同时加炒麦芽、砂仁、鸡内金以消食和胃，为防利水伤阴，酌加麦冬、五味子。方药如下：生黄芪40g，麦冬12g，五味子12g，车前子30g（包），肉桂12g，炙甘草6g，葶苈子15g，瓜蒌12g，白术12g，大腹皮15g，冬瓜皮15g，茯苓15g，厚朴12g，猪苓20g，泽泻15g，制附子15g（先煎），炒麦芽15g，鸡内金15g，砂仁12g，12剂，水煎服，每日1剂，继服速尿。

三诊：患者胸闷憋气明显减轻，乏力改善，语音较前有力，小便明显增多，双下肢水肿基本消失，饮食好转，自诉体重减轻15kg，舌胖质暗红，苔薄腻，脉沉细结代。查体：血压123/80mmHg，口唇发绀，双肺底可闻及湿性啰音，较前减少，心率72次/分，房颤律，各瓣膜听诊区未闻及病理性杂音，肝脏较前缩小，肋下6cm，剑下4cm，双下肢轻度水肿。复查心脏彩超示：左房36mm，左室60mm，右房59mm，右室30mm。全心扩大，MR（轻度），AR（轻度），TR（中－重度），肺高压（轻度），左室收缩功能减退（LVEF 0.31），心包积液（少量）。治疗继续以温肾助阳、活血利水为主，加地龙、蜈蚣加强化瘀通络之力。方药如下：生黄芪40g，党参30g，当归12g，川芎12g，茯苓15g，薏米30g，地龙12g，熟地20g，猪苓20g，泽泻15g，怀牛膝15g，蜈蚣1条，鸡血藤30g，炙甘草6g，炒麦芽15g，鸡内金15g。6剂，水煎服，每日1剂。速尿用量比以前减少，后给予芪苈强心胶囊巩固疗效，经随访病情稳定，可进行较轻微活动，生活基本自理。

按语：心力衰竭是各种心脏疾病影响到心功能的共同表现。心衰往往病程漫长，初始症状尚轻，随着病情进展逐渐加重，心衰以后，重要脏器缺血缺氧，往往导致多脏器功能不全，临床经常见到心衰以后肾功受损、脑功能受损、肝损伤等。本病例瓣膜病后出现心衰、心功能Ⅳ级、肾功能不全，病情较重，患者初始只应用大剂量西药利尿，包括使用多巴胺扩张肾血管后效果依然不佳，后患者求助中西医结合治疗。一诊：症见胸闷憋喘，不能平卧，乏力，气短懒言，水肿少尿，舌体胖质暗红，苔稍腻，脉沉细结代，其是心肾阳衰、水饮内停的表现，用真武汤合五苓散合葶苈大枣泻肺汤加减治疗。因考虑患者肾功不全，而附子具有毒性，故未用附子，7剂后患者症状几乎无明显减轻，仍胸闷喘促，乏力懒言，水肿尿少，不能平卧。考虑肾阳虚甚，气不化水，故二诊加用制附子、肉桂，并用鸡内金、炒麦芽健运脾胃，12剂后患者水肿明显减轻，诸症好转。三诊：患者基本可平卧，胸闷憋气减轻，水肿明显减轻，故治疗减少利水药应用，以益气活血通络为主，停用附子，给予黄芪、党参补气温阳，该患者经中西医结合治疗1个月左右病情缓解。

慢性心衰晚期心肾俱虚，肾主水功能下降，水液代谢失常，故见水肿，肾主纳气，肾失摄纳，肺失宣肃，故见喘促。《伤寒论》真武汤是温阳利水的代表方。其中附子味辛性热，归心、脾、肾经，功能温补脾肾、回阳救逆、散寒止痛。自古以来，在心衰治疗中占重要地位，现代药理研究表明附子中的生物碱具有明显的强心作用，还能抗心肌缺血，改善心血管重构[15,16]。但是附子毒性极强，误食或误用均可发生严重的中毒反应，甚至死亡。《神农本草经》将其列为"下品"，《本草纲目》将其列为毒草类，"非危不用"，所以在心衰治疗中，应重视附子的毒性，避免使用生附子，而用制附子。在用法上，附子可先煎、久煎以降低毒性。此外还可配伍甘草、生姜、人参解其毒性，如《神农本草经集注》中提出："俗方每用附子，皆须甘草、人参、生姜相配者，正制其毒故也。"《景岳全书》中提到："附子之性急，得甘草而后缓；附子之性毒，得甘草而后解。"关于附子的用量，临床报道依病症不同，变化范围亦较大，张教授在临床使用附子时注意中病即止，注意先煎、久煎以解毒性，并与甘草配伍缓解毒性。

总之，益气、温阳、活血、利水是张教授治疗慢性心衰的基本方法。益气法与温阳法往往同时并用，慢性心衰以气虚阳虚为本，气与阳的关系极为密切，气虚进一步发展则为阳虚。本病虽然大都表现为阳虚征象，但实为气阳俱虚。因此，治疗用药不仅温阳补阳，还应同时益气，多温阳益气并用。若阳虚突出，则温阳为主，益气为辅，益气以助阳。益气药常用红参，黄芪、党参药力缓和，不及人参，人参的补心作用较强，并有抗心肌缺血作用，有条件者尽量用人参。温阳药常用制附子、肉桂，以制附子为主。

心衰患者大都有瘀血，活血化瘀为常用之法，但因本病以气阳虚衰为主，故一般以活血为辅。张仲景《金匮要略》云："血不利则为水。"唐容川《血证论》亦指出："瘀血化水，亦发水肿，是血病而兼水也。"所以活血也可以利水，张教授在临床治疗心衰处方几乎均有活血之品，常用药有丹参、益母草、泽兰、红花、三七粉、制水蛭等。

慢性心衰患者几乎均有不同程度的水肿少尿，所以利水消肿为常用之法。因水肿系阳气不足所致，故以温阳利水为法，并佐以益气。温阳利水可用真武汤、五苓散、五皮饮等加减，又因本病常反复应用利水之品，故又要防止利水而伤阴，可酌加白芍、生地、麦冬等。

第五节　心力衰竭的预防与调护

心衰是多种心脏疾病的共同归宿，预防心衰的发生很重要。预防的重点在于治疗原发病，如积极控制血压、血糖，改善心脏缺血，消除心律失常，治疗瓣膜病，纠正贫血、甲亢、甲减等。避免心衰的诱发因素，避免受凉、感冒；避免劳累及情绪激动；饮食应注意清淡少盐，避免暴饮暴食；有水肿者要控制每日饮水量；适量活动以提高心功能，改善生活质量，但以不出现胸闷憋喘等心衰的症状为度。

第六节　临证注意事项

一、急则治标，重视益气温阳利水

心气心阳的亏虚可以说是心衰的始动因素，脾阳虚衰，津液代谢失常，水湿内停；肾阳亏虚，主水功能下降，水饮内停。在心衰急性加重时，温阳利水是重要的治疗方法。《素问·五脏生成篇》曰："诸血者，皆属于心"，心气充沛、血液充盈、脉道通利，才能维持正常的心力、心率和心律，血液才能在脉中周流不休，营养全身。心气心阳亏虚，血液鼓动乏力，就会运行不畅，瘀血内阻，水气即易乘虚侵之。慢性心力衰竭急性加重期常常表现为气喘、胸闷，甚至不能平卧、唇紫、水肿、尿少，如不及时治疗，很容易发展成喘息鼻煽、张口抬肩、脉浮大急促无根，甚至喘脱而死的急危重症。

急则治标，心衰急性加重期应以泻实为主，治法尤以益气温阳利水为先，常在运用葶苈大枣泻肺汤、五苓散、真武汤加减的基础上，加用人参、黄芪、赤芍等。人参大补心肺之气，黄芪补益脾胃之气，两者合用，共奏益气强心之功。赤芍血水共治，《别录》谓之"通顺血脉，缓中，散恶血，逐贼血，去水气，利膀胱。"利水药多选用茯苓、猪苓、薏苡仁、泽泻、泽兰、冬瓜皮、车前子等淡渗利尿，使水从小便而出。诸药合用，使得心气心阳充盈，鼓动有力，血液得行，脏腑得养，症状缓解。

二、缓则治本，重视健脾补肾

无论何种原因引起的心衰，日久不愈均可致气血阴阳耗损，血脉运行不畅，影响脾肾等他脏功能，脾肾阳虚，五脏六腑进一步失于温煦、濡养，心气心阳更虚。心主火、肾主水，阴阳互根，水火既济，两脏常易互相影响。心属火，脾属土，心脾乃母子关系，心气心阳亏虚，母病及子，脾胃失于温煦，则运化失健，水谷精微乏源，气血因此而乱。若土不制水，水湿浸渍，而致水饮内停，易致心力衰竭发作。因此，长期心衰必致脾肾阳虚，而各种原因引起的脾肾亏虚，又使心阳气虚更甚，心衰症状加重。水之所行者肾，水之所制者脾，故脾肾阳虚是心衰发生的重要因素。

缓则治本，心衰缓解期应以扶正为主，治法以健脾补肾为要，才能减少甚至避免心衰的急性加重。临床应用苓桂术甘汤、参附汤、桂枝甘草龙骨牡蛎汤之类加减以健脾补肾、化气行水、宁心安神，能够缓解症状，改善患者的生存质量。特别强调的是，温阳通阳需加用附子。因为脾得附子，则火能生土，而水有所归矣；肾中得附子，则坎阳鼓动，而水有所摄矣。

三、活血化瘀，贯穿始终

心力衰竭的发生发展有一个基本规律，早期多表现为气虚，逐渐发展成心阳虚、气阴两虚、阴阳两虚。心气亏虚不足以推动血液正常运行，气虚则血瘀。心阳虚不能温通血脉，血脉瘀涩，心脉失养而致胸闷、气喘、心悸等不适。无论心衰发展至哪个阶段，一般均有不同程度的胸闷、舌质紫暗、脉沉涩或结代等表现，所以，瘀血存在于心衰发生、发展和急性发作期的始终，故不难理解活血化瘀法理应贯穿于心力衰竭治疗全过程。

张仲景云："血不利则为水。""血不利"是前因，"水"为后果，其实"水"一经形成，就会阻滞气机，影响血液的运行，从而加重瘀血，成为致病因素。从活血与利水的关系看，一方面活血促进利水，另一方面利水益于活血，两者相辅相成。气属阳，血属阴。两者既相互对立，又相互依存，互为根本。任何一方都不可能脱离另一方而单独存在，即阴中有阳，阳中有阴。在益气利水、健脾补肾以及强心的同时，酌情加用活血化瘀之品，使血脉通畅，可以更好地达到补气强心之目的，补而不滞，又无久服伤正之弊。清代名医叶天士认为"初病在经在气，久病入血入络"，也为心衰治疗时酌加活血化瘀药提供了理论依据。在临床实践中，不同种类的活血化瘀药作用各有侧重。当归尾长于活血，活血而不伤血；丹参养血活血；川芎为血中气药，行气活血；三七粉活血止血；赤芍行血散瘀；泽兰活血利水；地龙通行经络，还有利尿之功。

四、病症结合，中西医互补

病症结合在临床中的广泛应用，充分体现了中西医两种医学的优势互补，是中西医两种医学有机的结合。辨证论治心衰固然重要，但也不能忽视西医辨病对中医治疗心衰的参考价值。两种医学各有优势，也各有不足。西医治疗心力衰竭，多选用利尿剂、RAAS 抑制剂、β 受体阻滞药、醛固酮受体拮抗药、扩血管药物、强心药物等，临床应用方便，起效快，但也存在不良反应，如有的易致电解质紊乱，有的易致肾功能损害，甚至容易致药物过量中毒。中医学通过辨证分析，治以益气、温阳、活血、利水、健脾、补肾等，能较好地改善全身症状，尤其能调整机体的阴阳平衡，改善心功能，提高生活质量，对延长寿命起到积极作用，但中医药治疗起效较慢，单用中药不能满足患者急救的需要。

用中西医两套理论指导个体化诊治心力衰竭，坚持病证结合，中西医优势互补，因时、因地、因人制宜，才能起沉疴于危难之中，特别是在减少心衰复发、减少住院次数、改善预后方面优势明显。对于已经开始西医常规治疗的患者，不能随便停用西药。举例来说，β 受体阻滞药是治疗慢性心衰的重要药物，是目前治疗心衰的"金三角"药物之一，在应用 β 受体阻滞药（尤其量比较大时）过程中如果突然停药会使病人会产生心慌、胸闷等不适，甚至可诱发心绞痛和心肌梗死。洋地黄类药物地高辛目前仍然是西医治疗慢性收缩性心力衰竭心功能Ⅲ、Ⅳ级的常用药，如果突然停药，则会使心衰加重。

五、注意饮食起居，重视精神调摄

未病先防、既病防变、瘥后防复，中医治未病学说和养生学说对心力衰竭的防治也有重要指导意义。《素问·上古天真论》强调："饮食有节，起居有常，不忘作劳。"又说："虚邪贼风，避之有时，恬淡虚无，真气从之，精神内守，病安从来。"所以应重视精神调摄，避免大喜大悲，饮食宜清淡，避免大便用力。还需注意劳逸结合，坚持力所能及的锻炼，做到朱丹溪所强调的"动而中节"，可以减少本病的急性发作，带病延年。

六、典型病案

病案：王某，女，57 岁。患者因胸闷气喘反复发作 3 个月余，加重 2 天收住院治疗。

来诊时，患者胸闷气喘，不能平卧，乏力，舌质暗、苔薄白，脉细数结代。

查体：血压102/65mmHg，双肺呼吸音略粗，双肺底可闻及湿啰音，心率132次/分，律不齐，第一心音强弱不等，各瓣膜听诊区未闻及明显病理性杂音，双下肢无水肿。

辅助检查：血常规正常；BNP 1563pg/mL；心电图示：快速性心房颤动，ST-T改变；心脏彩超示：左房、左室扩大，左心室射血分数0.37。

中医诊断：心衰（气阳虚衰，血瘀饮停）。

西医诊断：冠心病、快速性心房颤动、心功能Ⅳ级，为心力衰竭急性发作。

在西药常规治疗基础上，中医治以益气温阳，活血利水。处方：制附子12g（先煎），党参20g，炙黄芪30g，茯苓15g，丹参30g，当归15g，泽泻12g，白芍10g，葶苈子10g，车前子30g（包），猪苓15g，白术12g，炙甘草6g。每日1剂，水煎分2次服，5剂。5剂后，患者症状好转，胸闷气短减轻，可平卧，舌质暗、苔薄白，脉沉细。查体：血压117/63mmHg，双肺呼吸音略粗，未闻及干湿啰音，心率86次/分，律齐，各瓣膜听诊区未闻及明显病理性杂音，双下肢无水肿。复查心电图示窦性心律，ST-T改变；复查BNP 621pg/mL。缓则治本，中医治以健脾温肾，佐以益气活血。处方：黄芪40g，党参20g，茯苓15g，仙灵脾12g，当归12g，丹参30g，三七粉3g（冲服），泽泻12g，白术12g，玉竹12g，炙甘草6g。继服7剂。后患者病情缓解出院，出院后因患者不方便煎药，嘱芪苈强心胶囊每次4粒，每天3次口服，配合西药巩固疗效。

按语：本例冠心病、阵发性房颤、心衰患者，冠心病是导致心衰的原发病，阵发快速性心房颤动是心衰急性加重的诱因。临床表现胸闷憋喘不得卧之严重征象，双肺出现湿啰音是肺瘀血、肺水肿的表现。中医治疗采用急则治标的方法，给予温阳利水，以附子、黄芪、党参益气温阳，泽泻、茯苓、猪苓、车前子、葶苈子、白术等利水渗湿，佐以当归、丹参养血活血。同时配合西医利尿、扩血管等减轻心脏前后负荷的治疗，患者病情很快得到控制。二诊时患者胸闷憋喘减轻，可平卧，房颤转为窦性心律，缓则治本，以黄芪、党参、茯苓、白术益气健脾，当归、丹参、仙灵脾补肾活血，还可酌用地龙痛经活络。由于冠心病病人西医一般给予抗血小板聚集，甚至抗凝治疗，所以在活血药物的使用上要注意斟酌用法及用量。

病案2：孟某，女，65岁，因阵发性胸闷痛5年，加重1周就诊。伴心悸，咳嗽，痰黏难咳，无发热，症状活动后易于诱发。舌淡红，苔薄黄，脉沉弦细。既往高血压10年、糖尿病5年、冠心病5年。体格检查：咽部充血，双肺呼吸音稍粗，右中下肺闻及少许干啰音及湿啰音，心率 82 次/分，律齐，各瓣膜听诊区未闻及病理性杂音，双下肢轻度水肿。

辅助检查：心电图：ST – T 改变。胸部 CT：符合右肺炎症表现。

中医诊断：①胸痹。②咳嗽(气虚血瘀，兼痰热阻肺)。

西医诊断：①冠心病、心绞痛、心功能Ⅲ级。②肺部感染。

治法：补气活血化瘀，兼化痰清热止咳。

处方：补阳还五汤和清金化痰汤加减。

药用：党参 30g，麦冬 18g，赤芍 20g，丹参 30g，元胡 20g，厚朴 12g，瓜蒌 30g，浙贝 15g，黄芩 12g，炒杏仁 20g，款冬花 15g，沙参 30g，前胡 12g，炙甘草 6g，双花 15g。10 剂，水煎服，每日 1 剂。二诊：服药 10 剂后，咳嗽消失，胸痛减轻，时咽痛，心慌，胸闷，劳累明显，口唇发绀，双下肢水肿减轻，舌暗、苔白厚，脉弦细数。继以补阳还五汤加重补气活血通络之力治疗本证。处方：生黄芪 40g，川芎 15g，赤芍 15g，丹参 30g，当归 12g，降香 15g，元胡 20g，厚朴 12g，瓜蒌 20g，砂仁 12g，木香 12g，枳壳 15g，茯苓 12g，炙甘草 6g。10 剂，水煎服，每日 1 剂。三诊：3 个月后病人来诊，诉上方服用后病情平稳，已停服中药。近两日受凉后感全身不适，背部疼痛，脘闷纳差，舌暗苔黄厚，脉弦。病人外感寒湿之邪，出现寒湿阻滞经络之症，以独活寄生汤加减治标。处方：羌活 15g，桂枝 6g，威灵仙 20g，当归 12g，细辛 3g，续断 20g，鸡血藤 30g，葛根 20g，砂仁 12g，厚朴 12g，地龙 15g，桑寄生 20g，炙甘草 6g。3 剂，水煎服，每日 1 剂，患者服用 3 剂后背痛减轻。后继以补阳还五汤加减治疗胸痹病症，基本病情稳定。

按语：本例冠心病、糖尿病、高血压、心功能不全患者，是临床常见病。在本例患者的治疗过程中，充分体现了《素问·至真要大论》："谨守病机，各司其属，有者求之，无者求之，盛者责之，虚者责之，必先五胜，疏其血气，令其调达，而致和平"的原则。患者初就诊时咳嗽咳痰，痰热郁肺之实热证明显，本着急则治标，缓则治本的原则，治疗以清热化痰止咳为主，方中主要用了双花、黄芩、款冬花、浙贝、前胡等。二诊：患者痰热症状已除，故以补阳还五汤加重补气理气活血通络止痛之力治疗本证。三诊：患者复感外寒，出现寒湿阻滞经络的情况，治疗复转治标为主。在临床上，由于慢性心衰病程漫长，病程过程中容易出现其他见证，临床治疗也需谨守病机，适宜转化治则治法。

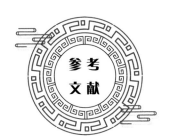

[1] 徐润. 实用中医内科急症学[M]. 北京：北京出版社，1992.

[2] 吕光荣. 中医心病症治[M]. 昆明：云南人民出版社，1978.

[3] 任继学. 心衰辨治[J]. 中医药学报，1985，(1)：43-47.

[4] 王永炎. 中医内科疾病名称规范研究[M]. 北京：中医古籍出版社，2005.

[5] 孟伟，李本志，马丽华，等. 基于古籍医案文献分析的心力衰竭证治规律研究[J]. 世界中西医结
合杂志，2013，8(8)：840-843.

[6] 邹旭，潘光明，林晓忠. 以心脾相关理论试论心力衰竭的辨治[J]. 广州中医药大学学报，2007，
24(5)：419-421.

[7] 周承. 中药黄芪药理作用及临床应用研究[J]. 亚太传统医药，2014，10(22)：100-101.

[8] 何文凤，吕湛，张全波. 丹参酮在心血管保护中的药理作用机制研究进展[J]. 中国医药导报，
2013，10(29)：34-37.

[9] 肖玲芳，张卫芳，龚志成. 丹酚酸B的心血管药理研究进展[J]. 中南医学科学杂志，2015，43
(1)：90-93.

[10] 舒冰，周重建，马迎辉，等. 中药川芎中有效成分的药理作用研究进展[J]. 中国药理学通报，
2006，22(9)：1043-1047.

[11] 张智勤. 风心病心衰与汗证关系分析[J]. 实用中医药杂志，2007，23(10)：669.

[12] 毛浩萍，王兴业，秦蕾，等. 麦冬的化学成分和药理作用研究进展[J]. 医药前沿，2014，(18)：
155-156.

[13] 梁海霞，李焕德. 玉竹的药理活性研究进展[J]. 中南药学，2008，6(3)：342-344.

[14] 高雁，李廷利. 五味子有效成分的药理作用研究进展[J]. 中医药学报，2011，39(6)：104-106.

［15］吴克红，唐力英，王祝举，等．附子的化学和生物活性研究进展［J］．中国实验方剂学杂志，
2014，20（2）：212－220.

［16］蒙华琳，曹涛．附子对 L2 甲状腺素诱发心肌肥厚大鼠心肌和主动脉血管细胞外基质的影响［J］.
亚太传统医药，2009，5（2）：32－34.

（刘桂林）

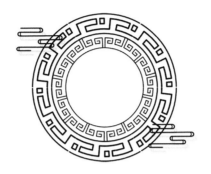

第四章

心律失常辨治经验

心律失常是指心脏搏动起源部位、心搏频率与节律以及冲动传导等任何一项异常。心律失常的原因包括心力衰竭、肥厚性心肌病、冠心病、心肌炎、甲亢性心脏病、自主神经功能紊乱等多种因素。心律失常有多种，包括心动过缓、过速、心律不齐及异位心律等。心律失常临床表现多种多样，十分复杂。本病常见症状有心悸、乏力、头晕、晕厥等，亦可无症状。

心律失常在心脏病及其并发症中的发病率很高，仅排在冠心病、高血压之后，位列第三。并不是患有心脏病的人才会出现心律失常，也有1%～4%的正常人群会出现心律失常的症状。心律失常可以发生在任何年龄段，青年人的心律失常表现为心动过速、早搏，中老年人的心律失常更多为房颤、室性心动过速，儿童心律失常的发病率较低。心律失常能够导致血液循环障碍，心房和心室收缩节律改变，心脏射血分数下降，从而导致胸闷、心悸、乏力症状。心脏病患者出现心律失常必须引起高度注意，心率的过快过慢以及各种早搏造成的心律不齐都会使冠状动脉的血流减少，加重冠心病心绞痛的发作频率。严重者会出现心动过速综合征（慢－快综合征），表现为窦房阻滞、窦性停搏和心动过缓。如果是心梗病人出现了严重的室性早搏，会危及生命。严重的心律失常可导致猝死，其中室性心动过速、室颤以及传导阻滞引起猝死的发生率最高，严重威胁人类健康[1]。据统计，中国每年约60万人死于心源性猝死，其中90%以上由室性心动过速、室颤、房颤等恶性心律失常所致[2]。

心律失常是心血管系统的一种常见病和危重病。临床上，在辨证治疗的基础上，结合辨病治疗，往往能收到良效。心律失常的证型与心律失常的原发病因、心律失常的类型有密切关系。因急性心肌炎、甲状腺功能亢进引起者常常表现为阴虚火旺、气阴两虚证，因冠心病引起者常常表现为心脉瘀阻及心血不足证，因肺心病引起者常常表现为痰扰心脉证，因自主神经功能失调引起者常常表现为心神不宁证，因心功能不全引起者常表现为心气不足证，甚至心阳虚脱证。

快速性心律失常者，脉律多数增快，表现为数、为疾；窦性停搏，Ⅱ度房室传导阻滞中偶有心室波的脱失，以及期前收缩后的代偿间歇，造成心搏的缺失、脉搏的停顿，表现为脉促（数而时止）或结代（缓而时止），其中窦房阻滞以及房室传导阻滞Ⅱ度1型者往往表现为代脉（缓而时止，止有定数）[3]。心房纤颤时，心室的有效搏出时间长短不一，搏出量多少不一，因此在听诊时，心音的大小、快慢、强弱不一，而其脉象也出现了大小、快慢、强弱不一。因此，有一种似有似无，如轻刀刮竹的感觉，这就是中医所说的涩脉，而不是节律基本一致，偶有一止的结代脉[4]。心房纤颤者心房率虽然很快，但因脉搏短绌的关系，脉率不一定很快。快速房颤，多表现为促涩脉；缓慢房颤，则多表现为涩脉、缓涩脉、迟涩脉。心房纤颤合并Ⅲ度房室传导阻滞，心室律变为缓而规则，脉象特点为迟缓而无歇止。混乱性房性心律以及多种心律失常混在一起，与一般脉象大不相同，称之为怪脉，临终前的混乱脉象，大多数表现为怪脉。缓慢性心律失常，心率大多迟缓，如果脉率极迟，每分钟不足45次者，脉率过慢成了主要矛盾，此时应舍证从脉，按寒凝心脉处理[5]。

第一节　心律失常中医病名的源流探讨

我国中医药学古典著作中，心律失常多可归属"心悸""怔忡""眩晕""昏厥""虚劳"等疾病范畴。中医对惊悸怔忡的病症论述颇多，《内经》虽无心悸或惊悸、怔忡之病名，但有类似症状记载，如《素问·举痛论》中曰："惊则心无所依，神无所归，虑无所定，故气乱矣。"《素问·平人气象论》曰："脉绝不至曰死，乍疏乍数曰死。"《灵枢·根结》最早认识到心悸时严重脉律失常与疾病预后的关系，记载"持其脉口，数其至也，五十动而不一代者，五脏皆受气，四十动一代者，一藏无气，三十动一代者，二藏无气……不满十动一代者，五藏无气"。这些均为诊脉时见脉搏过慢、过快、不齐的记载，与惊悸怔忡的脉象变化吻合。

张仲景《金匮要略》曰："寸口脉动而弱，动即为惊，弱则为悸。"《伤寒论》中："太阳病，小便不利者，以饮水多，必心下悸"的描述是对"心悸"病名的最早记载。《伤寒论》进一步指出："伤寒脉结代，心动悸，炙甘草汤主之。"其炙甘草汤至今仍是治疗心悸的重要方剂之一。

孙思邈《千金要方》指出："阳气外击，阴气内伤，伤则寒，寒则虚，虚则惊，掣心悸，定心丸主之。"提出了因虚致悸的认识。

心悸有惊悸和怔忡的区别，《医学正传·怔忡惊悸健忘证》曰："夫所谓怔忡者，心中惕惕然动摇而不得安静，无时而作者是也。惊悸者，蓦然而跳跃，惊动而有欲厥之状，有时而作者是也。"[6]《素问·至真要大论》中"心惕惕如人将捕之""心如悬若饥状""心中澹澹大动"等形象记载了心悸的症状感受，符合心悸怔忡的临床表现。宋·严用和《济生方·惊悸怔忡健忘门》中"夫怔忡者，此心血不足也"，首次提出了"怔忡"的病名。吴昆《医方考》将由惊所致之怔忡命名为"惊气怔忡"。

《丹溪心法·惊悸怔忡》中提出心悸当"责之虚与痰"的理论。《景岳全书·怔忡惊恐》认为怔忡由阴虚劳损所致，且"虚微动亦微，虚甚动亦甚"，在治疗上主张"速宜节欲节劳，切戒酒色""速宜养气养精，滋培根本"。《杂病源流犀烛·怔忡源流》曰："怔忡，心血不足病也……心血消亡，神气失守，则心中空虚，快快动摇不得安宁，无时不作，名曰怔忡；或由阳气内虚，或由阴血内耗，或由水饮停于心下，水气乘心……或事故烦冗，用心太劳……或由气郁不宣而致心动……以上皆怔忡所欲之由也。"

第二节　心律失常的病因病机

本病的病因很多，主要有外邪侵袭、七情刺激、饮食不节、体质虚弱等原因所致，其病位在心，但与其他脏腑密切相关。心失所养、心脉瘀阻、脏腑功能失调是其基本病机，心悸、怔忡、脉律失常是其共同表现。现将其常见病因病机概述如下。

一、外邪侵袭

外邪之中以热毒之邪和风寒湿热之邪最易犯心。温邪上受，首先犯肺，病邪可以顺传由卫入气，由气入营血，热传心脉，心脉受邪而致病；温邪上受亦可以逆传直犯于心，或者由于热邪羁留不去，耗伤气阴，内损于心而成本病。风寒湿热之邪亦可合而为痹，痹阻于经脉、肌肉、关节的病邪，在一定条件下也可以内犯于心，正如《内经》指出的"脉痹不已，复感于邪，内舍于心"。

二、七情刺激

七情太过可以致病，可以伤心。除过喜可以直接损伤于心之外，过于忧愁思虑可以损伤脾胃，脾胃虚弱则聚湿成痰；郁怒伤肝，木盛化火，火热灼津，炼津为痰。肝郁脾困或肝郁脾虚，亦会引起湿聚痰生。痰阻气机，血脉不畅，心失所养而发病。

三、饮食不节

饮食不节，过食膏粱厚味、醇酒乳酪，损伤脾胃，脾胃失健，痰湿由生，痰浊上扰心肺或阻碍气机，痹阻脉道，发为本病。

四、体质虚弱

体质虚弱的原因有因心的先天禀赋不足，也有因年老体弱，心脉不通，或因病体虚弱，心失所养。

五、它病失养

咳喘日久，心肺气虚，或肺虚及肾，心肾虚衰可引发心悸；水肿日久，或中阳不运，水饮内停，继而水饮凌心而发为心悸；温热病邪，稽留不除，扰乱心神，可致心悸；急性大出血或长期慢性失血均可致心血亏虚，心失所养，而引起心悸。

六、药物影响

服药过量，如使用洋地黄、奎尼丁、阿托品过量，或服有毒药物，或用药失当，或有机磷农药中毒等，均可损及心脏而致心悸。

上述病因均可直接或间接损伤于心，心之气血、阴阳亏虚，或心之血脉痹阻，心失濡养而发生心悸、怔忡、脉律失常。张继东教授认为，心阳是血脉运行的原动力，心阳充足则血脉运行通畅，心阳不足则血脉运行不畅。轻则血脉运行迟缓，重则血脉瘀滞。心之阳气来自脾肾之阳气，心血来源于肝肾之阴血。心律失常的病理变化表现为心虚胆怯之人突受惊恐，或情绪暴怒，大恐伤肾，大怒伤肝，恐则气下，怒则气逆，火逆于上，阴虚于下，动撼心神而发心悸。素蕴痰热，复加郁怒，上扰心神，痰火互结，胃失和降，亦发心悸。久病大病，损伤心脾肾，伤及气血阴阳。心脾两虚，心失所养，气血两亏，心神被扰；或水不济火，心火独亢，肾阴不足，扰动心神；或心失温养，心肾阳虚，且水饮内停，上凌于心，均致心悸。故心律失常从中医辨证理论看是以心为中心的五脏六腑功能失调综合征。

本病的证型表现很多，但不外虚实两端，虚证之中通常有心气不足，心血不足，心气阴两虚，心阳不足，心阳虚脱，心神不宁等；实证之中通常有痰扰心脉，心脉瘀阻等。证型可以变化发展，心气不足，帅血无力，可以造成心脉瘀阻；痰浊血瘀可以阻塞脉道，令心失濡养，心气不足，心血不通，气阴两虚，心阳不足，甚至心阳虚脱。

本病的基本证型可以单独出现，但更多的是混合相见。因此心气不足往往与心脉瘀阻并见，心阳不足往往与痰浊扰心共存，心阴不足往往与心火上炎相伴。

第三节　心律失常的诊断与鉴别诊断

一、诊断

自觉心慌不安，心跳剧烈，精神紧张，不能自主，心搏或快速或缓慢，或心跳过重，或忽跳忽止，呈阵发性或持续不止。伴有胸闷不适，易激动，心烦，少寐多汗，乏力，头晕等。发作常由情志刺激、惊恐、紧张、过度劳累或饮酒等因素诱发，可见脉象数、疾、促、结、代等变化。心电图或动态心电图有助于明确诊断。

二、鉴别诊断

本病应与真心痛鉴别。真心痛除见心慌不安、脉结或代外，必以心痛为主证，多呈心前区或胸骨后刺痛，牵及肩胛两背，常因劳累、感寒、饱餐或情绪波动而诱发，多呈短暂发作，但甚者心痛剧烈不止，唇甲发绀或手足青冷至节，呼吸急促，大汗淋漓直至晕厥，病情危急。真心痛常可与心悸合并出现。

本病还可与奔豚相鉴别。奔豚发作之时，亦觉心胸躁动不安，《难经·五十六难》中"发于小腹，上至心下，若豚状，或上或下无时"称之为肾积。《金匮要略·奔豚气病脉证治》："奔豚病从少腹起，上冲咽喉，发作欲死，复还止，皆从惊恐得之。"故奔豚与心悸的鉴别要点为：心悸为心中剧烈跳动，发自于心；奔豚乃上下冲逆，发自少腹。

第四节　心律失常的辨证论治

一、心气不足

主症：心悸气短，疲倦乏力，头晕自汗，动则加剧，舌苔薄白，脉虚无力或兼促、涩或兼结、代。

治法：益气复脉。

方药：益气复脉汤加减。人参10g，黄芪25g，麦冬15g，五味子10g，炙甘草12g，当归15g，熟地黄15g。方中人参通常用东北红参或高丽参，若有阴虚表现则选用西洋参。每日1剂，水煎服。

方解：本方以《外科精要》中的五味子汤为基础加当归、熟地而成。方中以人参、黄芪、炙甘草补益心气，麦冬、五味子扶助心阴，当归、熟地滋养心血。诸药合用，共奏益气复脉之效。

加减：若兼有血瘀，症见胸憋闷痛、口唇发绀者，加丹参、三七以活血通脉；若兼脾虚、腹胀纳呆者加木香、砂仁以行气健脾开胃；嗳气吐酸者加海螵蛸、法半夏以降气抑酸；睡卧不安者加茯苓、合欢皮以和胃安神。

病案举例：梁某，男，16岁。患者在学校操场运动时突然出现心悸、胸闷、气短乏力症状，当时心率达每分钟200次以上，送当地医院急诊，缓解后未被重视，未予治疗，再次运动时复发，此后每逢劳累或情绪激动时都会发作。曾到当地县医院检查，心电图诊断为"阵发性室上性心动过速，预激综合征"，当地治疗效果欠佳。来就诊时患者仍有胸闷、气短、呼吸急促症状，劳累或情绪激动后加重，舌质淡，脉弦细。

诊断：阵发性室上性心动过速，预激综合征。

辨证：心气不足。

治法：益气复脉。

方药：人参10g，黄芪30g，麦冬15g，五味子9g，生地15g，丹参20g，炙甘草9g，龙骨30g，牡蛎30g，代赭石30g。服7剂药后，二诊时胸闷气短症状改善，继服20剂。三诊时上述症状发作次数明显减少，上方加甘松12g，天冬15g，石菖蒲15g。继服30剂。半年后其父来门诊述患者目前症状大为改善，活动后也不曾再发作。

按语：本例病久，一派心气不足之象。盖心主血脉，血液在全身经脉中畅流不息，心主血脉功能须赖心气之推动，心阳之鼓舞。心气虚弱、心阳不振，鼓动温煦无力，则见本证。故以生脉散补益心气，黄芪、炙甘草振奋心阳。

二、心阳不足

主症：心悸不安，胸闷气短，面色苍白，畏寒肢冷，乏力气短，舌淡苔白，脉虚微或兼迟缓，或兼涩、结、代。

治法：温阳复脉。

方药：温阳复脉汤。熟附子 15g（先煎），干姜 10g，淫羊藿 15g，冬虫夏草 5g，甘松 15g，炙甘草 12g。每日 1 剂，水煎服。

方解：本方以《伤寒论》四逆汤为基础加淫羊藿、冬虫夏草、甘松组成。方中以熟附子、干姜以温通心阳，用淫羊藿、冬虫夏草、甘松、炙甘草以助姜、附温阳复脉。

加减：若兼心气不足、气短乏力者加入人参、黄芪以补益心气，若兼血瘀心脉、心胸疼痛者加降香、当归、川芎以通心脉，若兼痰阻心脉、心胸疼痛者加瓜蒌皮、薤白、法半夏、石菖蒲豁痰开窍以通心脉，若兼阳虚水泛、肢体水肿者加茯苓皮、猪苓、泽泻、桂枝以温阳利水消肿。

病案举例：黄某，女，32 岁。既往病毒性心肌炎病史 10 年。就诊时症见心悸心慌，畏寒肢冷，四肢不温，胸闷气短，言语无力。心电图示"Ⅱ度 1 型窦房阻滞，心动过缓"。患者心率每分钟不足 50 次。双下肢凹陷性水肿。大便溏薄，小便短少。舌淡苔白，脉虚缓。

诊断：Ⅱ度 1 型窦房阻滞，心动过缓。

辨证：心阳不足，阳虚水泛。

治法：温阳复脉，利水消肿。

方药：人参 10g，黄芪 45g，桂枝 18g，茯苓 15g，泽泻 15g，猪苓 12g，白术 15g，干姜 9g，巴戟天 15g，淫羊藿 15g，炙甘草 6g。服药 15 剂后，二诊时述心悸乏力明显减轻，仍有下肢水肿。上方加车前子 15g，葶苈子 30g。继续服药 20 剂后，三诊时述双下肢水肿明显减轻，胸闷气短症状消失，能进行适量的体力劳动。嘱患者继服 30 剂，未再复诊。

按语：方中黄芪善入气分，温而宣通能鼓动心气，振奋心阳，推动血运；桂枝入血分，温经通脉，脉为血府，血府得温则血行通畅；炙甘草补益心气；茯苓、泽泻、猪苓利水消肿。综观全方，旨在"动"字，以气推血，血行脉通，相互贯通周流不息，从而加快心率。

三、心阳虚脱

主症：心悸气短，四肢厥冷，冷汗淋漓，面色苍白，表情淡漠，脉疾数微弱欲绝或疾数怪乱或促涩无力。

治法：回阳固脱复脉。

方药：固脱复脉汤。人参 20g，熟附子 15g（先煎），干姜 10g，肉桂 3g，黄芪 30g，麦冬 15g，五味子 10g，煅龙骨 30g(先煎)，煅牡蛎 30g(先煎)，炙甘草 30g。每日 1～2 剂，水煎服。

方解：本方以《伤寒论》四逆加人参汤合《伤寒六书》的回阳救急汤加减而成。方中以人参、黄芪、熟附子、肉桂大补元气，回阳救逆；炙甘草以益心复脉；煅龙骨、煅牡蛎以镇敛涩汗。诸药合用，共起回阳固脱复脉之效。

加减：若兼有阴伤证舌红少苔者，人参改为西洋参，并加麦冬以养阴生津；兼见痰浊阻滞，心胸闷痛，舌苔浊腻者加石菖蒲、法半夏、佛手以理气豁痰。

病案举例：周某，男，21 岁。既往预激综合征病史 3 年。就诊时症见心悸怔忡，面色苍白，四肢不温，冷汗淋漓，表情淡漠。心电图示室上性心动过速，心率 210 次/分。

辨证：心阳虚脱。

治法：回阳固脱复脉。方药：人参 20g，制附子 15g(先煎)，干姜 10g，肉桂 3g，黄芪 30g，麦冬 15g，五味子 10g，煅龙骨 30g(先煎)，煅牡蛎 30g(先煎)，炙甘草 30g。上述草药转换为中药免煎颗粒冲服，约 30 分钟后症状好转，心电图示心率降至 90 次/分，心律转为窦性。

四、心血不足

主症：心悸眩晕，乏力肢麻，面色无华，唇色淡白，舌质淡红，脉细或结代。

治法：养血复脉。

方药：养血复脉汤加减。当归 12g，熟地黄 15g，阿胶 10g(烊化)，党参 20g，黄芪 20g，远志 10g，柏子仁 10g，酸枣仁 15g，木香 10g，炙甘草 12g。每日 1 剂，水煎服。

方解：方中当归、熟地黄、阿胶补血为主；黄芪、党参补气，配补血药使气旺血生；远志、酸枣仁养心安神；木香行气健脾，以防诸补益药的滋滞；麦冬、炙甘草益心复脉。

若兼有潮热、盗汗、阴虚口干者，则加西洋参去当归，熟地黄改生地黄，并加麦冬、五味子以滋养心阴；兼心虚胆怯、善惊易恐者，加生龙齿、珍珠母以养心安神。

病案举例：高某，男，58 岁。患者既往高血压、冠心病病史 5 年，1 年前曾出现心肌梗死，慢性心力衰竭，长期服用地高辛。4 个月前出现心悸心慌症状，心电图示房颤。初诊时症见心悸不安，眩晕，胸闷气短，神疲乏力，面色黯滞少华，上腹部水肿，纳少，舌淡有齿痕，苔白润，脉结代。

辨证：心血不足。

治法：益气养血复脉。

方药：红参 15g，炙甘草 30g，柏子仁 15g，桂枝 15g，麦冬 20g，生地 15g，阿胶 15g，大枣 10g。服药 7 剂后，二诊时症状明显改善，心悸偶尔发作，脉象沉弱偶有结代。继续服原方 7 剂后，三诊时自述稍有胸闷乏力，神疲，双下肢轻度水肿。原方加茯苓 15g，泽泻 15g，车前子 15g。继服上方 15 剂，以巩固疗效。

按语：本例为心血不足、阴阳俱虚之体，无阳以宗其气，无阴以养其心。在炙甘草汤的基础上，取七分阳药、三分阴药，治疗心血不足之心悸，每获良效。

五、心脉瘀阻

主症：心悸不安，胸闷不舒，心前区刺痛，入夜尤甚，或见唇甲青紫，舌质紫暗或瘀斑、瘀点，脉涩或结代。

治法：活血复脉。

方药：活血复脉汤。

桃仁 12g，红花 10g，赤芍 12g，生地黄 18g，香附 12g，丹参 20g，当归 12g，延胡索 12g，三七粉 3g（冲服），青皮 12g，甘草 9g。每日 1 剂，水煎服。

方解：本方以血府逐瘀汤为基础加减而成。方中以桃仁、红花、丹参、赤芍、三七活血化瘀；延胡索、香附、青皮理气通脉；生地黄、当归养血益心。

加减：若兼气虚、心悸乏力者可去香附、青皮，加党参、黄芪以益气养心；兼阳虚胸闷气短、畏寒肢冷者去青皮、生地黄、红花，加淫羊藿、熟附子、肉桂以温心通阳。

病案举例：王某，男，66 岁。既往心肌梗死病史 2 年，心梗后出现心悸，日夜悸动不宁，情绪激动或劳累后症状加重，经常感胸痛胸闷，头部沉重，神疲乏力，性格急躁，易怒。纳少失眠，偶有大便干结，小便正常。舌暗有瘀斑，舌尖红，苔黄燥，脉沉涩。

辨证：心脉瘀阻，气滞血瘀。

治法：理气活血化瘀。

方药：丹参 20g，当归 15g，红花 15g，桃仁 12g，香附 18g，甘松 15g，苦参 15g，生地 12g，麦冬 18g，赤芍 15g，牡丹皮 15g，三七粉 3g。服药 20 剂后，二诊时心悸怔忡明显减轻，胸痛胸闷有所好转，仍有心烦意乱，失眠症状。上方加茯苓 15g，远志 12g，龙骨 30g，牡蛎 30g，夜交藤 30g，黄芩 9g。服药 15 剂，三诊时睡眠情况明显改善。再服上方 30 剂后，心悸症状基本消失。

六、痰扰心脉

主症：心悸胸闷，眩晕，恶心，头重身倦，痰多咳嗽，舌苔浊腻，脉弦滑或涩、结代。

治法：涤痰复脉。

方药：涤痰复脉汤加减。法半夏15g，陈皮10g，佛手12g，胆南星12g，党参18g，茯苓15g，石菖蒲12g，甘草6g。每日1剂，水煎服。

方解：本方以涤痰汤为基础加减而成。方中法半夏、胆南星涤痰以通脉，党参、茯苓、陈皮、佛手健脾行气化湿以除痰，石菖蒲涤痰开窍，甘草调和诸药，共奏涤痰复脉之效。

加减：若气虚者加党参、黄芪，以益气；痰浊蕴久化热而见心悸失眠、胸闷烦躁、口干口苦者加黄连、竹茹、枳实，以清热豁痰。

病案举例：费某，男，62岁。既往肺心病病史。就诊时症见心悸心慌，胸闷气短，咳嗽咳白黏痰，乏力易疲劳，周身困倦，大便黏腻，小便短少，淋漓不尽，舌淡苔黄腻，脉结代。

辨证：痰扰心脉。

治法：涤痰复脉。

方药：姜半夏9g，陈皮15g，黄芩15g，浙贝18g，黄芪30g，党参20g，白术15g，茯苓15g，泽泻15g，石菖蒲15g，甘草6g。服药15剂后，二诊时述咳嗽咳痰好转，仍有心慌心悸，夜间多梦。上方加龙骨30g，牡蛎30g，酸枣仁30g。继服20剂，三诊时述心悸症状明显好转，身上气力较前明显改善，胸闷气短症状减轻。嘱继服30剂，随访2年，未再复发。

按语：患者由于痰浊内蕴，阴浊凝聚，阻于中焦，妨碍脾运，故纳呆；阻碍清阳，则头昏目眩；阻碍胸阳，则胸闷气憋，心悸怔忡。方中半夏、茯苓、石菖蒲、泽泻、甘草理气化痰以燥湿，黄芩、浙贝清肺化痰，黄芪、党参、白术补中益气，佐以龙骨、牡蛎、酸枣仁以安神。诸药相合，切中病机，故能获效。

七、阴虚火旺

主症：心悸不宁，心烦易怒，失眠多梦，或有低热，或五心烦热，口舌干燥，小便黄短，大便干结，舌红少津，脉细数或促涩。

治法：清心复脉。

方药：清心复脉汤。珍珠母30g，生地黄18g，酸枣仁18g，当归6g，麦冬15g，柏子仁12g，莲子心3g，苦参12g，龙齿30g(先煎)，甘草6g。每日1剂，水煎服。

方解：方中用莲子心、麦冬、生地黄清心火，苦参清热以助莲子心之清心火，柏子仁、酸枣仁以安心神，珍珠母、生龙齿以定心止悸，甘草调和诸药，麦冬益心复脉。

加减：若心气虚弱、心悸气短、疲倦乏力者加西洋参或太子参，若心火炽盛、低热口苦者加黄连。

病案举例：郭某，女，55 岁。2 周前因上感而发热，热退后出现心慌心悸，心神不宁，心烦易怒，失眠多梦，手足心热，夜间盗汗。舌红少苔，脉数而结代。动态心电图示频发房性早搏，有时成对出现，ST－T 改变。

辨证：阴虚火旺。

治法：清心复脉。

方药：生地 15g，玄参 15g，麦冬 18g，知母 15g，黄芩 9g，山茱萸 12g，柏子仁 15g，莲子心 6g，龙骨 30g，牡蛎 30g，酸枣仁 30g，炙甘草 6g。服药 14 剂后，二诊时述心悸心烦及盗汗症状明显好转，仍时有情绪不稳定，易激动。上方加郁金 15g，合欢皮 15g。服药 15 剂后，三诊时述症状明显改善，夜间睡眠质量明显好转。嘱其继服 15 剂，随访 1年，未再复发。

八、气阴两虚

主症：气短乏力，心悸怔忡，虚烦多梦，或自汗盗汗，或五心发热，舌淡苔薄白，脉虚数或促涩、结代。

治法：益气养阴复脉。

方药：生脉散。西洋参 10g，麦冬 15g，五味子 10g。若无西洋参改太子参 25g。每日 1剂，水煎服。

方解：方中以西洋参益气补心，麦冬清热养阴，五味子敛汗安神以养心。三药共同发挥益气养心复脉的作用。

加减：若气虚偏甚、气短乏力较甚者加黄芪益气补心；若阴虚而有低热者加天冬、干地黄、黄连、莲子心、苦参，以养心清热宁心；若心烦失眠者加酸枣仁、柏子仁，以安神助眠；若肾阴不足，症见腰膝酸软，目眩耳鸣者，加冬虫夏草、龟板、鳖甲，以滋肾养心；若兼心脉瘀阻、胸闷刺痛、舌有瘀点者加丹参、三七粉活血通脉。

病案举例：张某，女，40 岁。心慌心悸伴胸闷 6 个月。曾做心电图示窦性心动过速，不完全性右束支传导阻滞，Ⅰ度房室传导阻滞。就诊时症见：心慌心悸，胸闷，有压迫感，疲乏无力，少气懒言，手足心热，睡眠差，大便稍干，小便正常。舌红苔薄黄，脉细而涩、促。

辨证：气阴亏虚。

治法：益气养阴。

方药：太子参 24g，麦冬 15g，五味子 12g，桑葚子 15g，女贞子 15g，沙参 18g，丹参 15g，玉竹 15g，甘草 6g，枳壳 12g，桑寄生 30g。服药 30 剂后，诸症改善，舌脉同前。因气虚症状有所改善，增加清虚热药物，原方加生地 15g，玄参 15g，苦参 15g。又服 21 剂后，患者心悸症状明显好转，追踪 2 年，未再复发。

九、心神不宁

主症：心悸怔忡，善恐易惊，稍受惊吓则坐立不安，失眠多梦，梦中容易惊醒，舌淡苔白，脉虚数或时有结、涩。

治法：养心安神，镇惊定悸。

方药：安神复脉汤。磁石 30g（先煎），龙齿 30g（先煎），琥珀粉 1.5g（冲服），茯神 15g，石菖蒲 12g，人参 6g，远志 10g，柏子仁 12g，炙甘草 12g，麦冬 15g。每日 1 剂，水煎服。

方解：本方以安神定志丸为基本方加减而成。方中龙齿、磁石、琥珀、镇惊定志，茯神、石菖蒲、远志益智安神，人参、麦冬、炙甘草养心复脉。

加减：若有自汗盗汗者，可加黄芪、煅牡蛎以益气敛汗；胃肠不适便溏者去磁石、远志、柏子仁，加益智仁、藿香以行气健脾。

病案举例：孙某，女，54 岁。既往失眠病史 10 年，心悸心慌 5 年余。患者平素性格偏激，经常因琐事与人发生争吵，心悸心慌，胸闷气短。夜间入睡困难，多梦易醒。舌淡苔白，脉结代。

辨证：心神不宁。

治法：养心安神，镇惊定悸。

方药：磁石 30g，龙骨 30g，牡蛎 30g，琥珀 1.5g（冲服），茯神 15g，夜交藤 30g，苦参 9g，酸枣仁 30g，远志 15g，当归 20g，石菖蒲 15g，郁金 15g，合欢皮 15g，麦冬 15g，炙甘草 6g。服药 15 剂后，二诊时述睡眠较前明显好转，心慌心悸症状减轻。上方继服 15 剂，三诊时述睡眠质量明显改善，心悸症状基本消失。嘱其调畅情志，保持心情舒畅，追踪 1 年，未再复发。

第五节　心律失常的预防与调护

张继东教授认为积极防治原发病、及时控制、消除原发病的病因和诱因是预防心律失常发生的关键。患者在生活上应该起居有常，切勿过劳。心律失常期间，通常不宜重体力劳动以及过度剧烈的体育活动，可以适当地散步、爬山、打太极拳等运动，以使经脉气血流通，有益于健康。严重心律失常以及原发病为急性心肌梗死、风湿热活动期、心肌炎急性期等患者，必须卧床休息[7]。心律失常患者应饮食清淡，戒烟戒酒，忌浓茶咖啡，宜以富含营养的、高蛋白饮食为主，辅以新鲜蔬菜、时令鲜果，避免过饱，保持大便通畅，并适当辅以中医食疗。根据药食同源理论，有些中药既有助于心律失常的治疗，又可作食物使用，如人参、黄芪、芡实、当归、冬虫夏草、黄精、麦冬、莲子、葛根、佛手、丁香、百合等，可以把这些中药与食物结合食用，有助于疾病的康复。另外，心律失常患者应避免精神刺激和疲劳，保持精神乐观、情绪稳定有助于减少本病的发作[8]。

第六节　临证注意事项

心律失常治疗应中医与西医相结合，辨病与辨证相结合。其辨病治疗主要有以下三个方面：病因治疗、抗心律失常治疗、合并症的治疗。

一、病因治疗

大部分的心律失常均可查明其病因，例如由心肌炎、冠心病、肺心病、甲状腺功能亢进、甲状腺功能低下、低钾血症、高钾血症等原因所致的心律失常，若能消除其病因，心律失常就有可能得以根除。例如由柯萨奇病毒引起的心肌炎所致的心律失常，应选用黄芪、淫羊藿、苦参、虎杖、板蓝根等有抗该病毒作用的中药；冠心病者应选用三七、丹参、当归等具有活血通脉作用的中药[9]。病因消除了，心律失常可以改善。

二、抗心律失常治疗

根据心律失常的类型，有针对性地选用不同药理作用的抗心律失常中药：

1. 对快速性心律失常，可选用下列药物

阻滞心肌细胞膜钠通道的中药，如苦参、莲子心、当归、石菖蒲、山豆根、甘松、三七、延胡索、地龙等；抑制心肌细胞膜 $Na^+ - K^+ - ATP$ 酶的强心中药，如生脉散，葶苈子、刺五加等；阻滞 β 受体的中药，如佛手、淫羊藿、葛根等；阻滞钙通道的中药，如粉防己、川芎、藁本、羌活、独活、红花、赤芍、丹参、茵陈、五味子等；延长动作电位类中药，如黄杨木、延胡索、黄连、木防己等[10]。

2. 对缓慢性心律失常，可选用下面几种兴奋 β 受体的中药

如麻黄、附子、细辛、吴茱萸、椒目、丁香等。在辨证用方的基础上，选加具有对症抗心律失常作用的中药以及中成药，如缓慢性心律失常表现为肾虚者可选加淫羊藿、冬虫夏草、宁心宝等，血虚者选加当归、川芎等，气虚者选加人参、黄芪等，有热者选加三七、丹参、延胡索等，有风湿者加防己、羌活、独活等，脾虚气滞者加甘松、佛手等，缓慢性心律失常表现为阳虚有寒者选加麻黄附子细辛汤。在使用麻黄附子细辛汤时，为防其温燥伤阴，可于辨证用药的同时加石斛、沙参、天花粉等养阴生津之药以和之[11]。严重病例，单纯使用中药治疗无效时，则要考虑中西医结合用药，以及电复律和心脏介入治疗(如射频消融术、安装心脏起搏器等)，待病情稳定之后再用中药调理。

3. 合并症的治疗

有些心律失常可出现合并症，如长期心房颤动的病人，出现脑梗死，则按"中风"治疗。如阵发性室性心动过速出现心源性休克，则按"心阳虚脱"进行抢救[12]。

心律失常进展往往比较迅速。在猝死病人中，大多数由于心律失常所致。怎样防止心律失常者这些突发情况的发生，这是临床工作中最重要的问题。张继东教授认为对没有器质性心脏病，只有心动过缓、窦性心律不齐，以及偶尔有早搏者，不必作处理。一般说室性早搏较房性早搏病情严重。在急性心肌梗死时，室性早搏中有 4 种征象：多源室早、频发室早、两个室早成对出现以及早搏落在前一个心动周期的 T 波顶点上，被认为是危险象，必须严密观察及时处理。室性心动过速及室性扑动是严重的心律失常，必须及时处理，以防出现室颤。室颤是快速性心律失常中最为严重的情况，心脏已经失去泵血作用，必须争分夺秒给予除颤。

在室性阵速中有一种特殊类型，即扭转型室性阵速，其可能的发病机制为心室肌的

弥漫性传导障碍和复极不均。治疗方面，张继东教授的体会是此种类型的心律失常，多由阳虚寒凝心脉，气血运行不畅所致，因此采用温针灸的方法以及使用参附注射液、川芎嗪注射液等药物参与抢救治疗，达到温通血脉、通利气血的目的。病情缓解后，在辨证用药的基础上再加心宝或麻黄附子细辛汤改善病灶的心电传导，使之恢复正常[13]。

病窦综合征通常以提高心率、改善传导的办法加以治疗，但当病窦出现慢－快综合征之时，治疗常很困难，因为提高心率将有加重快速心律失常的可能，抑制快速心律失常将有可能加重病情，使缓慢的心率变得更慢[14]。处理的方法有二：一是使用对心率具有双向调节作用的中药如人参、刺五加、甘草等；二是联合用药，把提高窦房结功能的方药如心宝、麻黄附子细辛汤等与抑制异位节律点兴奋的方药如宁心宝、炙甘草汤等联合起来使用。药物治疗无效者，则安装心脏永久性起搏器。另外，治疗重症心律失常，张继东教授主张采用综合疗法。因重症心律失常，病理环节复杂，单一治疗势必不利疗效的提高，如采用温阳益气、活血化瘀、养阴复脉等这些治法的综合应用，有助于提高临床疗效。除此之外，给药途径和治疗手段的多样化，也有助于疗效的提高。中西医结合，取长补短，协同作用，提高疗效已经成为共识。

对于心律失常患者的治疗，张继东教授的临床体会有：一是要善于识脉。心律失常脉象常可见数（促）、迟（结、代）等。一般认为数热迟寒，其实不尽然，必须四诊合参，方可正确识脉。对于数（促）脉而言，"阳盛则促""数为阳热"，固然以心火偏亢者为多，治疗当养阴清心，热盛者甚至可用犀角地黄汤类。但临证又可见脉数、促、沉细，动辄气促，小便短少，面浮肢肿，形寒舌淡而当辨作心气阳虚，用药须用附桂参芪之类，尤其在老年冠心病中多见，不可忽视[15]。古人对数（促）脉有"实宜凉泻虚温补"的说法，对临证有很好的指导意义。至于迟、结、代脉，虽有"阴盛则结"，"迟而无力定虚寒"之说，临床上常取麻附细辛汤治疗而获效，但对于脉迟结代而属阴阳互损者来说，往往例外，非纯阳之剂可效，常须阴阳并调。阴损及阳者，每于养阴药中酌加温通心阳之药，如桂枝等；阳损及阴者，则于温阳药中加一两味养阴药物，如麦冬、白芍、生地黄等[16]。二是要善养心神。心律失常者每有心悸、心慌、易惊、难寐症状，多为心神不足所致，故在临床治疗中必须注意养护心神。如心阴亏虚者可选用甘麦大枣汤、酸枣仁汤、天王补心丹、朱砂安神丸等，心气虚者选用归脾汤，心之阴阳气血俱虚者常用复脉汤。功能性心悸怔忡多由自主神经功能紊乱所致，临床以快速型多见。功能性心动过速，以太子参、麦冬、五味子、浮小麦、甘草、大枣、丹参、百合、生龙骨、生牡蛎、磁石等药物治疗，屡试屡验。属器质性者，临床以风心病、冠心病、病毒性心肌炎为多见，在辨证的基础上着重辨病。便秘者加大黄，有些患者腑气通后，心律即转正常。冠心病伴心律失常以气虚血滞为主者，常用七分益气、三分活血之法，以党参、黄芪、丹参、益母草、麦冬为基本药，再随症加减。证属痰瘀者，则用桂枝、瓜蒌、薤白、丹参、半夏、陈皮、郁金、旋覆花、黄芪为主[17]。这类病人虽以痰瘀交阻为主，但常兼有不同程度的气虚，故张继东教授在豁痰化瘀药中常配用黄芪。黄芪补气优于党参，且善补胸中之大气，大气壮旺，则气滞者行，血瘀者通，痰浊者化，此即"大气一转，其结乃散"之谓。风心病伴心律失常者，张继东教授以"通"为主要治疗原则。药用桂枝、赤芍、桃仁、川芎、益母草、丹参、红花、黄芪等。桂枝为通心脉要药，与赤芍相配伍，意在各展其长而又相得益彰。病毒性心肌炎伴心律失常者，治疗不可忽视"病毒"因素。基本方为生地、桂枝、麦冬、甘草、丹参、黄芪、大青叶、板蓝根等。急性发作热邪重者，宜去桂枝、黄芪，加蒲公英、地丁。若阴虚症状不明显而气虚症状突出者，可去大青叶，加党参，桂枝剂量亦可稍重。

综上所述，心律失常是心血管系统疾病中常见病和危重症。其病因复杂，病情急重，给患者带来很大的痛苦，严重影响病人的生活、工作，甚至危及生命。西医药在抗心律失常方面虽能取得一定疗效，但近年来，抗心律失常药物导致的不良反应日益得到证实与重视。因此从中医疗法中寻找抗心律失常的药物非常必要。近二三十年来，动物实验筛选出防己、苦参等二三十种具有抗心律失常作用的中药，对其作用机制也做了部分探讨，临床资料中，亦发现不少方药具有良好的抗心律失常作用，这为抗心律失常中药的开发应用打下了一个良好的基础。

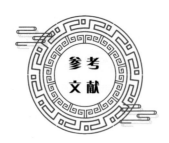

[1] 杨宝峰. 药理学[M]. 第6版. 北京：人民卫生出版社，2005：208-220.

[2]《中国心脏起搏与心电生理杂志》编辑部，中国生物医学工程学会，心脏起搏与电生理分会. 心脏

猝死的防治建议[J]. 中国心脏起搏与心电生理杂志, 2002, 16(6): 401 – 414.

[3] 刘斌, 石立鹏, 董肖, 等. 中医药治疗快速性心律失常研究进展[J]. 亚太传统医药, 2018, 14(10): 91 – 93.

[4] 钟霞, 焦华琛, 李运伦, 等. 心律失常脉象考[J]. 时珍国医国药, 2018, 29(10): 2483 – 2485.

[5] 李冬梅, 金栋, 杜宝良, 等. 房颤脉的中医相关脉象研究[J]. 中国中医基础医学杂志, 2012, 18(9): 963 – 965.

[6] 赵金铎. 中医症状鉴别诊断学[M]. 北京: 人民卫生出版社, 1984: 238.

[7] 华伟, 丁立刚. 心脏性猝死的预防与前景[J]. 中国循环杂志, 2014, 29(12): 961 – 963.

[8] 焦增绵. 急性心肌梗死的中医治疗及饮食问题[J]. 中国全科医学, 2001, 4(1): 14 – 16.

[9] 殷胜骏, 韩涛, 张刚, 等. 中医治疗缓慢性心律失常的临床组方规律分析[J]. 中国实验方剂学杂志, 2017, 23(11): 220 – 224.

[10] 杜文婷, 何立人, 刘萍. 应用益气养阴清心安神法治疗快速性心律失常概况[J]. 中医杂志, 2014, 55(23): 2057 – 2060.

[11] 蒋祥林, 邹飞, 方应权. 中医药治疗缓慢性心律失常的研究进展[J]. 中成药, 2016, 38(7): 1582 – 1585.

[12] 曲家珍, 殷仕洁. 从辨证治疗心律失常看中医个体化疗效[J]. 中医杂志, 2011, 52(20): 1799.

[13] 尹克春, 林敏婷, 刘淑娟, 等. 冠心病室性心律失常的中医证候分布规律临床观察[J]. 辽宁中医杂志, 2008, 35(4): 536 – 538.

[14] 王莉娅, 陆曙. "病窦综合征"中医治法探究[J]. 陕西中医, 2004, 25(10): 905 – 907.

[15] 程小床, 詹青, 赵缬华, 等. 中医药治疗缓慢心律失常的临床研究进展与展望[J]. 云南中医中药杂志, 1999, 20(6): 3 – 5.

[16] 刘淑娟, 尹克春, 周文斌, 等. 温补肾阳法治疗缓慢性心律失常的疗效观察[J]. 广东医学, 2009, 30(7): 1167 – 1168.

[17] 朱明军, 王永霞. 心律失常的中西医结合治疗[J]. 中国中西医结合杂志, 2011, 31(3): 428 – 432.

（王　博）

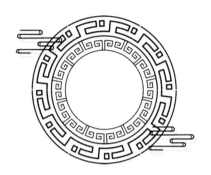

第五章

糖尿病辨治经验

糖尿病属中医"消渴病"的范畴，是以多饮、多食、多尿、形体消瘦，或尿有甜味等为主要临床表现的病症，是一种发病率高、严重危害人类健康的疾病，近年来发病率更有不断增高的趋势。而中医药治疗糖尿病在改善症状、防治并发症等方面有着较好的疗效。历代医家诊治糖尿病多以阴虚燥热立论，认为主要病机是禀赋不足，阴津亏损，燥热偏胜，治疗上分上、中、下三消，病位主要与肺、脾、肾有关，尤与肾的关系最为密切。20世纪70年代以后，中医对糖尿病的认识逐渐突破传统的阴虚燥热之说，对其病因病机，提出"气虚致消""脾虚致消""瘀血致消""肝郁气滞""痰浊阻络""毒邪伤络"等一些较之以往不同的学说，其中尤以"脾虚致消"学说在近年被越来越多的医家接受。

张继东教授治疗糖尿病经验丰富，疗效确切，临证中亦充分体会和认识到脾胃功能在糖尿病发病中的重要作用。脾胃失于运化和收纳，不能运化水谷精微，水湿内停化为浊邪，发为消渴之病。现将张教授临证辨证治疗糖尿病的学术思想和经验进行总结。

第一节　糖尿病中医病名的源流探讨

中医学对于糖尿病的认识有着悠久的历史，古代典籍中对糖尿病的记载论述十分详细，仅《黄帝内经》一书中与糖尿病相关的病名就有十余种，如"消""消中""消瘅""消渴""风消""肺消"等，宋代以后"三消"分类渐出，俟明清上消、中消、下消之论，已成医家公认之论。

"消瘅"始见于《内经》。《灵枢·五变》指出："五脏皆柔弱者，善病消瘅。"《素问·通评虚实论》曰："凡治消瘅仆击，偏枯痿厥，气满发逆，肥贵人，则高粱之疾也。"瘅为脏腑虚损，热盛于内，津液被损所致。症见多饮而渴、多食善饮、烦热等。至秦汉时期，消瘅作为病名被广泛认可和使用。金·张从正《儒门事亲·卷三·三消之说当从火断二十七》中记载："消瘅之人，薄皮肤而目坚固以深，长冲直扬，其心刚。刚者多怒，怒则气逆上，胸中蓄积，血气逆留，臗皮充肌，血脉不行，转而为热，热则消肌肤，故为消瘅。"对张从正描述对消瘅之人的病因、病机、症状学特点深入分析，不难发现五脏虚羸、发怒、血瘀、内热等多重病因是导致消瘅发生的基础。

消渴病名最早见于《素问·奇病论》中"此肥美之所发也,此人必数食甘美而多肥也,肥者令人内热,甘者令人中满,故其气上溢,转为消渴"的论述,是论消渴病逐渐形成的初始病因。《诸病源候论》将消渴的临床表现归纳为八候,并明确指出:"夫消渴者,渴不止,小便多是也。"这里消渴均指症状,同时伴有热象,因邪热灼津、津伤较甚,所以欲饮水以自救而有大渴引饮的表现,可见此消渴为"消渴症",而非现代包括糖尿病在内的"消渴病"。唐代王焘《外台秘要》更引隋·甄立言《古今录验》云:"消渴病有三:一渴而饮水多,小便数,无脂似麸片甜者,此皆消渴病也;而吃食多,不甚渴,小便有油者,此消中病也;三渴而饮水不能多,阴痿弱,但腿肿,脚先瘦小,数小便者,此肾消病也。"最先明确了消渴有广义与狭义之分,狭义者见多饮、多尿、尿有甜味,就是现代医学糖尿病临床期的表现。消渴之"消"当为消耗之义,是说明其阴虚火旺、消灼津液的病机,"渴"指烦渴。[1]

"三消"论,《黄帝内经》中尚未根据病位将消渴进行分类,但涉及肺消、消中、肾热病等病名,至宋代才明确提出三消的分类论治。[2]《素问病机气宜保命集·卷下·消渴论·第二十三》载:"消渴之疾,三焦受病也,有上消、中消、肾消";《临证指南医案》载:"三消一证,虽有上中下之分,其实不越阴亏阳亢,津涸热淫而已"上消。刘完素谓:"上消者,上焦受病,又谓之膈消病也,多饮水而少食,大便如常,或小便清利,知其燥在上焦也,治宜流湿润燥。"并指出:"中消者,胃也,渴而饮食多,小便黄,经曰:热能消谷。知热在中,法云宜下之,至不欲饮食则愈。"下消,又名肾消,王旭高言:"肺伤重则多上消,脾伤重则多中消,而下消则无乎不在,盖三消以肾为主也。"指出下消是消渴的病机核心。《医门法律·消渴论》载:"下消之火,水中之火也,下之则愈燔。中消之火,竭泽之火也,下之则愈伤。上消之火,燎原之火也,火从天降可灭。徒攻肠胃,无益反损。"对于三消,指出根据病位特点灵活治疗。

第二节　糖尿病的病因病机

一、脾胃为病之核心

张继东教授重视脾胃学说，认为脾胃在糖尿病发病机制中具有重要作用。

《素问·本脏篇》云："脾脆，善病消。"脾脆即指脾气虚弱。李东垣认为："脾气不足，则津液不能升，故口渴欲饮。"明代楼英《医学纲目》曰："饮食不节，劳倦所伤，以致脾胃虚弱，乃血所生病，主口中津液不行，故口干咽干。"现代医家认为糖尿病发生发展的过程中一直存在脾虚、胃实（热）这一矛盾。早期以脾气虚弱、胃实尚未化火为特点；糖尿病期以胃火亢盛、脾虚益甚、脾胃功能失调为病机特点；如未及时治疗，病情进一步发展，则以脾虚燥热、多脏腑受累、百症由生为特点。糖尿病患者很大部分有疲乏、多食口干、大便不畅等症状，提示了脾虚、胃热在糖尿病形成中的重要作用。目前临床所见糖尿病，常表现为形体肥胖、四肢乏力、不耐劳累、神倦懒言、面色少华，或有脘腹痞满、口淡乏味、渴不甚饮、腹不甚饥、尿清长多沫，舌淡、体胖大，或见齿痕，苔腻或润，脉沉虚等一派脾失健运、湿邪内盛之象。

张教授认为，中医藏象学说所论述的脾的功能，实际上包括现代医学脾脏和胰脏的功能，《内经》论述饮食物的消化过程是这样的："饮入于胃，游溢精气，上输于脾，脾气散精，上归于肺，通调水道，下输膀胱，水精四布，五经并行。"可以看出，脾脏在饮食物消化过程中起着重要作用。而《难经》的观点认为，胰脏附属于脾脏，是脾脏的一部分。《难经·四十二难》曰："脾重二斤三两，扁广三寸，长五寸，有散膏半斤。"此处所说的散膏其实就是指胰脏。

脾主运化的功能大部分是由现代医学胰脏来完成的。从西医学来说，胰腺具有外分泌和内分泌功能，其中外分泌功能是指分泌各种消化酶，排入十二指肠，有利于碳水化合物、脂肪、蛋白质的消化，与脾胃将饮食分解成精微和糟粕的作用有关；另外，胰腺还分泌胰高血糖素和胰岛素，其中胰岛素参与糖、蛋白质和脂肪的代谢，促进外周组织对糖的摄取与利用，促进糖原合成抑制糖异生，与脾胃主运化中的吸收水谷精微运输到全身有关。如果胰脏的分泌功能异常，则会出现糖类、蛋白质、脂肪的代谢紊乱，机体得不到充足的能量供应，就会出现身疲乏力等一派脾气虚之象。所以从西医学的角度来分析，糖尿病的基本病理生理为绝对或相对胰岛素分泌不足所引起的蛋白质、脂肪、糖的代谢紊乱。因此，脾胃功能失调与西医学糖尿病中胰岛素分泌缺陷和作用不足有关。

从脾虚导致糖尿病的病机来看，张教授认为糖尿病早期患者出现餐后血糖升高，此时往往没有明显的糖尿病症状。此阶段主要病机为"脾气散精"功能失常，导致水谷精微没有正常的散布，从而出现餐后血糖升高。在糖尿病中期，患者消瘦、气短乏力、口干口渴、小便频数等比较明显，此阶段脾气进一步亏虚，脾气不能"散精，上归于肺"，患者出现患者饮水自救而口干、口渴；脾气不能将精微物质向上散布到肺，精微物质反而下趋从肾和膀胱排出，患者出现尿糖；水谷精微没有布散到全身被五脏六腑、四肢百骸所运用，所以患者出现全身疲惫乏力症状；水谷精微随尿而下却没有荣养肢体，所以患者出现体重下降。

二、肾为病之根

肾体阴用阳，马莳曰："肾主水，其性润，肾燥则精涸，故恶燥。"肾为水脏，主藏精，主津液。燥易伤阴津、耗损肾液，故肾具恶燥的特性[3]。许叔微《普济本事方》曰："唐祠部李郎中论消渴者，肾虚所致，每发则小便甜。"张教授认为肾虚、阴阳失调也是引起糖尿病另一不可忽视原因[4]。1型糖尿病胰岛素分泌功能完全丧失，靠外源性胰岛素维持生命，本型常有家族史，儿童或青少年期发病较多，家族遗传、先天不足的因素比较突出；2型糖尿病有更明显的遗传基础。中医学认为，肾主藏精，主生长发育生殖，肾为先天之本，与遗传因素有关的疾病大多责之为肾虚。因此肾虚、先天不足是糖尿病产生的基础[5]。肾为一身阴阳之根本，内寄元阴元阳，各脏腑依赖于元阴元阳，糖尿病病情迁延、缠绵不愈，最终均会导致肾脏的阴阳虚损。因此，肾虚本亏是糖尿病发病的重要一环。

第三节　糖尿病的诊断与鉴别诊断

一、诊断

西医学对于本病的早期诊断，主要依赖于实验室检查，如尿糖测定、尿酮体测定、血浆葡萄糖测定、糖化血红蛋白和糖化血浆蛋白测定、葡萄糖耐量试验(OGTT)胰岛素释放试验等。中医学对于本病的诊断,多参考"消渴"病的诊断,《中医内科学》教材记载:"口渴多饮、多食易饥、尿频量多、形体消瘦或尿有甜味等具有特征性的临床症状,是诊断消渴病的主要依据。"[6]

二、鉴别诊断

口渴症是指以口渴饮水为主要临床症状的一类疾病,多见于外感热病,但这类口渴随其所患病症的特异性表现,而出现相应的临床症状,不伴有消渴多食、多尿、尿甜、消瘦等特点。

第四节　糖尿病的辨证论治

张继东教授针对糖尿病的辨证论治强调三消分论,各依脏腑,肺热津伤,即清热润肺,生津止渴,选方麦门冬汤等;胃热炽盛,即清胃泻火、养阴增液,选方玉女煎、竹叶石膏汤等;气阴亏虚,即益气健脾、生津止渴,选方四君子汤、沙参麦门冬汤化裁;肾虚消渴,据阴阳虚损不同,选用地黄丸类方随症增减。

一、健脾益气法治疗糖尿病的理论根据

在传统辨证论治以外,张教授针对糖尿病病因病机认为,脾气虚为糖尿病发生发展的根本原因,并创立益气健脾为基本治疗原则配合滋阴清热等疗法治疗糖尿病,突破了前任所谓糖尿病根本原因为"阴虚为本、燥热为标"的传统看法,取得良好的临床疗效。

《素问·奇病论》中记载:"五味入口藏于胃,脾为之行其精气,津液在脾,故令人口甘也,此肥美之所发也。此人必数食甘美而多肥也。肥者令人内热,甘者令人中满,故其气上溢,转为消渴。"说明消渴与脾功能失调密切相关,有关脾虚导致消渴者还有很多文献记载,如《灵枢·邪气脏腑病形》云:"脾脉微小为消瘅。"《灵枢·本脏》曰:"脾脆,则善病消瘅易伤。"《灵枢·五邪》则曰:"邪在脾胃,则病肌肉痛,阴气不足,则热中善饥。"《素问·脏气法时论》:"脾病者,身重善饥。"以上《内经》中的观点说明脾功能失调是导致消渴的根本原因,此观点在其他文献记载中也得到印证,比如《医贯·消渴论》

提到："脾胃既虚，则不能敷布津液故渴。"《慎斋遗书·渴》曰："盖多食不饱饮多不解渴，脾阴不足也。"

因此，张教授在临床治疗糖尿病时，往往采用健脾益气之法，达到脾健、水谷津液得化的目的。

此外，张教授临证时也常配合滋阴生津、清热降火之品。许淑微《普济本事方》曰："唐祠部李郎中论消渴者，肾虚所致，每发则小便甜。"张教授认为肾虚、阴阳失调也是引起糖尿病另一不可忽视原因，尤其是肺、胃、肾等阴虚，故在健脾益气为基本治疗原则的同时常配伍滋阴清热之品。如糖尿病患者到后期则往往表现为脾肾两虚、脉络瘀阻的症状，出现四肢末梢感觉迟钝、发凉，甚至坏死等，则配伍温肾通络、活血化瘀之品。

二、健脾益气与降糖作用相关性

诸多健脾益气药如人参、黄芪、白术、山药、茯苓、粳米等均具有降糖作用。有人对糖尿病治疗的常用药物进行统计，表明使用次数在 100 次以上的中药有黄芪、生地黄、天花粉、山药、麦冬、五味子、茯苓、山茱萸、葛根、知母，可见健运脾胃药在糖尿病治疗中占有重要地位。

有统计，汉唐以来治消渴方约有 300 余首，其中配用治脾之药者达半数以上。《金匮要略·消渴》中以白虎加人参汤治渴而多饮者，后世奉为治上消的主方，方中以白虎汤清肺胃热与人参健脾益气生津相伍，茯苓渗脾湿、助脾运。《医林绳墨·消渴》云："中消初发，调胃承气汤，久则参苓白术散。"又云："三消者，当以白术散养脾生津为主，或用五味、参麦、地黄、天花粉之类。"《仁斋直指方论·消渴》云："消渴之证候……治法总要服真料参苓白术散，可以养脾自生津液。"清代李用粹《证治汇补·消渴》云："五脏之精悉运于脾，脾旺则心肾相交，脾健则津液自化，故参苓白散为收功之神药也。"又云"若脾胃气衰，不能交媾水火，变化津液而渴者，参苓白术散"。由此可见古人在治疗消渴证时，十分推崇益气健脾、渗湿止泻之参苓白术散。

张锡纯在《医学衷中参西录》中主张治疗糖尿病重用黄芪、怀山药、猪胰、鸡内金等益气健脾之品，他认为黄芪能"助脾气上升，还其散精达肺之旧也"，山药能够"补脾固肾，以止小便频数，……又能滋补膵脏"。从脾胃论治糖尿病理论最近几年发展迅速，诸医家逐渐认识到作为后天之本的脾胃是防治糖尿病的根本，而且历代医家从脾胃论治糖尿病也都取得了良好效果，从古代张仲景的白虎加人参汤，到近代名医施今墨黄芪配山药治消渴病等取得的疗效，无不充分显示脾胃与消渴病密切相关。脾胃作为与糖尿病密切相关的脏腑，其升降失常是糖尿病重要的病理环节，关系到糖尿病发生、发展与转归，临床应以调养脾胃为主，助脾生津、养胃润燥，以使脾胃功能协调，津液生成、布散、代谢功能正常。

三、张教授治疗糖尿病常用药物及现代研究

脾主运化，主升清，故健脾益气可促进水谷精微的运化、输送和布散，使水谷精微为人体所用，从而降低血糖。张教授常用黄芪、苍术、白术、薏苡仁、茯苓、人参、淮山药、黄精等健脾益气。

苍术对小鼠、大鼠、家兔、犬均有降血糖作用，降糖作用与苍术苷对体内巴斯德效应的抑制有关，它与腺嘌呤核苷酸在同一线粒体受点上起竞争性抑制作用，从而抑制细胞内氧化磷酸化作用，干扰能量转移过程。白术有加速体内葡萄糖代谢和阻止肝糖原分解的活性，对高血糖有显著的降血糖作用，对糖尿病并发症的治疗也有一定疗效。药理实验证明，薏苡仁、茯苓降血糖的有效成分为多糖，人参所含的人参皂甙、人参三醇为降血糖的有效成分。山药含有多糖成分可刺激胰岛素的分泌，并且具有保护和修复胰岛细胞的作用，同时能够降低血清中的胰高血糖素水平，抑制糖尿病发病沃兴德等的实验结果表明黄精浸膏或甲醇提取物可使正常小鼠和兔以及由肾上腺素、链脲佐菌素诱发血糖升高的小鼠和兔均有降血糖的作用。

糖尿病在中期，患者往往有口干而渴饮无度、消谷善饥、肌肉瘦削等阴虚火旺症状。张教授往往选用知母、麦冬、天花粉、葛根、地黄、玄参、玉竹、枸杞子、女贞子、黄连、黄芩、地骨皮、桑叶等以生津养阴、清热降火。研究表明，知母、麦冬含有的甾体多糖结构具有明显的降糖作用。天花粉中所含的天花粉凝集素具有胰岛素样活性成分，该成分在动物体内起着降低血糖作用。葛根所含的葛根素及地黄所含的环烯醚萜苷均具有降糖作用。玄参中所含化学成分环烯醚萜苷、三萜皂苷、黄酮类均具有降糖作用。玉竹降糖效果显著，Kato A等对玉竹的降糖作用做了较为详细的研究。给正常小鼠玉竹甲醇提取物800mg/kg，小鼠的血糖在4h后下降约4mg/dl；该提取物还可降低由肾上腺素诱发的高血糖小鼠的血糖。玉竹70%乙醇提取物会影响血糖含量，并具有显著的量效关系。据报道，适量的枸杞多糖可改善大鼠胰腺当中β细胞的功能，从而降低血糖；此外枸杞子也可以增加胰岛素的敏感性从而调节血糖。实验证明女贞子当中所含齐墩果酸能明显降低高血糖大鼠的血糖，且与剂量有关，对正常大鼠的血糖无明显影响。黄连所含盐酸小檗碱有降血糖作用，其降血糖作用有磺酰脲和双胍类口服降糖药的特点，即对正常小

鼠、自发性糖尿病小鼠有降血糖作用，也对四氧嘧啶糖尿病小鼠有降血糖作用。黄芩所含黄芩苷具有抵抗糖尿病慢性并发症作用，所含黄酮类化合物具有降糖作用。地骨皮水煎剂的降糖机制研究发现，地骨皮水煎剂的降糖作用与抑制体内氧自由基的产生并增强抗氧化能力、加速自由基清除有关，并可保护和修复损伤的胰岛细胞，恢复胰岛 β 细胞的功能，增加胰岛素分泌，从而降低血糖。桑叶的降血糖作用主要通过两个途径实现：一是通过生物碱 1 - 脱氧野尻霉素对二糖类分解酶活性产生抑制作用，从而抑制小肠对双糖的吸收，然后降低食后血糖的高峰值；二是通过桑叶生物碱和桑叶多糖促进 β 细胞分泌胰岛素，同时胰岛素可以促进细胞对糖的利用、肝糖原合成和改善糖代谢，进而达到降血糖效果。

张继东教授在临证用药方面很重视药物的现代研究，既重视中医辨证和中药药性，又重视西医药理，两者结合，选药组方，降糖效果显著。

第五节　糖尿病的预防与调护

一、重视脾胃

张教授指出调理脾胃，顾护脾胃之气，滋养脾胃之阴对糖尿病的预防十分重要，平日应注意饮食，节制饮酒，少食肥甘厚味，并适当多食健脾利湿，滋养胃（脾）阴的食物。对于肥胖的患者，注意加强运动，控制饮食，清淡口味，改善痰湿体质，对糖尿病的预防也具有积极的意义。

二、调摄情志

张继东教授认为糖尿病患者应调摄精神，七情平和。确诊后，患者易出现紧张、焦虑、悲观、恐惧等情绪，医生及家属应劝慰开导，解除其思想顾虑，使患者保持情志平和。

第六节　临证注意事项

一、重视糖尿病并发症

糖尿病后期患者出现视网膜、肾脏、周围血管等一系列组织和脏腑病变，张教授认为此阶段主要病机是气虚血瘀。脾运化功能进一步失调，清气不能上升荣养目窍，从而出现白内障以及视网膜病变；精微物质不能布散到四肢末梢，导致其气虚血瘀，失却气血荣养，从而出现糖尿病周围神经病变和糖尿病足病等；脾运失健，酿生痰浊，气虚血瘀，痰瘀互结，从而出现心脑血管病变等。此外，肾阴亏虚、虚火上炎是糖尿病发病机制的另一方面，若热伤肺阴，则渴饮无度；热伤胃阴，则消谷善饥，肌肉瘦削；热伤肾阴，精气亏虚，不能收摄，则尿频量多，所以张教授在健脾益气同时常配合滋阴清热之法，使脾气得复，阴液得养，火热得清，血糖得降。

二、典型病案

病案 1：张某，男 76 岁。糖尿病病史 30 余年，一直控制尚可，但是随着年龄的增长糖尿病有控制不良现象，经常疲乏无力、口干以及小便良多等。最近 1 个月来双下肢逐渐出现水肿，下午较重，并伴有腰酸。自己小便时发现尿混浊起泡沫。经检查尿常规发现，尿糖（＋＋＋）、尿蛋白（＋＋＋）。不想再用西药治疗，遂来我门诊求医治疗。刻下症见：患者神疲乏力貌，面色萎黄，眼睑虚浮，双下肢踝关节以上 10cm 左右一直到足趾水肿，穿鞋困难，患者坐轮椅来诊。纳食一般，眠可，舌质淡胖，苔白腻，脉沉细乏力。辨证属于脾肾两虚，水液泛滥。治疗以健脾益肾，温阳利水。处方：五苓散合四君子汤、六味地黄丸加减。处方如下：黄芪 60g，白术 15g，苍术 15g，茯苓 20g，猪苓 12g，泽泻15g，桂枝 6g，巴戟天 9g，菟丝子 15g，枸杞子 30g，熟地 20g，防己 12g，炙甘草 6g。6 剂，水煎服，每日 1 剂。

二诊：患者服用 6 剂后自觉体力大增，再服用 3 剂药后小便量较多，双腿以及眼部水肿逐渐消散。舌质淡胖，苔薄白，脉沉细。纳食不佳，眠可。处方如下：上方去桂枝，加入鸡内金 15g，陈皮 9g，泽泻、猪苓各改为 10g。继续服用 6 剂。三诊：体力较前大增，双侧小腿不再水肿。查尿常规:尿糖(+-),尿蛋白(-)。嘱其回家降血糖药物继续服用,并以玉米须、麦冬、黄芪、桑叶等煮水代茶饮用。

按语:该患者属于典型糖尿病肾病出现蛋白尿,在治疗方面健脾益肾都要照顾到,方中黄芪、白术、茯苓等健脾,熟地、菟丝子、枸杞子等补肾。用防己配黄芪补气利水,配合泽泻、猪苓等加强利水作用。健脾药与补肾药物相配伍,标本兼治,理法方药环环相扣,所以立竿见影,药到病除。张教授治疗糖尿病经验丰富,认为糖尿病根本原因在于脾气虚弱,所以重在健脾益气促进水谷精微物质的运化吸收。在临床很多人由于血糖控制不良导致糖尿病肾病,出现蛋白尿、腰酸、腿部水肿等症状,张教授认为这是由于脾虚水液代谢紊乱、水液泛滥导致水肿,脾气虚弱,不能升清,水谷精微不能很好地上输于肺,并布散到全身被组织器官所利用,从而出现水谷精微物质下趋,导致蛋白尿。在治疗上首先以健脾为先,同时配合补肾。健脾可使水谷精微上驱运输到肺部,再由肺的布散作用传输到全身。补肾是因为肾主水,司二便,调节水谷精微物质和代谢产物的生成和传输。所以在治疗方面健脾益气与补益肾气双管齐下。

张教授常用黄芪、黄精、白术、苍术、茯苓等健脾益气。如患者有口干口渴等津液亏损症状,则配伍桑叶、麦冬、沙参、枇杷叶、玉米须等滋阴生津之品,常用熟地、枸杞子、女贞子、菟丝子等补肾,为更好地约束水谷精微漏出体外,还常用到芡实、金樱子等收敛固涩之品。

病案2:患者李某,男,68岁,2018年4月初诊。主诉:双下肢水肿10余年。伴乏力,面色㿠白,饮食尚可。查见舌淡红,苔黄厚,脉弦。既往糖尿病病史20余年,空腹血糖最高达10mmol/L左右,目前口服盐酸二甲双胍(格华止)和格列美脲(亚莫利)控制血糖。高血压病病史10余年,血压最高200/110mmHg,目前服用厄贝沙坦(安博维)150mg2次/日控制血压。查体:血压156/97mmHg,双肺(-),心率68次/分,律齐,双下肢轻度凹陷性水肿。辅助检查:尿常规:尿蛋白(Pro)+++。血常规正常,肾功能未见异常。血脂:TC 6.56mmol/L,TG 2.34mmol/L,GLU 9.02mmol/L。该患者中医诊断为水肿,辨证属肾气亏虚。治疗以益气健脾补肾、利水消肿为主。处方:六味地黄汤和四君子汤加减:生黄芪30g,熟地15g,山萸肉15g,丹皮12g,泽泻15g,云苓20g,白术24g,炒薏仁30g,大腹皮15g,菟丝子20g,蝉蜕15g,炒山药20g,金樱子15g。7剂,水煎服,每日1剂。

一周后复诊,仍下肢水肿,有时下肢抽筋。舌淡红,苔白厚,脉沉细。上方加党参

30g,改云苓为30g,加强健脾利水之力,继服12剂。

三诊:12剂药已服用10剂,诉下肢水肿明显减轻,舌边红苔白厚,脉沉细。复查尿常规:Pro(＋)。治疗以补肾固本为主,上方去大腹皮、泽泻、金樱子、蝉蜕等,整方如下:生黄芪40g,党参30g,山萸肉20g,沙苑子15g,云苓30g,白术20g,炒薏仁30g,覆盆子15g,菟丝子20g,炒山药20g,熟地20g,苦参12g。继续服用6剂。

按语:本例水肿蛋白尿患者考虑长期糖尿病并合并高血压病导致肾脏受损所致,患者舌淡红,苔白腻,脉沉细,乃脾肾气虚,水液运化不利,聚而为湿之象。治疗以益气补肾、利水渗湿为法。二诊:加党参鼓舞脾肾之气以助气化。三诊:水肿明显减轻,治以填精补肾、健脾益气以善后。张教授在此患者治疗中运用了蝉蜕。蝉蜕功能散风除热、利咽、透疹、退翳、解痉,用于风热感冒、咽痛、音哑、麻疹不透、风疹瘙痒、目赤翳障、惊风抽搐、破伤风等,这些我们都比较熟悉。除此之外,蝉蜕还有降低蛋白尿的作用,蝉蜕甘咸性寒,甘能养,咸入肾,寒能清,可减少自由基生成、内皮素的释放,对血管内皮有保护作用,能很好地降低蛋白尿。

长期的糖尿病和(或)高血压病可使肾小球的滤过膜通透性增大,导致中、大分子的蛋白滤过到尿液中,从而产生蛋白尿。西药降低蛋白尿习惯用ACEI和ARB类药物,但是该类药物对肾脏有双重作用,对于肌酐增高的病人,可以加重肾功能恶化。因此有相当一部分患者求助于中医药治疗,在张教授门诊,经常可以碰到此类患者。张教授在临证处方中,善于从脾肾论治,并善于运用蝉蜕一药降低蛋白尿。

病案3:患者吴某,女,主诉:发现血糖升高10余年,乏力口干1年。现病史:10余年前查体确诊为2型糖尿病,间断服用拜糖平、格华止等药物治疗。近1年口干明显,伴乏力,无明显多食及消瘦。舌红苔薄黄,脉细。既往史:冠心病病史10余年,高血压病病史10余年。否认肝炎、结核等传染病病史,否认手术史、外伤史及输血史,预防接种史随当地。过敏史:无。

体格检查:神志清,精神可,查体合作。全身皮肤黏膜无黄染及皮下出血点,胸廓对称,双肺呼吸音粗,未闻及干湿啰音,心率84次/分,律规整,未闻及杂音。腹软,无压痛无反跳痛,肝肋下可及,叩诊无移动性浊音,肠鸣音正常。双下肢无水肿。

辅助检查:空腹血糖8.6mmol/L,糖化血红蛋白7.5%。

中医诊断:消渴病(气阴两虚)。

西医诊断:2型糖尿病。

治法：益气养阴，兼以清热。

处方：黄芪45g，生地30g，苍术15g，元参20g，葛根30g，丹参30g，石膏15g，知母20g，桑叶15g，地骨皮20g，白术12g，枸杞子15g，桑皮15g。水煎服，每日1剂，7剂。

二诊：服药后血糖平稳，仍乏力，口干，舌红苔薄黄，脉细。上方加黄精15g，继服7剂。

三诊：患者口干减轻，仍乏力，稍好转，舌红苔薄黄，脉细。上方去石膏以防寒凉碍胃，黄芪加量为60g，增加补气之力，继服7剂巩固疗效。

按语：消渴是以多饮、多食、多尿及消瘦为临床特征的一种慢性疾病。多饮、多食、多尿是作为临床分上、中、下三消的典型症状，其病位分别在肺、脾胃、肾。张教授多从脾胃及肾辨治消渴。由于消渴易发生血脉瘀滞，阴损及阳的病变，因此在组方上可给予活血散瘀通络，根据寒热表现不同，斟酌使用温阳、养阴、清热药及其用量。张教授善于阴中求阳，阳中求阴，补而不滞，滋而不腻，值得我们学习。

病案4：孙某，男，76岁，就诊日期：2014年9月15日。主诉：口干，多饮多食3个月。现病史：现患者口渴，喝水多，腿酸无力，小便浑浊频繁，查空腹血糖14.6mmol/L，尿糖（＋＋＋），服用二甲双胍、蜂胶及单验方治疗，血糖仍波动在10mmol/L左右。舌红，苔薄，脉细。既往史：高血压病史5年，服药控制可。

体格检查：血压135/82mmHg。

辅助检查：空腹血糖10.6mmol/L，糖化血红蛋白8.2%，尿糖（＋＋＋）。

中医诊断：消渴（气阴两虚，络脉瘀阻）。

西医诊断：2型糖尿病。

治法：益气生津，泻火养阴，化瘀通络。

处方：黄芪30g，党参20g，生地30g，麦冬30g，黄连10g，玉米须30g，枸杞子30g，山萸肉30g，沙苑子30g，水蛭10g，荔枝核30g。10剂，水煎服，每日1剂。二诊（2014年9月25日）：患者服上药10剂，自觉口渴、尿浊明显改善，仍觉体力不足，稍微活动即感到腿酸乏力，手脚发麻，夜间小便1~2次，复查空腹血糖8.8mmol/L，尿糖（＋）。舌质红，苔薄白，脉沉细。上方黄芪用量增至40g，以增强益气固本之力，10剂。

三诊（2014年10月6日）：患者自述口渴基本缓解，体力较前增加，尿清便通，睡眠安宁，腿酸手麻也较前减轻。复查空腹血糖5.9mmol/L，尿糖（－）。舌质红，苔薄白，脉沉细。效不更方，继予上方10剂巩固之。

四诊（2014年10月16日）：自觉症状基本消失，无明显乏力，口渴等症。复查空腹血糖5.6mmol/L，糖化血红蛋白5.2%，尿糖（－）。嘱其饮食、精神、生活调理。半年后再次复查，均在正常范围。

按语：糖尿病是一种常见病、多发病，本例患者诊为糖尿病时间较短，没有明显的并发症，口干口渴，小便频，乏力，均为气阴两虚之象。因此在治疗上给予重用黄芪联合党参益气，生地、麦冬、枸杞子、沙苑子、山萸肉滋养肾阴。此处用水蛭配伍非常巧妙，水蛭可以活血化瘀，改善循环，治疗高血糖引起的络脉瘀阻。荔枝核行血中之气，固精缩尿，对尿浊有较好效果。

病案5：高某，男，47岁，就诊日期：2014年12月18日。主诉：糖尿病6年，乏力，困倦1个月。现病史：患者6年前诊为糖尿病，服用二甲双胍、拜糖平控制血糖，自测血糖控制可，1个月前患者因饮食不节出现乏力、困倦，自测血糖较前高，服用前述药物控制不好来诊。症见：乏力，易饥饿，口干，大便干燥，舌淡红，苔薄腻，脉缓。既往史：既往身体健康。

辅助检查：空腹血糖11.6mmol/L。

中医诊断：消渴（脾气亏虚）。

西医诊断：2型糖尿病。

治法：补气培元。

处方：四君子汤加减。生黄芪40g，太子参15g，茯苓15g，炒白术12g，陈皮12g，白芍12g，炙甘草6g，当归12g，山萸肉12g，麦冬15g，炒麦芽15g，神曲12g。7剂，水煎服，每日1剂。

二诊（2014年12月25日）：下肢乏力好转，大便不干，睡眠可，舌淡苔薄腻，脉缓。复查空腹血糖8.9mmol/L。上方继服7剂。

三诊（2015年1月4日）：乏力好转，仍困倦，有饥饿感，二便调。复查空腹血糖7.3mmol/L，上方加枸杞子15g，继服7剂。后患者要求将汤药做成丸剂，长期服用。

按语：脾为后天之本，水谷气血之海，饮食通过脾的转运，化为精微物质为人体所用。脾虚四肢百骸失养，则乏力困倦。舌苔腻，脉缓为脾虚之象。四君子汤出自《太平惠民和剂局方》，为治疗气虚的基本方。加陈皮名五味异功散，加黄芪、当归、白芍补气养血和血，炒麦芽、神曲和胃防滋腻太过。张教授在治疗糖尿病寒热之象不是很明显时，比较重视补脾。《周慎斋医书》："先天之气赖后天以助之，后天之气赖先天以资之"。在此案中，张教授采用健脾补气的方法，值得学习。

病案6：魏某，女，69岁，就诊日期：2015年4月13日。主诉：乏力，口干半月。现病史：2年前因乏力、口干，诊为2型糖尿病，间断服用拜糖平治疗。近半月口干明显，伴乏力，无明显多饮多食。舌红苔薄黄，脉细。既往史：既往身体健康。

体格检查：老年女性，形体适中，心肺（-）。腹软，无压痛反跳痛。

辅助检查：2015年4月12日空腹血糖7.6mmol/L，糖化血红蛋白7%。

中医诊断：消渴（气阴两虚）。

西医诊断：2型糖尿病。

治法：益气养阴，兼以清热。

处方：黄芪45g，生地30g，苍术15g，元参20g，葛根30g，丹参30g，石膏15g，知母20g，桑叶15g，地骨皮20g，白术12g，枸杞子15g，桑皮15g。7剂，水煎服，每日1剂。患者住院病人，同时给予盐酸左氧氟沙星（左克），静脉滴注。因用化痰药沐舒坦等不适，停用。

二诊（4月20日）：服药平稳，仍乏力，口干，舌红苔薄黄，脉细。上方加玉米须30g、黄精15g，继服7剂。整方如下：黄芪45g，生地30g，苍术15g，元参20g，葛根30g，丹参30g，石膏15g，知母20g，桑叶15g，地骨皮20g，白术12g，枸杞子15g，桑皮15g，玉米须30g，黄精15g。7剂，水煎服，每日1剂。

三诊（4月27日）：患者口干减轻，仍乏力，稍好转，舌红苔薄黄，脉细。上方去石膏以防寒凉碍胃，黄芪加量为60g增加补气之力，继服7剂巩固疗效。

按语：消渴是以多饮多食多尿及消瘦为临床特征的一种慢性疾病。张教授多从脾胃及肾辨治消渴。本例证属气阴两虚，张教授采用黄芪、白术益气健脾，生地、地骨皮、枸杞子滋阴补肾、健脾补肾益气，取得较为显著的临床疗效。

病案7：董某，男，41岁，就诊日期：2014年6月11日。主诉：发现血糖升高1年，伴乏力，无明显口渴多饮多食，无消瘦。现病史：1年前发现血糖升高，诊断为2型糖尿病，基本未服药治疗糖尿病，自测末梢血糖空腹在7~8mmol/L，餐后未监测。舌淡苔薄白，脉沉细。

辅助检查：空腹血糖7.68mmol/L。

中医诊断：消渴（气阴两虚）。

西医诊断：糖尿病。

治法：益气养阴。

处方：黄芪40g，黄精30g，石斛15g，葛根30g，生地30g，元参15g，苍术15g，丹参30g，知母15g，枸杞子20g，麦冬30g，石膏15g，桑叶15g，桑皮15g。7剂，水煎服，每日1剂。

二诊(2014年6月18日)：服药7剂后，乏力减轻，无明显不适，舌淡，苔薄白，脉沉细。自测末梢血糖6.9mmol/L，上方去石膏，继服7剂此后患者坚持服药1个月，血糖控制可，未服用西药，嘱严格控制饮食。

按语：糖尿病是临床常见病，有一些患者不愿服用西药或不能耐受西药，常选用中医药治疗。该患者年龄较小，确诊糖尿病时间短，血糖不是很高，故未服用西药。患者似乎除乏力外没有其他症状，这给中医临床辨证带来困难。张教授在治疗糖尿病患者时，本着消渴的病机以阴虚燥热为根本的原则，临床善于应用滋阴清热治疗糖尿病，养阴主要是养胃阴和肾阴。清热主要清肺胃之热。糖尿病发病与正气亏虚有关，故临床又善于运用黄芪、党参、黄精等，而且用量宜大。在该患者的治疗组方中，张教授又配伍应用了葛根、桑叶、桑皮、苍术等疏散之品，可使补而不腻，又可防寒凉太过；考虑糖尿病多络脉瘀阻，可致瘀血内生，故配伍丹参活血化瘀，延缓并发症发生。纵观该方，以补气养阴清热为主，疏散活血为辅，临床收到很好的效果。

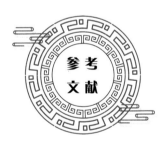

参考文献

[1] 宋军，仝小林. 消瘅考[J]. 中国中医基础医学杂志. 2009，15(9)：652–653.

[2] 刘鑫，吴琪琪，石岩，等. 基于中医古籍研究糖尿病病名理论框架[J]. 中医药学刊，2020，38(2)：200–203.

[3] 姚鹏宇，程广清. "肾体阴用阳"理论探析[J]. 中医药导报，2019，25(23)：1–4.

［4］李艳梅，张继东．张继东教授治疗糖尿病学术思想［J］．中国中医药现代远程教育，2014，12（6）：23－24.

［5］马会霞，柳月娟，高秀娟，等．从肾论治糖尿病［J］．中国医药指南，2011，9（17）：280－281.

［6］周仲瑛．中医内科学［M］．北京：中国中医药出版社，2003：429.

（乔　云）

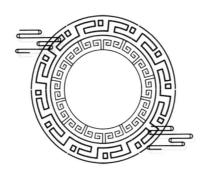

第六章

高血压病辨治经验

原发性高血压又称为"高血压病"，是影响人类健康的最常见的慢性非传染性疾病，也是全球范围内的重大公共卫生问题。原发性高血压不仅是独立的心血管疾病之一，而且也是多种心脑血管疾病的重要病因和危险因素。在我国人群中高血压患病率呈逐渐增长并且年轻化的态势，2016～2017年对社区居民营养与健康状况调查[1]结果显示，我国≥18岁居民高血压患病率为26.5%。根据国家心血管病中心发布的《中国心血管病报告2018》显示，我国高血压患者大约2.45亿人，成人高血压控制率仅16.9%。高血压占我国慢性病门诊就诊人数的41%，居首位。我国每年心血管病死亡300万人，其中50%～60%与高血压有关，每年由于血压升高而过早死亡150万人。我国每年高血压的直接医疗费用高达400亿元，每年心脑血管病耗费约近3000亿人民币。我国已进入老龄化社会，高血压病呈现患病率、致残率、病死率高，而知晓率、服药率、血压控制率低的特点[2]。

近年来，在中医药领域对高血压病病因病机以及治疗等方面的研究取得了很大进展。张继东教授早在20世纪90年代就对高血压病有着自己独到的见解，在其著作《心血管疾病当代中医治疗》一书中，不仅从中医理法方药等方面提出了自己的见解，还从西医角度对高血压病进行了详细阐述。在2014年出版的著作《张继东学术文集》一书中，张继东教授专门针对老年高血压病从中医角度对其理法方药等方面进行论述，并结合自己多年对老年高血压病的研究成果和目前该领域的研究进展情况，对降压药研究方向提出自己的建议。张继东教授从事中医临床工作50年，在运用中医药治疗高血压病方面积累了丰富的经验，现整理如下。

第一节　高血压病中医病名的源流探讨

传统中医无高血压病的病名，根据症状归属于中医"眩晕""头痛"等病范畴。在《黄帝内经》中并没有"眩晕"这一病名，但是有眩、眩冒、眩仆等名称，并对其病因病机进行了论述，为后世医家认识眩晕的理论渊源。《素问·至真要大论篇》曰："诸风掉眩，皆属于肝。"指出其发病与肝密切相关，肝风内动，上扰清窍，故而眩晕，这与肝阳上亢型和阴虚阳亢型高血压病病机一致。在《灵枢·海论》中"髓海不足，则脑转耳鸣，胫酸眩冒，目无所见，懈怠安卧"，指出高血压与肝肾不足、髓海不充相关，而描述的症状与肝肾亏虚型高血压病病因病机相符。元代朱丹溪提出"无痰不作眩"，他认为痰浊内生，蒙蔽清窍，可导致眩晕。这一点与痰浊壅盛型高血压病病机一致。明朝张景岳提出："无虚不作眩"，认为其发病与素体亏虚有关。认为"眩晕一证，虚者居其八九，而兼火兼痰者，不过十中一二耳"。"无虚不作眩，当以治虚为主"这一观点与现代阴虚阳亢型、肝肾亏虚型、气血不足型高血压病致病原因相符合，对这几种类型高血压病，我们可以运用补虚的原则，采取滋阴潜阳、补益肝肾、益气养血等治法。

头痛也是高血压病常见症状之一。最早关于"头痛"的描述可见于殷墟出土的甲骨文卜辞中，记载有疾首、疾目、疾耳、疾口、疾舌、疾言(喉)、疾自(鼻)等头面部疾患，其中"疾首"即与头痛相关，但是"头痛"以病名出现最早是在长沙马王堆汉墓帛书中的《阴阳十一脉灸经》："钜阳眽(脉)：……目内廉。是动则病：潼(肿)，头痛……。其所产病：头痛。耳聋，项痛……少阳胳(脉)：……其所产病：头颈痛……"。此段论述指出了太阳、少阳经头痛的症状，并最早提到头痛病名。

《素问·腹中论篇》："帝曰：病热而有所痛者何也？岐伯曰：病热者，阳脉也……夫阳入于阴，故病在头与腹，乃胀而头痛也。"此论中提到病热而导致头部胀痛与现代高血压病之肝火上炎型和阴虚阳亢型症状相类似。在《素问·五脏生成论》中"头痛癫疾，下虚上实，过在足少阴、巨阳，甚则入肾"的论述表明，头痛多为下虚上实，与肾虚有关。这一点与肝肾亏虚型高血压头痛病机相符合。

在仲景《伤寒论》中，与高血压头痛症状相类似的有《伤寒论·辨厥阴病脉证并治》"干呕吐涎沫，头痛者，吴茱萸汤主之"记载，与痰浊内蕴、上蒙清窍导致的高血压头痛相符，并提出这类头痛可运用吴茱萸汤进行治疗。

晋代王叔和所著《脉经》中，描述很多头痛有关脉象，比如"关前为阳……阳弦则头痛""脉前大后小，即头痛目眩"。此外，《脉经》中提到的"脉弦""脉洪大长"等也是现代高血压病常见的脉象。

明代王肯堂在《证治准绳·头痛》篇中对头痛颇多阐发，王氏曰："脏腑经脉之气逆上，乱于头之清道，致其不得运行，壅遏经隧而痛者也。盖头象天，三阳六腑清阳之气皆会于此，三阴五脏精华之血亦皆注于此。于是天气所发六淫之邪，人气所变五贼之逆，皆能相害，或蔽覆其清明，或瘀塞其经络，因与其气相薄，郁而成热则脉满，满则痛。"

这一段论述对外感内伤两个致病因素导致头痛的病理机制阐发的较为透彻，其中提到"蔽覆其清明""瘀塞其经络"是后代运用活血化瘀法治疗高血压病头痛理论基础。文中提到的"郁而成热则脉满，满则痛"也与目前常用黄芩、白菊、炒山栀、牛膝等清热法和引血下行法治疗高血压病头痛的临床经验相符合。

清代叶天士认为头为诸阳之会，头痛病症与清阳不升有关。其门生对叶氏治疗头痛总结如下："如阳虚浊邪阻塞，气血瘀痹而为头痛者，用虫蚁搜助血络、宣通阳气为主；如火风变动，与暑风邪气上郁而为头痛者，用鲜荷叶、苦丁茶、蔓荆子、山栀等，辛散轻清为主；如阴虚阳越而为头痛者，用仲景复脉汤、甘麦大枣法，加胶、芍、牡蛎震慑益虚、和阳息风为主；如厥阳风木上触，兼内风而为头痛者，用首乌、柏子仁、稆豆、甘菊、生芍、杞子辈，熄肝风、滋阴液为主。"叶氏首次提出"久病入络"的理论，对头痛的治疗倡导在辛通宣散通阳基础上配合虫蚁搜助血络，这一观点对后代治疗高血压病头痛具有重要指导作用。而倡导运用活血化瘀法治疗头痛方面，王清任做出了巨大贡献。王氏认为气虚可致血瘀，并创立补气活血通络的补阳还五汤，至今仍是治疗气虚血瘀病症的常用处方。王氏设立的血府逐瘀汤对治疗瘀血阻络导致的高血压病头痛也有很好的临床效果。活血化瘀疗法可以改变患者血流动力学，对血浆血栓素、前列腺环素、血管内皮素含量以及其他凝血相关因子含量方面具有良性调整作用，从而达到降低血压、保护血管的目的，同时改善高血压患者头痛症状。

总之，中医学对高血压病的认识是十分久远的，内容也相当丰富，可散见于历代医家的著述中。这些论述为我们运用传统中医理论辨治高血压病提供了理论与实践依据。

第二节　高血压病的病因病机

一、西医病因及发病机制

西医认为原发性高血压的基本病因有以下三个方面：①遗传因素：大约60%的高血压患者有家族史。②精神和环境因素：患者处于长期精神紧张、激动、焦虑以及不良的视觉刺激等环境中，导致大脑皮层兴奋－抑制功能失调，交感神经功能亢进，引起舒缩血管中枢传出冲动使小动脉收缩，周围血管阻力上升，从而使血压升高。③年龄因素：

高血压病发病率有随着年龄增长而增高趋势。现代医学认为随着年龄增长，有的患者肾素－血管紧张素－醛固酮（RAA）系统平衡失调，肾脏缺血时会导致肾小球球旁细胞分泌肾素，肾素作用于血管紧张素源形成血管紧张素Ⅰ，血管紧张素Ⅰ在血管紧张素转化酶的活化作用下形成了血管紧张素Ⅱ，血管紧张素Ⅱ有强烈收缩血管作用，可刺激肾上腺皮质球状带分泌醛固酮，导致体内水钠潴留。体内水钠潴留和血管的收缩使周围血管血流受阻，出现血压升高。④生活习惯因素：饮食结构不合理，如摄入过多的钠盐和饱和脂肪酸，大量饮酒、吸烟等，久而久之均可导致血压上升。研究表明，高血压病的患病率与钠盐摄入呈正相关，而减少钠盐的摄入，可改善血压升高状况。过多饱和脂肪酸的摄入往往使血脂升高，一方面影响血液流变学指标；另一方面血浆中过高的胆固醇和低密度脂蛋白等在血管壁的沉积，会使血管壁结构发生变化，弹性下降，外周血管阻力增加，血压升高。吸烟可加速动脉粥样硬化过程，从而助推血压升高，而饮酒时其中的乙醇代谢给肝脏增加了负担，过量或长期饮酒会导致肝功能异常，从而降低肝脏对脂类的代谢功能，使血脂升高，脂类沉积，血管壁结构遭到破坏，血液流动阻力加大，导致血压升高。

二、中医病因病机

祖国医学没有高血压病这一病名，高血压病属于"眩晕""头痛"的范畴。本病的发病原因及治疗方法，历代医籍论述颇多。早在《素问·至真要大论》有"诸风掉眩，皆属于肝""厥阴之胜，耳鸣头眩，愦愦欲吐"的记载。《素问·标本病传论》曰："肝病，头目眩……"。说明眩晕与肝脏密切相关。《素问·六元正纪大论》曰："木郁之发，太眩眩晕，云物以扰，大风乃至，屋发折木，木有变。故民病胃脘当心而痛，上支两胁，鬲咽不通，食欲不下，甚则耳鸣眩转，目不识人，善暴僵仆。"说明眩晕、震颤、动摇不定、胃脘疼痛连及两胁、突然仆倒昏不知人等症状均与肝的功能失常有关，属于肝郁太过、肝阳上亢、肝风内动、上扰清空等引起。从上面描述的临床表现来看肝郁太过、肝阳上亢，甚至肝风内动是导致高血压病急性发作并进一步造成脑血管病变的病因。在《素问·玄机原病式·五运主病》提到"风火皆属阳，多为兼化。阳主乎动，两动相搏，则为之旋转"说明风与火可导致高血压病眩晕。此外眩晕的发生与脾功能失常也存在关系，《素问·气交变大论》言："岁木太过，风气流行，脾土受邪，民病飧泄，食减……甚则呼呼善怒，眩冒巅疾。"在病性归属方面，清阳不展可导致眩晕发生，《灵枢·口问》曰："上气不足，脑为之不满，耳为之苦鸣，头为之苦倾，目为之眩。"《灵枢·海论》曰："髓海不足，则脑转耳鸣，胫酸眩冒，目无所见，懈怠安卧。"以上论述说明头部气血不足，肾虚较甚导致脑髓空虚，也是导致高血压病眩晕的一个因素。

东汉末年张仲景著《伤寒杂病论》，对眩晕的病因病机进一步发挥，认为痰饮是眩晕发病的基本原因之一，首开"因痰致眩"理论和治疗先河。这一观点对张继东教授辨治高血压病具有一定的指导作用。张教授在临床遇到高血压病患者表现为眩晕、头沉、头重如裹，舌苔白厚而腻者，往往从痰论治，运用白术、半夏、茯苓等健脾、利水、祛痰之品，均能获得较好疗效。另外，张继东教授也比较崇尚张景岳对眩晕病因病机的观点，张景岳着重强调"无虚不做眩"的观点。他在《内经》"上虚则眩"的基础上，对下虚致眩也做了论述。在《景岳全书·眩运》中说："头眩虽属于上虚，然不能无涉于下。盖上虚者，阳中之阳虚也；下虚者，阴中之阳虚也……阳中之阳虚者，宜治其气……阴中之阳虚者，宜补其精。"此段论述了肾中精气不足导致眩晕的机制。肾主骨生髓，脑为髓海，肾精亏虚，髓海失充，则头脑眩晕。遇到此类型高血压病患者，张教授往往以熟地、枸杞子、山萸肉等补益肾精、益髓健脑，则眩晕得除，血压得降。除此以外，孙思邈在《千金方》中首次提出"风热痰"三因致眩的观点，他在《备急千金要方》卷十四中提到："痰热相感而动风，风心相乱则闷瞀，故谓之风眩。"张继东教授认为痰热互结，痰蒙清窍，火热上炎，均会导致脑部清阳之窍受扰，导致患者出现血压升高。虞抟《医学正传·卷之四·眩运》中提到："外因有呕血而眩冒者，胸中有死血迷窍而然"。王清任也提出"诸病之因皆血瘀"的学术观点。以上观点均对张教授辨治高血压病产生了影响。清热化痰、活血化瘀之法也是张教授治疗高血压病的常用方法。

现代中医名家在对高血压病病因病机认识方面积累了丰富的经验。中国中医科学院西苑医院陈可冀教授[3]从事中医心血管病、老年病研究50余年，尤其擅长高血压病、冠心病的诊治。陈老认为风、火、痰、虚、瘀是导致高血压的基本病因，尤其是瘀血和痰浊通常共同为患，故陈老治疗高血压病具有活血化瘀、痰瘀并治的临症特色。郭振球教授[4]是湖南中医药大学教授，从事临床、科研、教学工作六十余年，积累了丰富的临床经验。郭老认为高血压病主要是因为情志、饮食、劳倦等因素导致人体脏腑经脉阴阳失调，肝阳上亢，内风时起，气血逆乱，而使机体正常功能遭到破坏，其病位主要在肝，其次为肾、脾与心脑；而肝风内动、肝阳上亢是最主要的病理改变。据其肝风为病的病机，郭老按"肝风证治"，以调肝为主，兼以补肾、理脾之法。并认为早期以实证或本虚标实为主，晚期以虚证为多。国医大师朱良春教授[5]认为高血压病的病机特点主要是阴虚阳亢，本虚标实。本虚以肝肾阴虚为主，有时亦可兼有心、脾（胃）阴虚。阴虚则阳亢，故标实表现为肝阳（火）上亢，扰于头目，见头晕、头胀、头痛，甚则晕仆，目胀不适或目赤、目糊，或兼失眠、心烦易怒、面色红赤，口干，便秘，舌质红或偏红，脉弦或弦滑。以上诸位名医的精辟论述与张继东教授对高血压病的病因病机认识观点一致。

张教授临症50年来，在高血压病的病因病机方面也形成了自己一些独特的认识。首先张教授认为辨病因病机要结合患者体质因素。体质是对人体身心特性的概括，是人体在遗传基础上，在环境影响下，在发育过程中逐渐形成的。它可以通过组织器官以及脏腑精气阴阳的偏颇和功能活动的差异表现出来。影响患者体质的因素有先天禀赋，也就是遗传因素、年龄因素、饮食因素、情志因素、过劳或过逸、肥胖等。张继东教授认为体质学说可以说明某些疾病的易感性，并阐释发病原理解释病理变化从而指导我们进行辨证和治疗。

对高血压病患者来说，大部分患者有遗传因素。除此以外，肥胖体质、善于饮酒、嗜食肥甘厚腻之品或从事的工作容易导致劳累、精神紧张等皆可使患者罹患高血压病年龄提前，病情加重，针对此部分患者，张教授往往对患者结合体质进行辨证治疗的同时，配合养生方面的建议，以提高疗效。在高血压病辨治方面，年龄不同，体质不同，辨治也有差异。对于中青年高血压病患者以肝郁、肝火者偏多，因为这部分群体在社会上工作压力较大，饮酒聚会场合较多，而脏腑功能还没有明显虚弱，因此实证较多。随着年龄增长，人至老年，脏腑逐渐虚损，故老年高血压病患者以本虚标实或虚证较多。这部分人群突出表现为肝肾亏虚、水不涵木、肝阳上亢为病机特点。此外，老年高血压病患者多脾胃虚弱，脾主运化，健运失司，则水湿不化，易于形成痰湿，导致痰湿内盛；痰湿与肝火相挟，可形成痰火；与瘀血相挟可致痰瘀互结。

随着病情进展，老年人高血压日久，随着肝肾阴虚病情进一步推进和发展，可出现阴损及阳，导致阴阳两虚，故有的高血压患者表现为阴阳两虚证型。这也是老年高血压病患者与体质相关的一个病机特点。另外，张教授认为瘀血阻络也是高血压病尤其是老年高血压病的重要病机。张教授这一观点的提出是基于以下两个方面：①老年人脏腑虚损：老年人脏腑功能衰退，气化功能不足，容易导致气虚，无力推动血液运行，从而产生瘀血阻络。正如《灵枢·天年》所论述人不能够寿终的原因时提到两个因素：一个是"五脏不坚"，一个是"脉不通"。提到的"脉不通"应主要是指瘀血。古人的认识与现代老年人体质特点是相吻合的。老年人肾气虚衰，则五脏功能皆偏弱，机体老化、功能低下，肝脏对脂类的代谢功能减弱，容易产生血脂高、血黏稠度大以及动脉硬化；心脏泵血功能减弱，推动血液运行能力下降，血行减慢，往往表现为肢体沉重不舒、舌质偏暗等瘀血阻络现象。张教授治疗高血压病重视瘀血阻络之病机的。②老年高血压病患者病久入络：张教授认为高血压病属于慢性病，老年高血压病患者病程较长，有十几年甚至几十年的病史。

张教授认为，病久多瘀，久病则入络。中医的"络"有三种含义。一是泛指各种络脉，如网状的、无处不到、无处不在，包括经脉络属的别络、孙络、浮络等。《医学真传》曰："夫经脉之外，更有络脉，络脉之外，更有孙络"。二是指狭义的络脉，即十五别络，是从十二经脉别出的支脉，再加上任脉、督脉两脉的络脉和脾之大络。三是指联络之意。《灵枢·经脉》："肝足厥阴之脉，起于大趾丛毛之际……抵小腹，挟胃属肝络胆。久病入络的络应该泛指各种络脉，其广泛分布于脏腑组织之间，从大到小，从里到表，从脏到腑，纵横交错，形成一个遍布全身内外上下的网络系统，补充了经脉循行不足，是人体上下内外脏腑、五官、九窍相互联系的通道。正如喻嘉言《医门法律·卷一·明络脉之法》云："十二经生十二络，十二络生一百八十系络，系络生一百八十缠络，缠络生三万四千孙络。自内而生者，愈多则愈小，稍大者在俞穴肌肉间，营气所主外廓，繇是出诸皮毛，方为小络，方为卫气所主。"络脉的功能主要有两个方面：一是联络脏腑，沟通表里肢窍；二是气血精微物质运行的通道。清代黄元御《素灵微蕴》曰："水谷入胃，脾气消磨，渣滓下传，精微上奉，化为雾气，归之于肺。肺司气而主皮毛，将此雾气，由脏而经，由经而络，由络而播宣皮腠，熏肤充身泽毛，是谓六经之气。雾气降洒，化而为水，津液精血，于是生焉。阴性亲内，自皮而络，自络而经，自经而归趋脏腑。"也就是说，气血津液可通过经脉，再到络脉，从而灌输到脏腑腠理，同时也可以将脏腑腠理之中的气血渗入络脉在进入经脉。张继东教授认为"久病入络"之观点在老年高血压病眩晕辨治中具有重要指导意义。"久病入络"是叶天士首创，他在《临证指南医案·胃脘痛》中云："初病在经，久痛入络，以经主气，络主血"。在《临证指南医案·积聚》中云："初为气结在经，久则血伤入络"。张教授认为这些观点看法与高血压病血管损伤重构的发展进程是相吻合的，在高血压病初期，血管功能还未受损，各脏器组织供血功能尚好，但随着病情进展，如血压控制不良，血管壁长期在高压力状态下产生代偿，发生重构，大血管结构和功能的改变可引发动脉粥样硬化。血管重构是高血压靶器官损害的重要机制，而且是高血压病情恶化发展的结构基础。血管重构影响络脉气血运行，可导致络脉瘀滞，因此瘀血阻络是老年高血压病重要的病理机制之一，其存在于老年高血压病的整个病理过程中，活血化瘀通络疗法应该贯穿于老年高血压病的整个辨治过程中。

第三节　高血压病的诊断与鉴别诊断

一、高血压病的诊断

本病的诊断主要根据经非同日（一般间隔 2 周）3 次测量，收缩压（SBP）≥140mmHg 和（或）舒张压（DBP）≥90mmHg，可考虑诊为高血压。根据 2019 版《中国高血压防治指南》有关高血压病诊断标准以及分期诊断标准。正常血压：SBP < 120mmHg 和 DBP < 80mmHg；正常血压高值：SBP 120 ~ 139mmHg 和（或）DBP 80 ~ 89mmHg；高血压：SBP ≥ 140mmHg 和（或）DBP ≥ 90mmHg；高血压 I 级（轻度）：SBP 140 ~ 159mmHg 和（或）DBP 90 ~ 99mmHg；高血压 II 级（中度）：SBP 160 ~ 179mmHg 和（或）DBP 100 ~ 109mmHg；高血压 III 级（重度）：SBP ≥ 180mmHg 和（或）DBP ≥ 110mmHg；单纯收缩期高血压：SBP ≥ 140mmHg 和 DBP < 90mmHg。

高血压病根据对靶器官的损伤情况可分别诊断为一期、二期、三期高血压病。一期高血压病是指血压达到确诊高血压水平，临床无心、脑、肾并发症。二期高血压病是指血压达到确诊高血压水平，有下列一项者：①体检、X 线、心电图或超声心动图见有左心室扩大；②眼底动脉普遍或局部变窄；③蛋白尿和（或）血浆肌酐轻度增高。三期高血压病是指血压达到确诊高血压水平，并有下列一项：脑出血或高血压脑病、左心衰竭、肾衰竭、眼底出血或渗出或视神经乳头水肿。

高血压病发病有缓有急，根据发病时症状可分为缓进型高血压病和急进型高血压病。缓进型高血压病起病隐匿，进展缓慢。早期血压不稳定，仅在情绪激动、精神紧张以及劳累后出现轻度而短暂的血压升高，以后可逐步增高而持久，一般收缩压和舒张压均升高，其中常以舒张压增高为主，脉压较小。早期常见有头晕、头痛、头胀、眼花、耳鸣、失眠、健忘等症状。后期由于血压长期增高，形成广泛小动脉硬化及大、中动脉粥样硬化，引起心、脑、肾等器官的供血不足而导致器质性和功能性损害，如出现高血压性心脏病、缺血性心脏病、脑出血、尿毒症等。急进型高血压病多见于青中年人。临床表现与缓进型相同，但病情重、发展快，以视网膜病变及肾功能迅速恶化为特点。血压显著升高，舒张压常持续在 17.3kpa(130mmHg) 以上。此型高血压常于数月或 1~2 年出现高血压脑病、脑血管意外、心力衰竭或尿毒症。

二、高血压病鉴别诊断

原发性高血压病要与继发性高血压相鉴别。第一，要与慢性肾小球肾炎相鉴别：慢性肾小球肾炎多见于儿童与青少年，有肾炎病史，长期尿常规异常，常伴有贫血、水肿、血浆蛋白低，严重出现氮质血症或尿毒症。第二，要与肾动脉狭窄相鉴别：肾动脉狭窄患者年龄均较轻，且病程短，降压治疗效果不佳，腹部可听到血管杂音，肾功能影响一般不大，肾素活性明显增高，腹主动脉—肾动脉造影可明确诊断。第三，要与库欣综合征相鉴别：库欣综合征多见于女性及青壮年，主要表现有向心性肥胖、皮肤紫纹、四肢肌肉萎缩、乏力及血糖增高、糖耐量下降、毛发增多、骨质疏松等，24 小时尿 17－羟皮质类固醇、17－酮类固醇增加，血钾降低等，腹膜后充气造影及 CT 检查可协助诊断。第四，要与嗜铬细胞瘤相鉴别：嗜铬细胞瘤主要表现为阵发性或持续性高血压。高血压发作时有剧烈头痛、心悸和出汗等症状。血压增高期间，尿中儿茶酚胺和儿茶酚胺代谢产物增高。静脉肾盂造影和腹膜后充气造影可显示肿瘤的部位。

高血压病的眩晕要与以下疾病导致眩晕相鉴别：第一，要与颈椎病眩晕相鉴别，椎动脉型颈椎病可影响椎动脉供血，从而导致头晕，可通过颈部 CT 或核磁共振得到确诊。第二，要与梅尼埃病或耳石症导致的眩晕相鉴别，梅尼埃病的患者表现为反复发作的眩晕，甚则恶心呕吐，闭目时症状减轻，伴有波动性听力下降、耳鸣和耳闷等。耳石症眩晕与头部位置有关，往往某一体位眩晕发作，换其他体位则减轻。第三，要与脑动脉硬化导致脑供血不足出现眩晕相鉴别，可通过脑血流图得到确诊。第四，要与低血压病导致眩晕相鉴别，可通过测量血压进行诊断。第五，要与贫血导致眩晕相鉴别，可通过血常规检查进行确诊。

高血压病头痛还要与血管神经性头痛、枕大神经痛、颅脑占位性病变导致的头痛等相鉴别。通过测量血压和相关实验室检查不难鉴别。

第四节　高血压病的辨证论治

张继东教授认为，高血压病的病理特点为本虚标实、上盛下虚、虚实夹杂。本虚不外肝、脾、肾虚，标实不外痰、火、风。早期表现以标实为主，比如肝火上炎、肝热血瘀等，随着病情发展，逐渐虚实夹杂，表现为阴虚阳亢、痰浊内蕴等。病情进一步发展则表现为以本虚为主，会出现肝风内动、肝肾阴虚、阴阳两虚等证候。因此，在治疗上根据不同发展阶段和辨证分型进行调理。张教授在临床治疗高血压病常用以下几种方法：

一、清肝热活血化瘀法

此法适用于肝热血瘀型高血压病的治疗，症见眩晕头痛，面红目赤，急躁易怒，口唇紫暗，或伴有心悸失眠，口苦口干，便秘溲赤，舌质紫暗或有瘀点瘀斑，苔黄，脉弦涩或结代。方选芩丹汤加减（张教授自拟）。药用：黄芩、丹参、黄连、钩藤、地龙、益母草、桑寄生、川芎。方解：方中黄芩、黄连、钩藤清热平肝，丹参、川芎、地龙、益母草活血化瘀通络，辅以桑寄生补益肝肾。

加减：头痛头晕甚者加石决明、生龙牡以镇肝潜阳；心烦者加莲子心清泻心火；胸闷口苦、苔黄腻兼痰火者加瓜蒌、胆星。

病案举例：郑某，男，58 岁。2013 年 4 月 12 日初诊。阵发性头胀头晕两月余，自述春节之前单位工作压力较大，又春节期间饮酒较多，逐渐感觉头胀、头晕，上午轻，午后较重，伴口苦、口干，夜间偶尔出现心慌胸闷而惊醒。舌质暗，舌尖有瘀点，苔薄黄略腻，脉弦。纳食尚可，大便略干，3 天一行。小便调。测血压 150/100mmHg。心电图：ST段下移。

西医诊断：原发性高血压。

中医诊断：眩晕（肝热血瘀证）。

治疗原则：清肝热活血化瘀。

处方：黄芩 12g，丹参 30g，黄连 6g，钩藤 30g（后入），川芎 18g，地龙 12g，益母草 15g，寄生 15g，炒杜仲 15g，炒枣仁 30g，生龙骨 30g，生牡蛎 30g，天麻 12g。6 剂，水煎服。配合缬沙坦（代文）80mg，每天 1 次，口服。

二诊(4月19日):眩晕症状明显减轻,夜间偶感胸闷,但是较前减轻。下午头晕头胀症状亦减轻,时间较前缩短。仍口干口苦,较前症状也减轻。舌质暗,苔薄黄,脉弦涩。大便仍然偏干,但较前好转,两天1次。测血压140/95mmHg。处方如下:黄芩12g,丹参30g,黄连6g,钩藤30g(后入),川芎18g,地龙12g,益母草15g,怀牛膝25,炒杜仲15g,炒枣仁30g,生龙骨30g,生牡蛎30g,天麻12g。继续服用12剂。

三诊(5月3日):患者自述未再出现眩晕,睡眠较前明显改善,未再出现胸闷。诸症悉除,测血压135/85mmHg。嘱其忌酒,慎用高热量以及肥甘厚腻辛辣之品,并服用松龄血脉康、缬沙坦、复方丹参滴丸以善后。

按语:芩丹汤是张教授治疗肝热血瘀型高血压病的经验方。该方组成以黄芩、丹参为君药,钩藤、黄连、川芎、地龙、益母草为臣,桑寄生为佐。方中黄芩、黄连、钩藤清热平肝,丹参、川芎、地龙、益母草活血化瘀,桑寄生补益肝肾。

现代研究表明,黄芩所含主要成分黄芩甙,可显著降低大鼠主动脉平滑肌细胞内静息 Ca^{2+} 浓度,并显著抑制去甲肾上腺素和高 K^+ 引起的细胞内 Ca^{2+} 浓度的升高,具有类似维拉帕米的阻滞钙离子通道的作用,从而起到降压效果[6~7]。丹参所含丹参素可扩张冠状动脉,提高红细胞变形能力,改善血液黏弹性从而改善微循环,并起到降压作用[8~9]。钩藤所含钩藤碱能明显抑制血管平滑肌细胞钙离子内流,降低血管平滑肌细胞内钙离子浓度,舒张血管而降压[10]。黄连主要化学成分黄连素(BR)有明显降压作用,其降压机制是竞争性阻断血管平滑肌上 β_2 受体,使外周血管阻力降低所致[11]。川芎所含主要成分川芎嗪能增加冠状血流量,降低血管阻力,降低血压,并具有抗血小板凝聚的作用[12]。地龙具有溶栓、抗凝、降血压、平喘的作用[13]。益母草益母草的生物碱黄酮成分可以改善血液流变学及微循环,改善心肌缺氧[14]。桑寄生所含有效成分桑寄生总苷具有降压作用[15]。李艳梅等[16]通过研究发现,芩丹汤对高血压病肝热血瘀证患者具有较好的改善症状以及降压疗效,其降压机制与改善患者血浆中 TXB2 和 6 – Keto – PGF1α 的含量有关。

综合以上研究说明,芩丹汤组成药物经过现代药理研究证实不仅能降低血压,而且还能够改善高血压患者血栓前状态,对保护血管,预防心、脑、肾等靶器官损伤,减少高血压病患者的临床终末事件,改善远期预后具有重要意义。

二、清肝泻火法

此法适用于肝火上炎型高血压患者。症见头晕胀痛,耳鸣口苦,面红目赤,急躁易怒，便秘尿赤，舌红苔黄，脉弦数。方选龙胆泻肝汤加减。药用：龙胆草、栀子、黄芩、生地、白芍、柴胡、夏枯草、钩藤、菊花、生龙牡、草决明。方解：方中龙胆草、栀子、黄芩、夏枯草清肝泻火，柴胡疏肝解郁，生地黄、炒白芍养肝柔肝，钩藤、生龙牡、草决明、菊花平肝明目。

加减：头痛头晕甚者加石决明、珍珠母，心烦甚者加黄连、莲子心，大便秘结者加大黄（后入），大便不爽、苔黄腻兼湿热者加车前子（包）、木通，胸闷口苦、苔黄腻兼痰火者加瓜蒌、胆星。

病案举例：曹某，男，58岁，2013年10月12日初诊。主诉：头晕、头胀1个月余，加重10余天。患者从事个体经营，由于生意原因导致情绪不畅，渐致头晕头胀，失眠，心烦。近10余天头晕加重，伴头胀、眼胀，容易发火而不能自已。口苦，口干，耳鸣，大便3日未行，纳呆。舌质红，苔黄腻，脉弦。测血压140/98mmHg。

证型：肝火亢盛。

治疗原则：清火息风，平肝潜阳。

方药：龙胆泻肝汤合天麻钩藤饮加减。龙胆草12g，山栀9g，黄芩12g，天麻12g，钩藤30g(后入)，石决明30g，川牛膝30g，杜仲15g，益母草30g，桑寄生20g，生地黄12g，夏枯草12g，杭白菊12g。7剂，水煎服，每日1剂。

二诊(2013年10月19日)：头晕、头胀减轻，睡眠稍好转，大便已行。仍耳鸣，容易动怒，舌质红，苔薄黄，脉弦细。处方如下：龙胆草12g，山栀9g，黄芩12g，天麻12g，钩藤30g(后入)，石决明30g，川牛膝30g，杜仲15g，益母草30g，桑寄生20g，生地黄12g，夏枯草12g，杭白菊12g，磁石30g(先煎)，酸枣仁30g。继续服用12剂。

三诊(2013年11月1日)：患者自述：头晕、头胀症状明显减轻。睡眠较前好转，未出现耳鸣。纳可，二便调，舌质略红、苔薄白，脉沉细弦。刻下测血压130/85mmHg。患者在家自测血压，近一周来也基本正常。嘱患者畅情志，宜清淡饮食，忌饮酒，避免过劳。不适随诊。

按语：该患者为中年男性，西医诊断为原发性高血压。来诊时测血压数值为140/98mmHg，属于高血压病Ⅰ期。病史较短，因此运用中药调理为首选。根据辨证患者属于肝火上炎型，方选龙胆泻肝汤合天麻钩藤饮加减。方中龙胆草、黄芩、夏枯草、杭白菊配伍可清泻肝火、明目降压；炒山栀可清心火、除烦躁；天麻、钩藤、石决明可镇肝、平肝、凉肝潜阳，配合生地黄、炒杜仲、桑寄生等滋补肾阴以助肝阳下潜，使阳归其宅；川牛膝可引血下行，避免上冲之阳气迫血上逆，从而改善头胀头晕症状；益母草活血化瘀、凉血利尿，与诸药配伍，协助引血下行而不助热。诸药相配伍，共奏清肝火，平肝阳，止头晕、头胀之效。肝火清，则胃火降，口干口苦自平。胃火清，津液保，则便秘自除。

三、育阴潜阳法

此法适用于阴虚阳亢、风阳上扰型高血压病患者。症见眩晕头痛，头胀耳鸣，头重足轻，烦躁易怒，失眠多梦，目涩口干，腰酸膝软，手足心热。舌红少苔，脉细数或弦细。方选天麻钩藤饮加减。药用：天麻、钩藤（后入）、生石决明、生龙牡、黄芩、生地、炒白芍、杜仲、桑寄生、川牛膝。方解：方中天麻、钩藤、石决明、龙骨、牡蛎平肝潜阳，黄芩清肝泻火，生地黄、炒白芍、炒杜仲、桑寄生补益肝肾，牛膝引血下行。

加减：头项胀痛不适者加葛根，口干咽燥、手足心热者酌加石斛、元参、地骨皮、丹皮等，烦躁失眠者加莲子心、炒枣仁、柏子仁、珍珠母等，大便干燥者加火麻仁、郁李仁、枳实、厚朴、生首乌等，胸闷疼痛者加丹参、瓜蒌皮、三七粉（冲）、降香（后入）等，头昏、头痛、头胀甚者加珍珠母，磁石等。

病案举例：王某，男，67岁，2012年11月21号来诊。自述眩晕、头胀、头痛1个月余，加重10余天。近一年来老伴身患中风，皆由自己亲自在家照料，长时间劳作逐渐出现头晕、头痛。初起休息后可好转，但是随着时间延长休息后也不能改善，近一周来逐渐加重。近3年来单位查体，发现血压略高，但是没有症状，血压最高时达到150/90mmHg左右，间断服用卡托普利降压。刻下症见头晕、头痛，头重脚轻，腰酸乏力，心烦易怒，睡眠较浅，纳食尚可，大便偏干。舌质红，苔薄黄，脉弦细。测血压165/105mmHg。

西医诊断：原发性高血压。

中医诊断：眩晕（阴虚阳亢证）。

治疗原则：育阴潜阳。

处方：天麻12g，钩藤30g（后入），石决明30g，生龙骨30g，生牡蛎30g，黄芩12g，生地15g，白芍15g，杜仲12g，寄生20g，牛膝15g，炒山栀9g，益母草20g，丹参30g，茯神15g。6剂，水煎服，每日1剂。由于患者血压偏高，嘱患者配合服用盐酸贝那普利（洛丁新）10mg，每天1次。

二诊（11月28日）：患者自述头晕症状明显改善，心烦也减轻。仍睡眠浅，并且眼睛发干，夜间口干。舌质红，苔薄黄，脉弦细。纳可，二便调。测血压140/100mmHg。处方如下：天麻 12g，钩藤 30g（后入），石决明 30g，生龙骨 30g，生牡蛎 30g，黄芩 12g，生地 15g，白芍 15g，寄生 20g，牛膝 20g，炒山栀 9g，益母草 20g，丹参 30g，茯神 15g，酸枣仁 30g，枸杞子 20g，杭白菊 12g。继续服用 6 剂。

三诊（12 月 5 日）：患者自述只有下午偶尔出现头晕，但程度较前减轻，早晨感觉舒服。失眠、眼睛干涩以及夜间口干症状好转。纳可，二便调。舌质红，苔薄黄，脉沉细。测血压 135/90mmHg。上方调整如下：天麻 12g，钩藤 30g（后入），石决明 30g，生龙骨 30g，生牡蛎 30g，黄芩 10g，生地 15g，白芍 15g，寄生 20g，牛膝 20g，益母草 20g，丹参 30g，茯神 15g，酸枣仁 30g，枸杞子 20g，杭白菊 12g。取 6 剂，1 剂药服用 2 天，以巩固疗效。洛丁新继续服用以善后。嘱患者调畅情志，避免过劳。

按语：《素问·阴阳应象大论》曰："人年四十，阴气自半，起居衰矣。"患者年近 70 岁，肝肾阴虚，又加照顾家人，起居无常，劳作过度，气阴两伤，阴虚更甚，肝阳不敛，上扰清窍，从而导致头晕头胀。肝肾阴虚，心阴不足，心火上炎，扰乱心神，故失眠。心肝火旺，耗伤津液，故夜间口干。望闻问切四诊合参，患者中医诊断为阴虚阳亢型眩晕；西诊断为高血压病Ⅱ期。中医给予平肝潜阳之天麻钩藤饮加减治疗。因为患者高血压病史至少 3 年有余，年龄接近 70 岁，血压又偏高，因此张教授建议中西医结合治疗，同时给予洛丁新 10mg 口服。天麻钩藤饮是治疗肝阳上亢、肝风上扰之眩晕常用处方，方中天麻、钩藤、石决明、生龙骨、生牡蛎等平肝、镇肝，使肝阳潜伏。黄芩清肝火，炒白芍柔肝，酸枣仁养肝阴，配合枸杞养肝血。丹参凉血养血活血，益母草凉血活血利尿，与牛膝配伍可凉血活血并引血下行，改善血随阳气升腾、上扰清窍导致眩晕之症。诸药相配伍，共奏平肝潜阳、滋阴凉血之功，使眩晕可除、头胀可止。在对于老年人血压偏高，病史较长，并且有临床症状者，张教授建议中西医结合治疗，扬长避短。中医药治疗可明显改善症状，减少并发症，但是降压较慢。西医药降压较快，但是改善症状方面逊于中药。张教授在临床治疗高血压病过程中，往往根据病情中西合用、优势结合，这一点是我们应该好好学习。

四、滋阴潜阳、镇肝息风法

此法适用于肝阴虚，肝风内动患者。症见眩晕，头痛较剧烈，脑响耳鸣，唇舌肢体麻木，筋惕肉瞤，视物昏花。舌红少苔，脉弦细数。方选：镇肝息风汤加减。药用：怀牛膝、生赭石、生龙牡、生龟板、生白芍、元参、天冬、地龙、钩藤、川楝子。方解：牛膝、赭石引血下行，平降逆气；龙骨、牡蛎、龟板、钩藤、白芍潜阳摄阴，柔肝息风；地龙清热止痉；元参、天冬滋阴清热，以制阳亢；川楝子疏肝理气。

加减：剧烈头痛抽搐者，加全蝎、僵蚕、羚羊角粉（冲服）。本型多见于急进型高血压、高血压危象、高血压脑病或中风先兆患者，当密切观察病情变化，或中西医结合治疗。

病案举例：张某，女，75 岁，2013 年 11 月 23 日初诊。自述最近几天因家务事情生气，导致头痛头晕，时重时轻，头晕严重时曾伴有右侧手脚麻木，偶尔耳鸣，时重时轻。纳食一般，睡眠尚可，大便略干燥，小便调。舌质略暗，苔薄白略腻，脉弦。患者自述有高血压病史 20 余年，平时服用厄贝沙坦、倍他乐克、心可舒、拜阿司匹林等，血压维持在 140 ~ 150/90 ~ 100mmHg，形体中等偏胖，就诊时测血压 160/110mmHg。

西医诊断：原发性高血压（Ⅲ级）。

中医诊断：眩晕（肝风内动）。

治疗原则：镇肝息风。

处方：怀牛膝 30g，生赭石 30g，生龙牡各 30g，生龟板（先煎）15g，生白芍 15g，元参 15g，天冬 15g，地龙 15g，钩藤 30g（后入），茵陈 15g，生麦芽 12g。7 剂，水煎服，每日 1 剂。嘱患者在家早中晚各测血压 3 次，如有血压继续上升尽快来医院就诊。同时嘱患者及家属要让患者少活动、多休息，保持情绪舒畅稳定。中药治疗期间平时患者服用的西药继续服用。

二诊（2013 年 11 月 30 日）：服用上方至第 3 剂后，头晕、头胀逐渐开始减轻，右侧肢体麻木也未再出现。现在偶尔头晕，但是不再头痛，身体感觉较前舒服，测血压 145mmHg/95mmHg。服上方后，大便干燥也有明显好转，但是血压仍然偏高。睡眠可，饮食较前增多，嘱患者以清淡富有营养饮食为主，避免辛辣油腻食物，吃饭八成饱即可。舌质略暗，苔薄白，脉弦。处方如下：怀牛膝 30g，生赭石 30g，生龙牡各 30g，生龟板 15g（先煎），生白芍 15g，元参 15g，天冬 15g，地龙 15g，钩藤 30g（后入），茵陈 15g，生麦芽 12g，丹参 20g，川芎 18g。继续服用 7 剂，水煎服，每日 1 剂。

三诊（2013 年 12 月 7 日）：患者自述身体明显舒服，劳累后偶尔出现头晕和肢体麻木，舌质略暗，苔薄黄，脉弦。就诊时测血压 140/95mmHg。根据目前病情上方酌加补气之品，但应避免运用偏热药物。处方如下：太子参 12g，怀牛膝 20g，生赭石 20g，生龙牡各 30g，生龟板 12g（先煎），生白芍 15g，元参 15g，天冬 15g，地龙 15g，钩藤 30g（后入），黄芩 12g，丹参 20g，川芎 18g，服用中药期间仍然和以前一样每天服用厄贝沙坦

75mg，倍他乐克 25mg，未再加量。

四诊(2013 年 12 月 14 日)：患者自述未再出现头晕，感觉身体较前有力量，舌质略暗，苔薄白，脉弦。测血压 140/90mmHg。上方继续服用两周，每 1 剂药物服用 2 天以巩固疗效。嘱患者调畅情志，尽量避免情绪波动，继续服用降压药物维持血压，如有不适随时来诊。

按语：本患者 75 岁，高血压病史多年，就诊时由于情绪波动血压偏高，从症状上来看具有中风先兆．因此，保持情绪稳定，并尽快降血压稳定下来是当务之急。根据患者临床表现以及舌脉情况诊断为肝风上扰之眩晕。方选镇肝息风汤加减，方中怀牛膝补肾活血引血下行，避免脑充血过度导致中风，代赭石、生龙骨、生牡蛎、生龟板镇肝息风，钩藤平肝潜阳、凉肝息风，生白芍、玄参、天冬滋阴柔肝、敛肝阴收肝阳，生麦芽疏肝，避免大量镇肝药影响肝气生发，丹参活血化瘀，协助诸药调整血液分布，避免出现上下失衡之证，保证血脉正常运行。张教授根据急则治其标原则，运用大量镇肝息风、引血下行药物，改善中风先兆状况。病情稳定后则缓而治其本，可加太子参等补气滋阴不助火的药物来补益正气。

五、滋肾养肝法

此法适用于肝肾阴虚患者。症见眩晕耳鸣，腰酸膝软，目涩口干，或盗汗遗精，手足心热。舌红少苔，脉弦细。方选杞菊地黄丸加减。药用：枸杞子、菊花、生熟地黄、山萸肉、制首乌、龟板、女贞子、川牛膝、桑寄生、钩藤。方解：方中枸杞子、生熟地黄、山萸肉、制首乌、女贞子、桑寄生滋肾养肝，牛膝引血下行，龟板、钩藤滋阴潜阳，菊花清肝明目。

加减：失眠、心悸、心烦者加生龙牡、炒枣仁、莲子心，遗精者加金樱子、沙苑子、莲子肉，盗汗者加五味子、地骨皮等。

病案举例：赵某，男 53 岁，2013 年 10 月 21 日初诊。自述最近 1 个月来因劳累加班导致头晕、疲倦乏力、下肢沉重、腰酸，尤其是早晨起床后腰酸较甚，活动后好转。近半月来，自觉夜间手脚心发热、心烦，严重时影响睡眠。纳食尚可，二便调，舌质略红，苔薄黄，脉沉细弦。测血压 130mmHg/100mmHg。

西医诊断：原发性高血压。

中医诊断：眩晕(肝肾阴虚)。

治疗原则：滋补肝肾。

处方：杞菊地黄汤加减。熟地黄 30g，淮山药 30g，山萸肉 15g，丹皮 12g，地骨皮 10g，茯苓 10g，泽泻 10g，生地黄 15g，枸杞子 30g，杭白菊 12g，天麻 12g，钩藤 18g（后入），酸枣仁 30g。7 剂，水煎服，每日 1 剂。

二诊（2013 年 10 月 28 日）：患者自述头晕减轻，手脚心发热减轻，基本不影响睡眠，疲倦乏力略有好转，但仍觉乏力。因为工作压力较大，感觉力不从心，纳食一般。舌质略红，苔薄黄，脉弦细。测血压 130/90mmHg。上方整理如下：熟地 30g，淮山药 30g，山萸肉 18g，丹皮 10g，地骨皮 6g，枸杞子 30g，杭白菊 10g，夏枯草 18g，天麻 12g，丹参 20g，黄芪 30g，川芎 18g，钩藤 18g（后入）。14 剂，水煎服，每日 1 剂。

三诊（2013 年 11 月 11 日）：患者自述未再出现头晕，身体较前有力，疲倦感觉减轻，精神明显好转。测血压 130/85mmHg，嘱患者服用杞菊地黄丸以善后。

按语：本例患者年过 50 岁，从症状和体征来看辨证属于肝肾阴虚。由于工作劳累，经常夜间加班耗伤肝肾之阴，肾主骨生髓，脑为髓海，肝肾阴虚则随海失充，导致头晕并且记忆力下降。夜间阳气入里，由于肝肾之阴虚，不能敛阳，阳气蒸腾津液导致夜间手脚心出汗而发热。张教授根据患者情况，四诊合参给予杞菊地黄汤加减。方中运用六味地黄汤中熟地黄、淮山药、山萸肉补益肝脾肾，佐以少量茯苓、泽泻、丹皮补中有泻，避免补益之品过于滋腻。配合地骨皮、丹参清内热，枸杞子、杭白菊、钩藤养肝血、清肝热、平肝风。诸药合用共奏滋补肝肾之阴，使脑髓得充，内热得清，头晕、腰酸、手足心发热盗汗等症可平。

六、滋阴助阳法

此法适用于阴阳两虚证患者。症见头晕眼花，耳鸣健忘，腰酸腿软，神疲乏力，畏寒肢冷，夜间尿多。舌淡苔白，脉沉细弦。方选济生肾气丸加减。药用：熟地黄、山萸肉、山药、茯苓、丹皮、泽泻、熟附子、肉桂、川牛膝、杜仲。方解：本方即济生肾气丸去车前子，加杜仲所组成，功效育阴助阳。方中六味地黄汤滋补肾阴，佐以少量熟附子、肉桂等于滋阴中加少量温阳之品，正所谓善补阳者必于阴中求阳，则阳得阴助而生化无穷。川牛膝可补肾活血，引药力归于肾宅。

加减：阴虚明显者去附子、肉桂，加知母、黄柏；夜间尿多者加桑螵蛸、益智仁；肾阳虚衰引起双下肢水肿者，适当加大熟附子、肉桂、茯苓、泽泻之剂量；妇女更年期高血压，表现阴阳俱虚者，可用二仙汤加减治疗，药用当归、知母、炒黄柏、巴戟天、仙茅、淫羊藿等。

病案举例：魏某，女，53 岁，2013 年 5 月 12 日初诊。患者自述近半年来逐渐出现容易疲倦乏力、头晕、睡眠不好或劳累后头晕加重，记忆力也不如从前。腰部以及下肢酸软无力，偶尔在走路较快或大笑时则有少量小便漏出。冬季较一般人穿得多，腰部以及下肢容易怕凉。测血压 140mmHg/100mmHg。有家族史，父母均有高血压病。虽然本人血压偏高，但是害怕服用西药降压药有不良反应，因此未曾服用任何降压药物。舌质淡胖，苔薄白略腻，脉沉细。

西医诊断：高血压病。

中医诊断：眩晕（阴阳两虚）。

治疗原则：滋阴助阳。

处方：济生肾气丸加减。熟地黄 30g，山萸肉 15g，淮山药 20g，茯苓 10g，丹皮 6g，泽泻 6g，熟附子 9g，肉桂 6g，怀牛膝 18g，酸枣仁 30g，远志 12g，桑螵蛸 10g。取 7 剂，水煎服，每日 1 剂。嘱患者多休息，避免太劳累。

二诊（2013 年 5 月 19 日）：患者自述头晕好转，腰凉也有所好转。夜间睡眠较前好转，睡得较深，做梦也减少，夜尿减少。测血压 135/95mmHg。仍感觉乏力，但较前也有所好转。上方调整如下：熟地黄 30g，山萸肉 15g，淮山药 20g，熟附子 9g，肉桂 6g，怀牛膝 15g，酸枣仁 30g，远志 12g，桑螵蛸 10g，黄芪 30，当归 10，炒杜仲 12g。取 12 剂，水煎服，每日 1 剂。

三诊（2013 年 5 月 31 日）：患者自述症状较前明显好转，测血压 130mmHg/90mmHg。嘱患者服用济生肾气丸以善后。

按语：本患者年龄 53 岁，处于更年期，天癸已竭，肝肾阴亏伴有阳虚。肝肾阴虚，阴不敛阳，肝阳上扰清窍，故眩晕。肾阳虚加膀胱气虚不能固摄尿液，因此出现大笑或走路过快时出现尿失禁，治当滋阴助阳。方选济生肾气丸处方改成汤剂加减治疗。配以远志、酸枣仁养心安神，桑螵蛸温阳缩泉，怀牛膝补肾活血引血下行。

七、化痰祛湿法

此法适用于痰浊内蕴型高血压病。症见头胀如蒙，眩晕且痛，胸脘痞闷，恶呕痰涎，身重体困，多形体肥胖。舌质可有齿印，苔腻，脉弦滑。治宜化痰祛湿。方选半夏白术天麻汤加减。药用：半夏、陈皮、茯苓、白术、天麻、菖蒲、竹茹、全瓜蒌。方解：方中半夏、瓜蒌燥湿化痰，白术、茯苓健脾祛湿，陈皮理气健脾，天麻息风止眩，竹茹止呕，菖蒲开窍。

加减：痰热者加黄芩、胆星、天竺黄；胸痹心痛者加丹参、元胡；血脂高者加泽泻、决明子。

病案举例：党某，女，72岁。自述头晕、头沉、头重脚轻半年余。时重时轻，近半月来胃脘痞满，纳呆，并且头沉症状加重，偶有恶心。舌质淡胖，苔白腻，脉弦滑。曾间断服用盐酸贝那普利（洛丁新）等治疗，但血压时高时低。此次发病症状较重，遂来诊。刻下测血压160/100mmHg。

西医诊断：原发性高血压。

中医诊断：眩晕（痰浊内蕴证）。

治疗原则：化痰祛湿。

处方：清半夏9g，橘红12g，茯苓15g，白术15g，天麻12g，菖蒲12g，竹茹10g，全瓜蒌30g，炒杜仲15g，丹参30g，益母草20g，泽泻18g。取6剂，水煎服，每日1剂。西药洛丁新10mg，每日1次。

二诊：服上方后头晕及恶心感减轻，睡眠欠佳，仍纳呆，舌质淡，苔白腻，脉弦滑。测血压150/90mmHg。处方：清半夏9g，橘红18g，茯苓15g，白术15g，天麻12g，菖蒲12g，竹茹10g，全瓜蒌30g，合欢皮20g，丹参20g，益母草20g，泽泻18g，酸枣仁30g，焦三仙各15g，炙甘草6g。继服6剂。

三诊：头晕症状进一步减轻，纳食稍好转，舌苔薄白，脉弦滑。上方加减共服用20余剂，诸症悉除。

按语：此病例根据症状、舌脉等辨证属于痰浊内蕴型眩晕。治当化痰祛湿、清利头目。方选半夏白术天麻汤加减。方中二陈汤健脾化痰，配合石菖蒲豁痰开窍、泽泻利头部之痰水，竹茹清热化痰止呕，全瓜蒌清热化痰、宽胸理气，丹参配合益母草活血化瘀、利尿，与二陈汤、菖蒲等相配伍可使血脉痰浊瘀血得去。诸药合用可使痰浊得化，血脉得通，眩晕自愈。

第五节 高血压病的预防与调护

在临证过程中，张教授在给患者辨证处方后，总是耐心将高血压病的预防、调护、注意事项等给患者仔细讲解，以便患者更深入了解自己病情，并在生活起居方面更好配合，取得最佳临床疗效。张教授认为高血压病的预防和调护应注意以下几个方面。

一、保持情绪稳定

国内外的研究已经证明，非药物性疗法可以有效地降低血压。本病首先戒除七情妄动与过劳，恼怒忧思或烦劳均可使气机逆乱，尤其是暴怒，可使肝阳暴亢、气血上逆，易导致血压突然升高，而发生中风昏仆。精神抑郁者，易气郁化火，影响血压，应及时心理疏导，故要善于排解不良情绪，保持精神愉悦、情绪安定、乐观处世。

二、保证睡眠充足，劳逸结合

长期睡眠不足，则心神不宁，易生虚火，可引起大脑皮层功能紊乱，兴奋、抑制平衡失调，交感神经兴奋增强，末梢释放儿茶酚胺递质升高，并可使肾素－血管紧张素－醛固酮系统激活，而引起血压的升高。故高血压患者不能熬夜，不能承受过大压力，若有失眠，应积极治疗。

三、坚持运动

实践证明，应倡导既能"静"又能"动"之太极拳类健身运动，或散步、慢跑及其他有氧运动。坚持适量运动，将有利于血压稳定或改善，延缓动脉硬化的形成。但是对于各类气功，在无师指导下不可随意练习，习不得法，可使血压升高，使头晕、头胀、头痛、心悸等症状加剧，甚至出现意外。

四、合理饮食

应该少食肥甘厚腻之品以及较咸食物，多进食清淡之品。肥胖者须控制饮食的量，减轻体重。肥胖是高血压病的独立危险因素之一，肥胖群体中高血压患病率已逾50%，肥胖或脂类代谢异常均可损害血管内皮引起血压增高。钠盐摄入量与高血压患病率成正相关，减少钠盐摄入量可降低血压水平。还要控制饮酒，戒烟，酒精及吸烟是高血压的独立高危因素，长期饮酒及大量饮酒者可使血压明显升高。据研究，饮酒者高血压发病率比不饮酒者增加40%。吸烟可引起胰岛素抵抗，升高总胆固醇、三酰甘油含量，降低高密度脂蛋白水平，损伤血管内皮，升高血压。

五、积极治疗并发症

高血压病既是独立的心血管疾病，又是脑卒中、冠心病、肾衰竭及眼底病变的危险因素。因此，对多年高血压病患者，务必注意是否有心、脑、肾、眼等并发症，或兼有糖尿病、高脂血症、高尿酸血症等，若有并发症或合并有其他疾病，在降压的同时应积极采取相应治疗措施。

六、老年高血压病要坚持长期服药

张教授认为高血压病为终身性疾病，需要终生服药。高血压病早期，往往处于中青年阶段，大部分患者有高血压家族史，这部分患者，血压不稳定，常在劳累、饮酒、紧张、情绪激动、睡眠欠佳、季节变换等因素导致血压升高。对这部分患者张教授认为要根据辨证运用中药汤剂及时干预调理，配合给患者普及预防高血压病的相关知识，使患者了解高血压病的危害，引起重视。在治疗期间，使患者能够在饮食、起居、情志等方面给予积极配合，也可以促进血压尽快恢复正常。但是对于老年高血压病患者，张教授认为需要长期服药，这部分患者，多见于高血压中期、末期，常伴有不同程度的脑动脉硬化，因此在短时期内症状虽然有所改善，但是血压不易下降。中医治疗老年高血压病需要打持久战。要想疗效得到巩固，需要守法守方，或将汤剂改成丸剂，坚持治疗，或服用合适的中成药。对于顽固高血压或高血压脑病、高血压肾病等有明显并发症患者，张教授主张要中西医结合，减少并发症对人体的损害。

第六节　体会与临证注意事项

一、中医辨证分型与西医高血压病不同分期有一定联系

针对高血压病的不同发病阶段，张教授善于运用西医相关理论知识结合中医辨证，完善治疗方案，达到最佳治疗效果。张教授认为中医的辨证与现代医学的分期是有一定联系的，中医的辨证分型是根据证候，现代医学的分期主要是依据靶器官的受累情况。肝火上炎、肝热血瘀多见于Ⅰ期，阴虚阳亢型、肝肾阴虚型、痰浊内蕴型多见于Ⅱ期，阴阳两虚型、肝风内动型多见于Ⅲ期。将中医辨证分型与西医不同发展阶段相互参照，可对高血压病情总体状况和预后有一个判断，以便于更好的指导治疗。同时张教授也认为，中医辨证与现代医学的分期两者不是绝对平行关系，不能简单地根据西医分期来决定中医分型辨治，各期中均可发生高血压危象、高血压脑病以及中风，应予注意。

二、内热、瘀血为常见致病因素

张教授[17]认为，由于社会发展，职场中的竞争也日趋激烈，使人们的精神长期处于

过度紧张状态，工作或者生活压力较大，久而久之导致情志不畅、肝气郁结、郁久化热，从而可导致肝热内盛表现，就诊时测量血压往往升高，而在这部分就诊人群中，中年人占绝大多数。这种生活的快节奏和压力可直接或间接影响很多老年人，因此也有部分就诊的老年高血压病患者具有肝热内盛表现。除了工作节奏快、生活压力较大等致病因素以外，饮食、环境等因素在致病过程中也是不可忽视的。由于工作和社交等原因，吃大餐者较多，进餐过程中，往往嗜食肥甘、过量饮酒，导致膳食结构严重失衡，热量往往过剩，形体肥胖，体内产生湿热，也容易表现为肝胆湿热。从外部环境来看，自然环境污染，如工业污染、水土污染、农产品以及海产品污染等，这些污染进入人体后容易产生热邪，成为新的致病因素。对于高血压病患者来说，这种热邪极易侵袭肝经，并夹杂湿邪，导致肝经湿热，从而影响血压。因此，临症时嘱患者尽量避免这些不良致病因素，同时医者在辨证过程中，也要将这些因素考虑在内，证候中若有热象，在处方用药时可加入黄芩、黄连、炒栀子等清热泻火之品。

火热蕴于体内，日久可炼血为瘀。《圣济总录》云："毒热内瘀，则变为瘀血。"瘀血结聚日久，又可郁而化火，两者互为致病因素。朱丹溪在《丹溪心法》中提到："血脉不行，转而为热。"也正说明，瘀血和内热可相互影响。在临证过程中，除了要辨别瘀血外，还要分清实热还是虚热。虚热患者可出现阴虚阳亢证候，患者表现为头晕目眩，心中烦闷，失眠。遇到劳累或情绪不畅时则症状加剧。在治疗方面要注意育阴潜阳，不要单纯运用潜阳药物。常用养阴药物如生地黄、炒白芍、枸杞子、女贞子、桑寄生等。潜阳药物可选用生龙骨、生牡蛎、珍珠母、石决明等。实热患者多表现为眩晕头痛、急躁易怒、口苦口干、睡眠难安。在治疗上应清热平肝，不能单纯平肝，用药方面可选用黄芩、黄连、栀子、桑叶、决明子、龙胆草等清热之品。

三、痰湿内盛、阴阳两虚证型在老年高血压病中常见

随着年龄的增长，机体的衰老，老年高血压病患者多有脾胃虚弱证候。脾主运化，健运失司，导致水湿不化，积聚成痰，表现为痰浊内盛体质。这部分高血压患者可表现为眩晕头重、体型肥胖、口中黏腻、肢体活动沉重不灵活等。体征方面表现为舌质淡胖，舌苔白腻或黄腻。脉沉滑，伴气虚者，脉象沉滑或沉濡乏力。朱震亨在《丹溪心法·头眩》篇中也提到关于痰浊致眩这一点，曰"无痰不作眩"，并倡导治疗眩晕要"治痰为主"。除了痰浊内盛证型之外，阴阳两虚证型也是老年高血压病患者常见证型。老年人往往肾气虚弱，肾阴不足，这是不可违反的自然规律。老年患者高血压日久，可导致血管

重构，从而导致心、肝、脑、肾等很多组织器官血流灌注不足，表现为肾阴肾阳两虚的证候，这也是老年高血压病患者的一个病机特点。肾阴不足，水不涵木，则肝阳上亢。脑为髓之海，肾气上通于脑，肾之阴阳亏虚，精髓不足，脑海失养，则头晕耳鸣。故陈修园《医学从众录》云："究之肾为肝母，肾主藏精，精虚则脑海空虚而头重，故《内经》以肾虚及髓海不足立论也。其言虚者，言其病根，其言实者，言其病象，理本一贯。"张景岳在《景岳全书》中则强调"无虚不能作眩，当以治虚为主，而酌兼其标。"

四、重视瘀血阻络的辨治

张教授认为，对于高血压病日久患者，也往往有瘀血阻络证候。其临床常表现为有色素沉着，皮肤粗糙，舌质淡暗或紫暗或有瘀斑，舌下静脉暗红或紫暗，脉弦或弦滑、弦细或涩等。因为高血压控制不良，病情发展日久，多脏器受累，可导致脏腑功能逐渐走向衰退，气化功能不足，气血失调，气虚血瘀、气滞血瘀或痰浊血瘀等证候常见。在治疗上应加入活血通络之品，可选用丹参、川芎、益母草、赤芍、桃仁、红花、地龙、土鳖虫等，以防止或改善血管重构。在《灵枢·天年》篇中论述到人不能寿终的原因除了"五脏不坚"等脏腑虚损外，同时又强调"脉不通"，其中的"脉不通"应该就是瘀血阻于经脉。中医学的这些认识与现代医学高血压病的发生以及病情变化过程中出现的机体老化、功能低下、动脉粥样硬化的证候密切相关，同时也与高血压病患者出现的血管壁的损伤、靶器官的损伤等病因病机相吻合。

张教授认为，在高血压病发展过程中，血瘀与痰湿可互为影响，血瘀阻络往往加重或导致痰湿壅滞，常常痰瘀互结，因此在运用活血化瘀药物治疗的同时常加入化痰渗湿药。如伴有体胖肢困、胸闷多寐、苔厚腻等，可于活血化瘀药中适当加入陈皮、半夏、茯苓、胆星、瓜蒌、决明子、车前子、泽泻、厚朴等。

张教授认为瘀血阻络证候在老年高血压病患者中尤为常见，这一特点的出现是有一定依据的，因为高血压病属于慢性疾病，而老年高血压患者病程较长，有十几年或几十年的病史，病久多瘀，久病入络。瘀血不行，脉道不通，而气血流行较慢且为涓涓细流之络脉更易淤堵。周学海《读医随笔·虚实补泻论》亦说："叶天士谓久病必治络，其所谓病久气血运行不利，血络之中必有瘀凝，故致病气缠延不去，必疏其络而病气可尽也。"张教授在临证中除了从中医角度对高血压病的机制具有独到见解外，还从西医角度进行探讨，并中西相互参照。张教授认为，中医学对络病的认识与西医高血压血管重构大体一致。血管重构是血管对血流动力学或体液因素的改变而发生一系列适应性的结构和功能改变，大血管结构和功能的改变可引发动脉粥样硬化。血管重构是高血压患者靶器官损害的重要机制，而且是高血压病情恶化发展的结构基础。络脉是从经脉主干枝横向别出，遍布全身，血管重构的结果也影响络脉气血的运行，从而导致络脉气血瘀滞。因此瘀血阻络是高血压病中、后期的重要病理机制之一，尤其是老年高血压病患者普遍存在瘀血阻络的表现。有时是兼证，有时又是主证。张教授认为，血管重构多出现于靶器官损害之前，因此对高血压病宜进行早期干预，避免因血压升高导致的血管重构，从而防止高血压病引发的心、脑、肾等脏器的损害。而活血化瘀类中药在干预高血压病血管重构方面具有潜在的优势，因此，对活血化瘀类中药如何配伍运用疗效更佳以及干预血管重构的机制进行研究具有重要意义。

张教授认为，血液黏稠也是导致络脉瘀阻的重要病理因素。高血压病患者中肝热郁结于内以及阴虚阳亢导致阳热不解等，均会煎熬津液，导致津液流动性受阻，西医表现为血液黏稠，从而出现血瘀证候。因此瘀血阻络是高血压病的重要病机变化，也是本病的显著病机特点。

五、针对肝热血瘀型高血压病，张教授自拟芩丹汤治疗效果显著

基于高血压病患者在不同年龄段往往表现不同的辨证分型，通过总结多年临床经验，张教授发现中年高血压病患者中肝热血瘀型较多，尤其是在高血压病早、中期患者群中更为多见。该证型高血压病以眩晕、头痛、烦躁易怒、口干、口苦等为主要临床表现。以上症状严重影响患者生活质量，如果控制不良，对靶器官损害也会逐渐加重。基于此，张教授自拟清热平肝、活血化瘀之芩丹汤，用于该症患者，疗效较佳。方中黄芩、黄连、钩藤清热平肝，丹参、川芎、地龙、益母草活血化瘀，辅以桑寄生补益肝肾。此方清热平肝、活血化瘀为主，针对该证患者多具有急躁易怒、面红目赤、便秘溲赤等肝经热盛的特点，应用味苦性寒的黄芩、黄连清泻心肝火热，又以钩藤助芩、连清热泻火，平息肝风。本方未选择重镇潜阳的矿物类药物，而是使用了清肝平肝之品，符合患者火热旺盛的临床表现，提高了临床疗效，也避免了长期服用矿物类药物可能对肝肾造成的不良影响。多种活血化瘀类药物的应用也是本方的特色，体现了辨证论治的原则，且在选用活血化瘀类药物时多使用了性偏寒凉之品，可避免温热药物加重患者的阳热症状。火热日久不息可灼伤肝肾之阴，导致肝肾不足，所以本方在清热的同时使用桑寄生滋补肝肾。心肝火热得清，气血调畅，脏腑功能恢复正常，则血压即可得到控制。

张教授所带领的科研团队，曾将芩丹汤研制成芩丹胶囊，进行了临床观察以及动物

实验研究。临床共观察 61 例(治疗组 31 例、对照组 30 例),结果证明,中医证候疗效:显效率为 41.94%,总有效率为 93.55%;降压疗效:显效率为 58.06%,总有效率 93.55%。治疗组应用芩丹胶囊后,能够降低血浆 D－二聚体、血小板 α 颗粒膜糖蛋白水平,升高血浆抗凝血酶Ⅲ活性;降低血浆转化生长因子 $β_1$ 水平及内皮素－1、血管紧张素Ⅱ水平,升高降钙素基因相关肽水平,均明显优于对照组。治疗组白天收缩压及舒张压变化标准差降低,夜间舒张压下降概率增大,均较对照组有显著性差异。动物实验表明[18~22]:①芩丹胶囊对自发性高血压大鼠具有显著的降压疗效,其降压机制与降低血浆内皮素－1 水平、升高降钙素基因相关肽水平、调节失衡的血管活性肽网络及降低阻力血管局部血管紧张素Ⅱ水平有关。②对主动脉血管重构有明显的逆转作用,其具体表现为改善主动脉壁形态学指标,降低主动脉中膜胶原含量。其机制与降低局部血管紧张素Ⅱ水平,抑制主动脉壁碱性成纤维细胞生长因子与骨桥蛋白 mRNA 和蛋白表达有关。③能够改善自发性高血压大鼠主动脉中膜血管平滑肌细胞表型的改变,抑制其由收缩表型向合成表型的转化。其机制与抑制血管紧张素Ⅱ、碱性成纤维细胞生长因子和骨桥蛋白对平滑肌细胞表型转化的促进作用有关。④能够通过转化生长因子 $β_1$/Smad 信号转导通路抑制转化生长因子 $β_1$ 诱导的外膜成纤维细胞增殖和迁移。⑤能够抑制转化生长因子 $β_1$ 诱导的外膜成纤维细胞表型转化,其机制与降低转化生长因子 $β_1$ 信号因子 Smad2、Smad3、p－Smad2、p－Smad3 mRNA 和蛋白表达,并升高 Smad7 mRNA 和蛋白表达有关。⑥能够抑制转化生长因子 $β_1$ 诱导的细胞外基质的合成,其机制与降低转化生长因子 $β_1$ 信号因子 Smad2、Smad3、p－Smad2、p－Smad3 mRNA 和蛋白表达,并升高 Smad7 mRNA 和蛋白表达有关。

六、老年高血压病注重补肾

张教授对于老年高血压病的治疗积累了丰富的经验,张教授认为,关于老年高血压病的病理变化,从临床来看,多以肾虚为主。原因有二:一是肾主藏精,肾气的盛衰决定着人体的生、长、壮、老、已,老人衰老多表现为肾虚为主的多脏器虚损。二是高血压病患病日久,肝之郁、火、阳不平,损耗肾之阴精,肾之虚损逐渐转化为矛盾的主要方面。肾气亏虚,精髓不足,脑海失养,则见头晕耳鸣诸症。另外,肾阳不足亦可导致心阳失温,心阳虚损,鼓血无力,则产生瘀血,可出现头痛、胸痛等症。因此,张教授认为,老年高血压病患者因肾气已虚,故肝郁、肝火少见,而多出现肝阳、肝风、痰浊或伴瘀血。由于老年人具有与中青年人明显不同的生理与病理特点,故对老年高血压病患者宜予以特殊处理。张教授对老年高血压病处理常运用以下三法：①育阴潜阳法：适用于肝肾阴虚、肝阳上亢的患者，可选用建瓴汤合天麻钩藤饮加减，常用药物：生地、白芍、莲须、怀牛膝、桑寄生、杭白菊、生龙牡、生石决明、钩藤、夜交藤、莲子心等。若有阳动化风之势，症见眩晕急剧、手足麻木或震颤者加珍珠母、地龙、豨莶草，或羚羊粉 1.5g，吞服。肝肾阴虚偏重者加女贞子、枸杞子，胸闷胸痛或头痛如刺者加丹参、川芎、赤芍，大便干燥者加郁李仁或大黄。②育阴助阳法：适用于阴阳两虚的患者。可选济生肾气丸去车前子，加杜仲、桑寄生、淫羊藿等。若肾阴偏虚者加女贞子、枸杞子，阴虚内热者加知母、炒黄柏，肾阳偏虚者加巴戟天。③健脾化湿法：适用于脾虚痰浊的患者，可选六君子汤合半夏白术天麻汤加减，常用药物：党参、白术、陈皮、半夏、茯苓、天麻、胆星、决明子等。若气虚甚者可加黄芪，恶心甚者加竹茹、代赭石，心烦口苦者加黄连、黄芩，胸痹心痛者加丹参、瓜蒌皮。

七、顽固性高血压病宜中西结合

顽固性高血压病往往见于老年患者，由于病程较长，血管壁在压力作用下出现不同程度的重构，导致硬化，收缩及舒张功能降低，压力感受器敏感性减退。因此出现收缩压升高，舒张压下降，脉压差变大。在这种情况下常常几种西药联合应用，也很难使血压降到理想水平，并且随着血压的升高，降压药的使用也越来越多，药物的选择也越来越困难。遇到这种情况，张继东教授认为应配合中药调理。中药不仅能降低血压，改善症状，提高生活质量，而且能调节脂质代谢，改善微循环、血流变化、胰岛素抵抗、血管重构及扩张血管等。发挥中药综合调节的优势，将延缓或逆转对靶器官的损害。临床也有的老年患者由于动脉硬化，血管弹性降低，导致使用西药则舒张压降得更低，不用降压药则收缩压就高，导致血压波动太大。这种情况下张教授主张服用中药，根据辨证处方，逐渐使血压稳定在理想范围。

八、开展中药降压药物研究的思路探讨

针对高血压病药物研究方面，张教授提出了自己的观点。张教授认为西药降压药靶点比较单一，故作用较强。中药与西药不同，具有多靶点作用，如果我们充分发挥中药的多靶点优势，既不断加强研究中药降压的多靶点综合效应，又不断探讨和强化中药对某一靶点的降压作用，这样就有可能使中药的降压作用不断加强。这一观点为挖掘和开发天然成分的中药降压药指明了方向。张教授认为，可从以下几个方面进行研究。

1. 拮抗钙通道

西药钙通道阻滞药较之其他药具有良好的降压作用。首先要进一步探讨中药通过阻滞钙通道降低血压的作用,并不断加强中药这种钙通道阻滞作用的研究,使进入细胞内的钙总量减少,从而提高降压疗效。

2. 肾素－血管紧张素－醛固酮系统

该系统对血压的调节起到重要作用,血管紧张素具有强烈收缩血管而升高血压的作用,故应加强中药降低血管紧张素转换酶的研究,加强中医多种治疗方法调整肾素－血管紧张素－醛固酮系统的失衡研究。

3. 利尿

老年高血压病患者血容量减少,不宜采用大剂量西药利尿剂来降压。中药利水渗湿药较多,作用缓和,可以选用,但是如何筛选? 如何把握利尿的程度,达到最佳降压效果,而又不伤及肾脏? 尤其是肾功能已经有问题者如何选用? 都需要深入探讨。

4. 保护血管内皮功能

血管内皮受损则会导致舒缩血管物质失衡,血压升高。许多中药能够升高舒血管物质一氧化氮、降钙素基因相关肽以及降低缩血管物质内皮素的水平,起到调整血管舒缩功能的作用,但其临床降压的疗效仍不够理想,期待我们今后进一步强化中药这一作用的研究。

5. 干预血管重构

研究表明,活血药具有抑制血压升高导致血管重构的作用,因此,临床应早期应用活血药,可防止或延缓并发症的发生。

九、正确看待中药治疗高血压病的不足与优势

在临床遇到很多患者认为中药治疗高血压病不良反应小,因此愿意首选中药治疗,对西药产生抵触情绪,即使血压较长时间维持在较高状态也不愿服用西药降压。也有的轻度高血压病患者,在短期服用中药后血压虽然有所下降,但是没有很快降到正常值,于是感到焦虑、心理压力较大,愿意选用西药降压,而排斥中药。针对此现象,张教授认为让患者正确看待中药降压问题很有必要,要从不足和优势两个方面来看。

1. 不足

中药降压作用缓和,疗效明显不如西药,尤其是Ⅱ级、Ⅲ级高血压病,目前大部分患者尤其是病程久的患者都选用西药降压;高血压病患者需要终身服药,中药汤剂长期

服用不方便，中成药降压药多为寒凉药物组成，长期服用容易损伤脾胃。

2. 优势

（1）着眼于整体调节，具有多靶点作用，可改善症状，提高生活质量。对轻度高血压疗效较好。

（2）与西药合用，可增强降压效果，防止血压波动，或减少西药的剂量。

大量的研究显示，中药对由高血压病引起的血管重构及靶器官损害有改善或逆转作用，尤其老年患者多有不同程度的靶器官损害，应该服用中药治疗。中药治疗高血压病不单是降压，更重要的是保护靶器官，改善或逆转血管重构。发挥中医药的治疗优势，可重点放在治疗高血压病血管重构及对靶器官的损害上，从而防止或延缓并发症的发生。老年高血压病患者应阶段性地服用中药治疗，对于已有并发症的患者则应坚持服用中药。

正确认识中药降压的不足与优势，可以指导我们临床根据病情采取中西医结合的方法，保持血压正常，维护靶器官避免造成更大损伤。

十、典型医案

病案1：李某，女，57岁，2013年4月19日初诊。主诉：阵发性头晕头痛半年余加重5天。现病史：半年前因工作劳累出现头晕，时重时轻，往往劳作后加重，休息后或早晨起床后较轻。头晕时自觉头重脚轻，曾自测血压150/95mmHg，但是未曾进行治疗，因头晕加重5天前来就诊。刻下症见眩晕，口苦，后项部发硬，脚下如踩棉花感觉。纳食一般，睡眠较浅。舌质红，苔黄腻，脉弦。既往史：既往有慢性胃炎病史，经常服用香砂养胃丸。

体格检查：老年女性，营养一般，神志清醒，查体合作。双侧瞳孔等大，对光反射正常，甲状腺不大，气管居中，胸廓发育正常，无压痛，肺部叩诊正常，心界不大。心率75次/分，律规整。腹部软，肝脾不大，墨菲征（-），麦氏点无压痛，肾区无叩击痛。舌质淡，苔白腻，脉沉。测血压：160/100mmHg。

辅助检查：心电图显示：无明显异常。查尿常规：未见明显异常。

中医诊断：眩晕（肝热血瘀，风阳上扰）。

西医诊断：高血压病。

治法：清热平肝，活血化瘀。

处方：自拟芩丹汤加减。黄芩12g，黄连6g，丹参30g，地龙15g，怀牛膝24g，车前子24g（包），石决明30g，决明子15g，钩藤30g（后入），杜仲15g，杭白芍15g，夏枯草

15g,生龙牡各 30g,炙甘草 6g。取 6 剂,水煎服,每日 1 剂。

二诊(2013 年 4 月 25 日):主诉:头晕减轻,项部发硬感觉也减轻,睡眠好转,但是纳食不香,仍然口苦。舌质淡,苔薄黄,脉弦。测血压 140/85mmHg。处方:黄芩 12g,黄连 6g,丹参 30g,地龙 15g,怀牛膝 24g,车前子 24g(包),石决明 30g,决明子 15g,钩藤 30g(后入),杜仲 15g,杭白芍 15g,益母草 15g,生龙牡各 30g,炒麦芽 15g,炙甘草 6g。取 6 剂,水煎服,每日 1 剂。

三诊(2013 年 5 月 2 日):主诉:未再出现头晕,纳食稍微好转,但是仍感口中乏味,睡眠好,大小便调。这几天因家庭琐事情绪欠佳。舌质淡,苔薄黄,脉弦。测血压:130/85mmHg。处方:黄芩 12g,黄连 6g,丹参 30g,地龙 15g,怀牛膝 24g,车前子 24g(包),石决明 30g,香附 12g,钩藤 30g(后入),杜仲 15g,杭白芍 15g,益母草 15g,生龙牡各 30g,炒麦芽 15g,炙甘草 6g。取 6 剂,水煎服,每日 1 剂。

四诊(2013 年 5 月 8 日):主诉:纳食好转,不再头晕。嘱患者劳逸结合,畅情志。

按语:该患者血压偏高,属于祖国医学"眩晕"范畴。根据辨证属于肝热血瘀、风阳上扰导致的眩晕,治疗上以清热平肝、活血化瘀为主,方选张教授自拟芩丹汤治疗。方中黄芩入中上二焦,善泻心肺之火、清肝胆之热,又能凉血中热邪;丹参活血化瘀、清心凉血安神,使热去瘀消,血凉脉静,两者相伍共为君药。黄连泻心脾、凉肝胆、解热毒,以清内热之源;钩藤气本轻清而性甘寒,善清手厥阴之火、足厥阴之风热,泻火而定风,专理肝风相火之病,既能清肝热平肝阳,又能息肝风止眩晕。川芎辛温发散,入足厥阴经,搜肝经之风,为血中气药,既能活血化瘀,又能行气止痛,其又辛香善升,上行头目巅顶,祛风止痛,为治头风头痛之要药,故有"头痛必用川芎"之说。川芎乃辛温之剂,与黄芩、黄连等寒凉药物配伍,可防苦寒伤胃。地龙清热平肝息风、通经活络利尿。益母草清热凉血、活血化瘀、利尿消肿。上述黄连、钩藤清热泻火、平肝潜阳,以增强黄芩清肝泄热之功,川芎、地龙、益母草化瘀利水、行气通络,以助丹参活血化瘀之力,同为方中臣药。桑寄生专入肝肾,性平而和,不寒不热,平补肝肾之阴,肝阴充足,亢阳则制,故为佐使药。全方共奏清热平肝、化瘀通络之功。在该病案中,张教授根据病人病情运用芩丹汤加减治疗,方中石决明、生龙牡、怀牛膝加大了重镇安神、引血下行之力,效果显著。

病案 2:张某,男,68 岁,2014 年 6 月 12 日初诊。主诉:阵发性头晕、头沉,头重脚轻伴有疲倦乏力 1 个月余,加重 1 周。现病史:患者 1 个月前因家里装修劳累,又加饮酒较多逐渐导致头晕、头沉、头重脚轻。曾经自己测量血压略高,140 ~ 150/90 ~

100mmHg。未曾服用药物治疗。近1周来感觉不明原因头晕加重。早晨和下午加重，头晕严重时有恶心感，最近饮食欠佳。患者体型较胖多年，身高175cm，体重95kg，平时饮食喜欢吃肉和油炸食品。舌质淡胖，苔白厚腻，脉弦滑。刻下测血压160/100mmHg。

体格检查：老年男性，形体肥胖，营养较好，神志清醒，查体合作。双侧瞳孔等大，对光反射正常，甲状腺不大，气管居中，胸廓发育正常，无压痛，肺部叩诊正常，心界不大。心率70次/分，律规整。腹部软，肝脾不大，墨菲征（-），麦氏点无压痛。肾区无叩击痛。

中医诊断：眩晕（痰浊内蕴）。

西医诊断：高血压病。

治法：健脾祛湿，化痰止呕。

处方：半夏白术天麻汤加减。清半夏9g，橘红18g，茯苓15g，白术18g，天麻12g，菖蒲12g，竹茹30g，全瓜蒌30g，川芎18g，丹参30g，益母草20g，泽泻30g，党参30g，炙甘草6g。取6剂，水煎服，每日1剂。配合缬沙坦（代文）80mg，每天1次。

二诊（6月19日）：头晕明显减轻。但是仍然有恶心感，纳食欠佳，大便干，3日未行，小便调，睡眠梦多，舌质淡胖，舌苔较前略薄，脉弦滑。测血压140/90mmHg。处方：清半夏9g，橘红18g，茯苓15g，生白术30g，天麻12g，菖蒲12g，竹茹30g，全瓜蒌30g，川芎18g，丹参30g，益母草20g，泽泻30g，党参30g，炙甘草6g，枳壳12g，厚朴12g。生姜3片、大枣6枚为引，取7剂，水煎服，每日1剂。西药继续服用。

三诊（6月26日）：患者头晕明显减轻，有食欲，身体也有力量。大便已下，不干。舌质淡胖，苔薄白，沉弦。测血压140/90mmHg。嘱患者继续服用西药代文。宜减体重，清淡饮食，适量运动。

按语：此患者根据症状、舌脉等辨证中医诊断属于痰浊内蕴型眩晕。西医诊断为高血压病。治宜健脾祛湿、清利头目、化痰降逆。方选半夏白术天麻汤加减。半夏白术天麻汤方中半夏、橘红燥湿化痰，党参、炒白术、茯苓健脾利湿，天麻祛风痰止眩晕。加石菖蒲豁痰开窍、利小便，配泽泻可使痰浊水汽从小便而去，竹茹祛痰热止呕，全瓜蒌宽胸理气化痰，川芎、丹参化瘀血、通血脉，治疗痰瘀互结，促进清阳之气上升。诸药合用共奏健脾祛湿、豁痰开窍、清利头目之功。

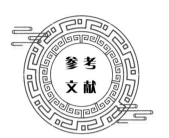

[1] 卢金,马燕,林德智.社区居民膳食营养与健康状况的调查分析[J].中国医药指南,2018,16
(29):46.

[2] 信富荣,韩学杰,刘兴芳,等.中医药治疗高血压病的研究进展述评[J].世界中西医结合杂志,
2013,8(6):638-641.

[3] 谢元华,张京春,蒋跃绒,等.陈可冀辨治高血压病医案的数据挖掘分析[J].中西医结合心脑血
管病杂志,2008,6(2):135-136.

[4] 谢雪姣,王立凤,黄政德,等.郭振球教授高血压病辨治特色[J].湖南中医药大学学报,2009,29
(2):46-48.

[5] 吴坚,高想,蒋熙.国医大师朱良春高血压病辨治实录及经验撷菁[J].江苏中医药,2014,46
(7):1-3.

[6] 黑爱莲,孙颂三,王泽生.黄芩甙对培养的大鼠主动脉平滑肌细胞内游离钙浓度的影响[J].中药
药理与临床,1998,14(4):6-8.

[7] 黑爱莲,孙颂三.黄芩甙对大鼠主动脉条收缩的影响[J].首都医科大学学报,1997,18(2):114-117.

[8] 李欣,杜俊蓉,张蓉,等.丹参酮防治动脉再狭窄作用的实验研究[J].中国中药杂志,2004,29
(3):255-258.

[9] 刘虹彬,温进坤.丹参对血管平滑肌细胞基质金属蛋白酶和骨桥蛋白基因表达及细胞增殖的影响
[J].中国中西医结合杂志,2002,22(10):764-766.

[10] 张丽新,孙涛,曹永孝.钩藤碱的降压剂舒张血管作用[J].中药药理与临床,2010,26(5):39-
41.

[11] 余园媛,王伯初,彭亮,等.黄连的药理研究进展[J].重庆大学学报(自然科学版),2006,29
(2):107-111.

［12］高伟，梁日欣，肖永庆，等．川芎内酯 A 预处理对心肌微血管内皮细胞缺氧/复氧损伤保护作用及机制研究［J］．中国中药杂志，2007，32（2）：133－138．

［13］木海鸥，苏孝共．地龙的药理研究概要［J］．中国药业，2007，16（1）：61－62．

［14］陈少如，陈穗，郑鸿翱，等．益母草治疗心肌缺血或再灌注损伤及其机制研究［J］．微循环学杂志，2001，11（4）：16－19．

［15］赵英华．生物学［M］．济南：山东大学出版社，2005：216－217．

［16］李艳梅，宋立中，万红棉，等．清肝热活血配穴针刺配合自拟芩丹汤治疗肝热血瘀型高血压病的临床研究［J］．湖北中医杂志，2017，39（2）：9－12．

［17］张继东．张继东中医学术文集［M］．济南：山东大学出版社，2014：34．

［18］王博，张继东，王世华．芩丹胶囊降压作用及其机制的实验研究［J］．山东大学学报（医学版），2006，44（10）：1024－1027．

［19］张继东，王博，姜虹，等．芩丹胶囊对自发性高血压大鼠主动脉损害的保护和逆转作用的研究［C］．中华中医药学会内科心病第八届学术年会论文集（2006 安徽芜湖）．

［20］王博，张继东，姜虹，等．芩丹汤对自发性高血压大鼠主动脉损害的保护和逆转作用［J］．中国中西医结合杂志，2006，26（9）：827－831．

［21］王博，张继东，冯进波，等．芩丹胶囊对自发性高血压大鼠血管重构以及骨桥蛋白基因表达的影响［J］．南京中医药大学学报，2007，23（3）：157－161．

［22］葛汝青，张继东，黄山英，等．芩丹胶囊对高血压血管外膜重构及 TGF－β_1/Smad 信号转导通路的影响［J］．山东大学学报，2011，49（4）：8－12．

（李艳梅）

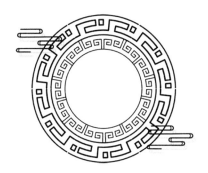

第七章

高脂血症辨治经验

血清中所含的脂类，包括胆固醇、甘油三酯和类脂（磷脂、糖脂、固醇、类固醇等）通常统称为"血脂"。高脂血症（HLP）是由于脂质代谢、转运失常导致血清中一种或多种脂蛋白水平高于正常的疾病，一般以总胆固醇（TC）、甘油三酯（TG）、低密度脂蛋白胆固醇（LDL－C）增高和（或）高密度脂蛋白胆固醇（HDL－C）降低为主要特征。

大量研究资料表明，高脂血症的发病与脑血管病、冠心病、脂肪肝等原发病有着密切关系，严重影响人类健康。据报道，我国高脂血症的发病人群以成年人尤其是老年人为主，近年来发病人群中儿童的发病率也有所增多。高脂血症的发病除了与家族史、年龄、种族、性别等因素相关外，与居住环境、饮食习惯以及生活方式等因素亦密切相关。2016 年《中国成人血脂异常防治指南》中指出，全国调查结果显示，成人血脂异常患病率高达 40.40%[1]，这一数据随着社会发展呈逐年上升的趋势，高脂血症的发病率与心血管病发病率成正相关，随着高脂血症发病率上升，心血管病事件逐年上升。预测 2010～2030 年，我国心血管病事件约增加 920 万次[2]。因此，治疗高脂血症，降低其带来的心脑血管疾病风险及其他相关疾病风险，改善生活质量，具有重要的临床意义。

现代医学对早期高脂血症的治疗首先是调整生活方式，包括适量运动、改善饮食结构、戒烟戒酒等方法。有研究表明，早期通过调整生活方式，可对高脂血症患者的血脂起到良性调控作用。若合并冠心病、高血压、糖尿病等并发症或非药物治疗高脂血症早期效果不理想时，则应合理地选用调脂药。他汀类和贝特类是目前现代医学临床中最常用的调脂药物，但使用过程中常见胃肠道反应、肝功能损害等不良反应，停药后血脂异常容易复发，有发生肌肉损害甚至横纹肌溶解的风险[3]。

张继东教授从事中医临床工作近 50 年，在高脂血症辨治方面有丰富的经验，临床选方因人而异，临证疗效确切。兹针对张继东教授治疗高脂血症经验整理如下。

第一节　高脂血症中医病名的源流探讨

古代中医典籍记载中并无"血脂"或"高脂血症"的直接论述，亦无明确专门与高脂血症对应的病名。后世诸多医家根据现代医学对血脂的相关生理功能及病理表现的认识，结合古代中医典籍，认为中医"膏""脂"的相关概念与西方医学的血脂相对应。《内经》最早提出"脂""膏脂"这一名词，如《灵枢·卫气失常》曰："脂者，其血清，气滑少。"《灵枢·五癃津液别》云："五谷之津液和合而为膏者，内渗入于骨空，补益脑髓，而下流于阴股"。张景岳著《类经》时进一步阐述了《灵枢》中关于"膏"的概念，其曰："精液之和合为膏，以填补骨空之中，则为脑为髓，为精为血"。《说文·肉部》曰："膏，脂也。"指出膏、脂属异名同物。《礼义·同则》云："凝者为脂，释者为膏。"阐释了膏脂同源，均为脾胃运化水谷精微物质而成，其中稠厚者为脂，稀薄者为膏。

膏脂，是血液的组成部分，可充养脑髓，荣养肌肉、四肢百骸。膏脂的生成及输布需要各脏腑的共同协调运作，包括脾通过升清降浊来生成、运化，肝通过疏泄条达来输布、运行，肾通过肾气的泌别清浊来蒸腾、排泄。若五脏协调，则膏脂生成输布正常，可起到营养全身的作用，病无所生；若肝、脾、肾等脏腑失调，则膏脂代谢失常，痰浊内生，脉络瘀阻，形成"痰""湿""瘀""浊"等病理因素，进而生成相关疾病。《景岳全书》言："痰涎皆本气血，若失其正，则脏腑病，而血气即成痰涎。"高脂血症即是膏脂在病理状态下的蓄积，即"痰""湿""瘀""浊"等病理因素在血脉中的停滞瘀阻状态，以及因此种状态而产生的其他综合病症。明代医家孙一奎认为此类疾病是"血浊"作祟，他在《赤水玄珠》中言："若血浊气滞，则凝聚而为痰。痰乃津液之变，遍身上下，无所不到。"虞抟《医学正传》曰："津液黏稠，为痰为饮，积久渗入脉中，血为之浊。"王伦在《明医杂著》中亦言："津液者，血之系，行乎脉外，流通一身，如天之清露，若血浊气滞则凝聚而为痰。"若五脏六腑功能失调，未能及时运化代谢的水谷、膏脂停聚体内，阻滞气血运行，则可能变生痰、浊、瘀、毒等病理产物。若这些病理产物停聚血脉，则血运滞缓，瘀阻心脉；若停聚肌肤，则见形体肥胖；若停聚经络，则肢体麻木、活动不灵；若停聚清窍，则眩晕、头痛等。上述病症属祖国医学中的"心悸""胸痹""肥胖""中风""痹证""眩晕"等疾病范畴，此类疾病均与"痰""湿""瘀""浊"等病理因素有关，临床诊断中常合并高脂血症。

第二节 高脂血症的病因病机

一、中医病因

1. 饮食不节、痰浊内生

《内外伤辨》言："饮食失节，寒湿不适，则脾胃乃伤"，此处的"节"包括节制、节律，其中最常见且最重要的是节制。首先饮食总量要有节制，不可暴饮暴食，如《济生方》所说："善摄者，谨于和调，使一食一饮，入于胃中，随消随化，则无滞留之患。"其次，饮食种类要有节制，不可过多肥甘厚味，《本草经疏》言："饮啖过度，好食油面猪脂，浓厚胶固，以致脾气不利，壅塞为患，皆痰所为。"同时，亦不可过食生冷，寒凉亦败脾胃，致脾胃运化失常。

暴饮暴食、过食肥甘厚味或过食生冷不仅容易导致消化不及、生痰生湿，而且易损伤脾胃，使脾胃升清降浊功能失调，无法运化水谷生成气血精微，反而生成过多痰湿。节律是指饮食的规律性，饮食不按时、过早或过晚、饮食频次过多或过少均可损伤脾胃，影响水谷的正常运化，进而多生痰湿。

2. 脏腑亏虚、运化失常

《景岳全书》云："痰之化无不在脾，而痰之本无不在肾。"前人所言昭示了痰湿之生化与脾、肾二脏密不可分，痰湿阻滞则易生高脂血症。临床研究发现，脾肾的功能与血脂代谢密切相关，肾亏蒸化膏脂无力、脾虚水谷化为痰浊是本病主要病因。随着年龄增长，人体脏腑功能逐渐衰弱，脾肾运化代谢水谷的能力下降，人体内极易形成痰、浊、瘀、毒等病理因素。临床研究结果表明，原发性高脂血症的发病年龄段以老年人居多[4]。

（1）肾精亏虚：肾为先天之本，肾藏精。肾精禀受于先天父母，充实于后天水谷精气，宜藏不宜耗。肾精是构成人体和维持生命活动的物质基础，肾中精气具有滋养全身脏腑的作用，而肾气则是推动脏腑功能活动的原动力，人的生、长、壮、老、已均与肾气的盛衰密切相关。《素问·阴阳应象大论》云："年四十而阴气自半。"《素问·上古天真论》云："（丈夫）五八，肾气衰……（女子）七七，任脉虚，太冲脉衰少，天癸绝，地道不通，故形坏而无子也。"肾之精气随着人的衰老而亏虚。年老后，肾中精气推动全身脏腑活动的能力减弱，影响其他脏腑功能的发挥。肾虚精亏，肾阴虚则水不涵木，肝失所养，失于调达，使膏脂输布失常；肾阳虚则失于温煦，而致脾阳不振，脾土运化失司，痰浊内生。《素问·逆调论》曰："肾者水脏，主津液。"指出肾脏对人体津液代谢有重要作用，膏脂是属津液的一部分，故肾在生成、输布膏脂方面起直接作用。众多医家认为，若肾气不足，气化失司，则不能泌别清浊，湿浊瘀阻体内；若肾阴不足，则易致阴虚火旺，虚火又可灼津为痰，令痰浊内阻；若肾阳亏虚，温煦蒸腾水饮功能失常，则内生寒湿，久生痰瘀[5]。

（2）脾失健运：脾为后天之本，气血生化之源，脾主运化，主统血。脾的主要功能是运化水谷，升清降浊，输布精微物质以营养全身，并参与血液化生及统摄。脾为生痰之源，《素问·厥论》云："脾主为胃行其津液者也。"《医宗必读·痰饮》言："脾土虚湿，清气难升，浊气难降，留中滞膈，瘀而成痰。"若脾运健旺，则水谷得化，精微物质得以输布全身，为机体所用；若脾失健运，则水谷包括脂类物质得不到正常的运化输布，化为痰浊，蓄积于血脉，而痰湿中阻、痰瘀阻脉又反过来影响脾的运化及输布功能，则痰浊瘀阻更重。正如张介宾《景岳全书》中云："痰即人之津液，无非水谷之所化 ……但化得其正，则形体强，营卫充；若化失其正，则脏腑病，津液败，而气血即成痰涎。"李用粹《证治汇补》亦云："脾虚不运清浊，停留津液而痰生。"现代医家亦非常重视脾的运化及升清降浊功能与高脂血症的关系，众多学者认为高脂血症起病根于脾运化失职，脾失健运是本虚，脾虚不能分清泌浊，痰湿内聚而为病，痰湿等病理产物是本病之标[6]。

（3）肝失疏泄：肝为将军之官，体阴用阳，主疏泄，喜调达，恶抑郁。肝的疏泄功能对调畅气机，促进脾胃运化，输布精血津液有重要作用。《素问·宝命全形论》云："土得木而达"。《血证论》曰："木之性主于疏泄，食气入胃，全赖肝木之气疏泄之，而水谷乃化"。《傅宗翰医术集锦》云："叶天士常谓：肝和脾升，胆和胃降，盖胆为中精之府，能净脂化浊；肝乃藏血之脏，职司疏泄。若肝胆失疏，则脾胃升降失常，而运化停滞，清浊难分；胆郁不畅，则清净无能，脂浊难化。"可见，肝气疏泄正常，则脾运健旺，肝气疏泄失常，气机不畅，肝克脾，进而影响脾的运化，水谷运化失常，易生痰浊，引起高脂血症。另外，肝气郁结，气郁化火，内耗阴血，致津液亏损，热灼津液生痰化火，则生痰浊瘀血，阻于脉中，易可造成血脂异常。现代学者也对高脂血症与肝主疏泄的关系做了较多的研究和总结，研究发现情志不遂，气机失调，肝不能助脾行津液，导致中焦升降失序，清浊不分，水谷精微不能正常形成营、血、津液等营养物质，反而形成痰浊瘀毒阻滞

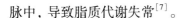

脉中，导致脂质代谢失常[7]。

（4）心肺不足：心主血脉，肺朝百脉。心肺不足时，两者的生理功能互受影响，血脉受损，血液循行受阻。血液循行受阻，原本通过血液循行运输的水谷精微不能及时得到输布从而形成痰浊，血瘀、痰浊互结，进一步产生膏脂。膏脂产生后与痰浊等病理产物一起阻滞血脉，从而形成恶性循环。

3. 情志异常，脏腑失调

中医认为人体疾病产生的病因分为内因和外因两方面。在内因方面，包括人的"七情"和"五志"对人体的影响。《黄帝内经》云："恬淡虚无，真气从之，精神内守，病安从来。"强调了情志因素对疾病的预防和发生有重要影响。《素问·阴阳应象大论》曰："故喜怒伤气，寒暑伤形。暴怒伤阴，暴喜伤阳。厥气上行，满脉去形。喜怒不节，寒暑过度，生乃不固。"直接论述了五志过极对人体阴阳气血的影响。《黄帝内经》此篇还提出"怒伤肝""喜伤心""思伤脾""忧伤肺""恐伤肾"，说明了情志失常可直接造成脏腑受损，功能失调。

《素问·举痛论》言："百病皆生于气。"指出气机失调易生疾病。情志影响脏腑，最常见的就是气郁、暴怒伤肝。情志异常亦可引起其他脏腑的失调：思虑碍脾，思虑过度则影响脾胃运化，易生湿生痰；惊恐伤肾，肾虚则泌别清浊的功能减弱；悲伤损肺，悲伤过度致肺失宣降，影响水液代谢，痰浊内生；过喜伤心，影响心推动血脉中气血津液的运行，易使痰浊瘀阻血脉。总之，水谷运化，升清降浊，精微物质的生成输布是各脏腑的相互协调、共同作用完成的，而情志异常可引起气血逆乱、阴阳失调、脏腑功能失常，影响水谷精微物质的运化及生成，易生湿生痰，以致膏脂淤积体内，易发高脂血症。

4. 劳逸失常，气血失调

《素问·宣明五气论》曰："久卧伤气，久坐伤肉。"认为久坐久卧会使全身气机运行不畅，从而体格不健，肌肉不生。王孟英指出："逸则脾滞，气困滞而少健运，饮停聚湿也。"说明过逸少劳、缺乏运动可致气血壅滞，脏腑功能运转减慢，易致膏脂痰浊堆积。膏脂从属于津液的范畴，由水谷运化产生，其正常的生成及代谢过程需要气血的推动、脏腑的协调输布。若过度懒动少劳，气血不畅，壅滞体内，致脏腑功能失调，则影响膏脂的代谢，易生痰浊。张景岳所云"痰涎皆本血气"即是此意。

除过逸少劳外，昼夜颠倒、不规律、逆阴阳的劳逸作息亦可导致阴阳失调、气血逆乱、脏腑功能受损。肝肾之精血需要在夜间收藏休养，昼伏夜出的作息习惯可致肝肾阴亏,影响肝肾输布津液水谷、泌别清浊的功能,形成痰浊湿瘀;同时肝肾阴亏日久,阴虚火旺,灼伤津液,热炼成痰,直接形成痰、浊、瘀等病理产物。现代流行病学研究发现,近年来,随着人类社会的发展、科技及经济水平的提高,人类的劳动方式由体力劳动逐渐转变为脑力劳动,出行方式也拥有了更多省时省力的选择,娱乐方式也更加的多种多样,科技带来了便利的同时,也造成了人类劳力减少、作息不规律的生活习惯,这种生活习惯与高脂血症发病率升高有密切关系[8]。

二、中医对高脂血症的病机研究

近年来,众多学者对高脂血症中医病机进行了研究,综合分析多家学者的文献可以发现,大多数研究认为高脂血症的中医病机是以脏腑亏虚、功能失调为本,以"痰""热""瘀""毒"等病理因素为标。其中,脏腑亏虚、功能失调观点又有多种不同的认识,常见的有肝肾亏虚、肝郁脾虚、心肺功能失调、肝失疏泄并脾肾亏虚。关于标实,"痰""瘀"阻脉为本病之标是高脂血症病机研究中最常见的观点[9],还有学者认为痰瘀属浊邪,痰瘀阻滞日久可化生"浊毒""热毒",可损伤血脉,造成脉络进一步瘀滞,"浊毒""热毒"停滞脏腑,可损伤脏腑功能,进一步加重血脂代谢异常[10]。综上所述,现代医家普遍认为,"痰""浊""瘀""毒"是疾病之标,既是病理产物,又参与疾病的进一步发展和转归,可诱发或加重其他脏腑的损害,且痰浊瘀毒相互兼夹,使本病复杂多端,难以痊愈。

综上研究,中医认为高脂血症的病机是以脏腑亏虚、功能失调为病变之本,以痰浊瘀毒为标,即脾、肾、肝等脏腑亏虚,以及肝气郁结、肝脾不调和心肺功能失调。脏腑亏虚、功能失调可导致气血阴阳失衡、水谷运化代谢失常、津液生成或输布障碍,进而导致膏脂蓄积,化生痰湿浊瘀,阻滞血脉,甚至瘀久化热生毒,即本病之标"痰""浊""瘀""毒"。"痰""浊""瘀""毒"瘀阻血脉及脏腑,可再损伤脏腑气血及影响脏腑功能,加重本病之本,造成恶性循环,使本病进一步发展。在高脂血症的整个病变过程中,各病理因素既可独立为害,又可相兼为患,且本虚标实之间可以相互转化。

第三节 高脂血症的诊断及鉴别诊断

一、诊断

目前生化检测是确诊高脂血症的主要手段,其检测项目主要包括总胆固醇(TC)、甘油三酯(TG)、低密度脂蛋白(LDL-C)和高密度脂蛋白(HDL-C)等。根据《2016年中国成人血脂异常防治指南》血脂水平分层标准：①边缘升高：6.2mmol/L > TC ≥ 5.2mmol/L，4.11mmol/L > LDL-C≥3.4mmol/L，4.9mmol/L > HDL-C≥4.1mmol/L，2.3mmol/L > TG≥1.7mmol/L；②升高：TC≥6.2mmol/L，LDL-C≥4.1mmol/L，HDL-C≥4.9mmol/L，TG≥2.3mmol/L。

二、鉴别诊断

西医学对于高脂血症的鉴别诊断，主要和甲状腺功能减退症、库欣综合征、肾病综合征、系统性红斑狼疮等引起的继发性血脂异常进行鉴别诊断。

第四节　中医对高脂血症的辨证分型

一、辨证分型

根据高脂血症的中医病因研究及其本虚标实的病机特点，临床上通常使用以脏腑辨证为主，并结合气血津液辨证和八纲辨证对高脂血症进行辨证分型。中华中医药学会心病分会在2008年将高脂血症分为痰浊阻遏、气滞血瘀、肝肾阴虚和脾肾阳虚四个证型[11]，但临床中关于高脂血症的辨证分型却远不止以上四种类型。有研究者通过文献检索，对8610例高脂血症病例分析研究，发现高脂血症的辨证分型有84种之多[12]。通过多位学者的临床研究及文献分析归纳，可总结出高脂血症最常见的辨证分型有脾肾两虚证、肝肾阴虚证、肝郁脾虚证、气滞血瘀证、湿热壅滞证、痰湿阻滞证、痰瘀互结证等。丁书文教授提出高脂血症的病因病机离不开"热毒"的观点，临床将高脂血症分为气虚血瘀热毒证、肝阳上亢热毒证、脾肾阴虚热毒证、瘀水互结热毒证四个证型[13]。从以上各临床研究及文献总结中可见，高脂血症的中医辨证分型非常多，各家从不同的角度出发，对常见类型、重点类型的总结亦提出了不同观点。但本病本虚标实的病因病机是公认的，故在各种不同分型也万变不离其宗，不离脏腑亏虚、功能失调、"痰""浊""瘀""毒"瘀阻体内的辨证方向，又因不同病因病机的交叉共存，不同的辨证分型也常两种或多种同时体现。

张继东教授根据多年理论研究及个人临床经验总结，认为在高脂血症的辨证分型中，最常见的是脾肾不足型、肝郁脾虚型、痰瘀阻滞型三种证型，又因人体脏腑的相生相克关系和脏腑功能的互相协调、相互影响关系，以及本虚标实的循环转化关系，在临床上以上三种证型常相兼并存。

二、中医治法

高脂血症的病因病机及辨证分型决定高脂血症的治疗原则和治疗方药，根据"虚则补之，实则泻之"原则，脏腑亏虚则补益脏腑，脏腑功能失调则调节脏腑功能，对于气郁、痰浊、瘀血、热毒阻滞等以标实为主的主要证候则理气、化痰、活血化瘀、清热解毒，若虚实夹杂、本虚标实兼有则标本兼治。张继东教授根据中医理论及多年临床经验总结，得出高脂血症的中医治法常见的有以下几种。

1. 健脾法

"脾为生痰之源"，脾气健运则水谷得以正常运化，升清降浊功能正常，膏脂得以运化代谢成精微物质输布营养全身，不易生痰浊。脾失健运则膏脂不能正常运化代谢，易生痰浊，形成高脂血症。健脾法是公认的治疗高脂血症的治本之法，对于脾虚型高脂血症患者，健脾法可使脾气健旺，改善对水谷、膏脂等物质的运化代谢，使水谷、膏脂等转化成可营养全身的精微物质，减少痰湿瘀毒等病理因素的生成，改善血脂水平。众多医家在临床中对高脂血症的治疗都非常重视健脾法，通过临床研究发现使用参苓白术散、七味白术散等健脾益气方药治疗脾虚型高脂血症，有显著疗效[14]。张继东教授总结，临床中脾虚型高脂血症患者常伴有乏力、食欲不振、脘腹痞满、大便稀溏等临床症状，舌淡苔白或有齿痕，右关脉沉弱。治宜益气健脾，方用四君子汤、参苓白术散等，常用中药有党参、人参、黄芪、白术、苍术、茯苓、芡实、莲子、白扁豆、砂仁、山药等。

2. 补肾法

肾为先天之本，元气之根，肾在血脂生成、转输、代谢等方面都起重要作用，肾虚亦是高脂血症"本虚标实"病机中本虚之一。肾虚可分为肾气虚、肾阴虚、肾阳虚。肾气虚患者的肾推动其他脏腑功能活动的能力减弱，进一步影响脂类代谢；肾阴虚患者可因阴虚火旺，津液亏耗，热炼津液成痰；肾阳虚患者因肾温煦、蒸腾水饮及泌别清浊的能力下降，故使痰浊内生，三种证型体质均可易致血脂异常。

众多医家在高脂血症的治疗中都非常重视补肾法的应用，研究表明，运用此法可明显改善血脂水平[15]。补肾法亦根据对应证型分为补益肾气、滋补肾阴、温补肾阳三法。肾气虚是指肾精所化之气不足、肾的功能活动减弱的一种中医证型，肾气虚型患者临床表现为腰膝酸软，体倦乏力，小便频或小便不固，面衰发白，牙齿早落，耳不聪，目不明，筋骨不壮等，舌红苔白，尺脉沉弱。治宜补益肾气，方用六味地黄丸等，常用药物有熟地、山萸肉、山药、黄精、制何首乌、桑葚等。肾阴虚是指肾水不足、阴精亏虚而致的脏腑失于濡养，虚热内生的中医证型。患者的临床表现常包括肾气虚的临床表现，并有潮热盗汗、失眠多梦、头晕耳鸣等，男子会出现阳强易举、遗精早泄，女子会出现月经稀少或闭经、崩漏等月经失调症状，舌干红、少苔，尺脉沉细或数。治宜填精益髓、滋阴清热，方用大补阴丸、知柏地黄丸、左归丸、二至丸等，常用药包括熟地、山萸肉、山药、黄精、制何首乌、桑葚、龟板、女贞子、墨旱莲等滋补肾阴的药物，以及牡丹皮、地骨皮、知母、黄柏、鳖甲、青蒿等清虚热的药物。肾阳虚证是由于肾阳虚衰，温煦失职，气化失权而致的中医证型，患者除了肾气虚的证候表现外还有畏寒肢冷、小便清长、夜尿频多、性功能低下等临床表现，舌淡苔润，尺脉沉弱、迟缓。治宜填精益髓、温肾壮阳。方用左归丸、金匮肾气丸等，用药除了补肾气常用药物外还要增加温补肾阳的药物，如巴戟天、鹿角胶、仙茅、仙灵脾、杜仲、续断、补骨脂、紫石英等。

3. 疏肝法和补肝法

肝藏血，主疏泄，是保持机体气机通畅，促进脾的运化、胃肠消化吸收的重要脏腑，对膏脂的代谢起重要作用。现代医学对血脂的生理机制研究证实，肝脏是完成内源性血脂合成、贮存及代谢的主要器官，这种结论为中医肝的生理功能提供了有力支持。若肝气郁滞、疏泄失常，则气机不畅，进而影响脾的运化及升清降浊功能，造成膏脂代谢异常，进而导致血脂升高。若肝阴虚，则易导致肝血虚、肝火上炎，致筋脉失于濡养，肝的功能失常，肝火刑肺金，津液灼炼生痰，加重痰、浊、瘀、毒等病理因素的产生，使血脂异常。肝郁证的临床表现有情志抑郁或易怒、善太息，胸胁或少腹胀满窜痛，口苦或咽部异物感、颈部瘰疬，妇女可见乳房胀痛、月经不调，舌红苔白，脉弦。治宜疏肝解郁，方用逍遥丸、四逆散、柴胡疏肝散等，常用药物有柴胡、白芍、郁金、川楝子、香附、延胡索、荔枝核、薄荷、生麦芽等。肝阴虚证可见目干涩或目赤目胀，胁肋隐痛，口干，指甲干枯，女子月经稀少等，舌干红、苔少，脉弦细。自古以来都有"肝肾同源"之说，肝肾阴虚常同时并存，肝阴虚证患者还常有肾阴虚证的临床表现。治宜滋阴养血，清热凉肝。方用四物汤、一贯煎、青蒿鳖甲汤等，常用药物有当归、熟地、生地、桑葚、枸杞子、沙苑子、龟板、钩藤、赤芍、鳖甲等。

4. 化痰祛湿法

膏脂代谢失常，痰湿阻滞于脏腑及脉络，导致血脂升高。痰湿是高脂血症的病机中"标实"之一，痰湿证是高脂血症的常见证型，故化痰祛湿法为治疗高脂血症的常用方法。化痰祛湿的治法可直接作用于高脂血症的病理因素"痰浊"，从而降低血脂水平，故此法往往贯穿于其他各种证型导致的高脂血症的治疗中，和其他辨证治法结合运用，提高治疗高脂血症的疗效。痰湿证的临床表现有脘腹痞满，身困神倦，肢重嗜卧，形体肥胖，大便黏滞不爽等，舌体胖大，边有齿痕，苔腻，脉濡或滑。治宜化痰祛湿，方用二陈汤、保和丸、三仁汤、平胃散、温胆汤等。常用药物包括陈皮、半夏、茯苓、浙贝、竹茹、苍术、瓜蒌、泽泻、姜黄、决明子、莱菔子等。

5. 化瘀解毒法

高脂血症的"标实"除痰浊湿气外还有瘀血、热毒。现代医学研究发现高脂血症患者常见血液黏稠、血流不畅等血流变特点，与中医血瘀脉络的特点相一致。高脂血症日久常发生血管内脂质沉积，内膜增生，动脉粥样硬化，导致血管狭窄、血运不畅等病理表现，其本质属中医痰瘀互结、瘀阻脉络范畴。痰瘀阻滞脉络，久则生热化毒，热毒进一步损伤血脉，亦可瘀阻脏腑，影响脏腑功能。不少医家已经根据高脂血症瘀血热毒阻滞的病机采用活血化瘀、清热解毒的治疗方法取得较好的临床疗效[16]。瘀血热毒阻滞证患者主要临床表现有面色紫暗，肌肤甲错，易生痈肿疔疮，大便干结，小便赤涩，或伴有胸胁刺痛、痛有定处。治宜活血化瘀、清热解毒，方用血府逐瘀汤、失笑散、桃核承气汤、黄连解毒汤等加减。常用活血化瘀药物有当归、川芎、丹参、赤芍、牡丹皮、桃仁、蒲黄、五灵脂、生山楂等，常用清热解毒药物有黄连、黄芩、栀子、黄柏、连翘、大黄、蒲公英、大青叶、马齿苋等。

高脂血症的发病机制属本虚标实，临床中高脂血症患者也大多表现为脏腑亏虚或脏腑功能失调、痰浊瘀毒互阻本虚标实同时存在的临床症状，各医家也常根据辨证分型，各种治法结合运用，在调理脏腑的同时结合祛湿化痰、解毒化瘀的方法，达到标本兼治的目的。其中，调理脏腑之法也是多法同用，常见的有肝肾同治法[17]、肝脾同治法[18]和肝脾肾三脏同治法[19]。

张继东教授在临床中治疗高脂血症也是根据患者证型来辨证施治，各种方法综合运用，如补益脾肾、疏肝健脾、补肾疏肝、健脾化痰、活血化瘀、补肾化痰等治法都是张教授临床常用的治法，各种方法灵活运用，药物灵活加减，取得了较好的临床疗效。其中张教授最常用的是益气健脾、化瘀祛痰法，自拟调脂饮（制首乌、枸杞子、绞股蓝、茯苓、泽泻、生山楂、丹参、郁金、生大黄、决明子、甘草）治疗高脂血症，临床研究发现，证候疗效：显效率63.3%，总有效率93%；降脂疗效：显效率50%，总有效率93.3%。降低动脉粥样硬化指数明显优于对照组，并能够明显降低血小板 α - 颗粒膜糖蛋白、纤溶酶原激活剂抑制剂 - 1 含量，疗效显著[20]。

第五节　高脂血症的预防与调护

高脂血症的预防调护可以参考中医学"肥胖""逸病"等疾病的预防调护思想。

一、饮食调摄

高脂血症患者饮食应该以清淡为主，尤其忌肥甘厚味、醇酒美味，应该多进食蔬菜、水果等富含纤维和维生素的食物，宜低糖、低脂、低盐饮食。饮食习惯要健康，忌多饮多食、暴饮暴食，忌饮食无节制，忌食用垃圾食品。中医药的代茶饮、药膳等均可以辨证应用。

二、锻炼身体

保持一定强度的运动，适当参加体育锻炼，可以选择散步、快走、慢跑、骑自行车等运动形式。运动不可太过，太过则伤筋耗气，应在可耐受范围内长期坚持。

第六节　临证注意事项

一、标本同治，兼顾病情

高脂血症为本虚标实的一种疾病，"本虚"主要为肾虚，同时涉及脾、肝两脏的虚损；"标实"主要为痰浊和血瘀。肾虚是高脂血症的根本病因，肾主水，"痰之源，水也，其本在肾"。肾的气化，主宰整个津液的代谢。肾阳隆盛，则肝阳旺盛，疏泄有度，血可畅行，血液浊质归于正化。"脾为后天之本"，主运化，布精微，脾司健运，水谷之精微可化为气血，布散全身。高脂血症以中老年患者居多，中年以后，精耗神衰，肾气衰减，脾土失温，肝失疏泄，膏脂津液不归正化，气机不畅，而致气郁、血瘀、痰浊。痰瘀互阻为病之标，张教授认为脂质代谢紊乱状态可视为中医所说的痰浊和血瘀。脾主运化，为生痰之源。水谷不能化为精微，反而聚湿成痰，痰浊滞于血脉中，血脂不能正常代谢，而致高脂血症。

二、典型病案

病案1：刘某，男，64岁，以头晕2年余，加重1个月余就诊。

初诊：2019年5月7日，就诊时症见头晕伴胸闷，时头重如裹，脘腹痞满，食欲欠佳，口中黏腻感，腰膝酸软，神疲乏力。大便黏滞难解，1~2天一次，小便赤黄，夜间频数。舌体胖大，边有齿痕，苔黄腻，脉沉略滑。

既往史：患者有高血压病史10年余，高脂血症病史6年。辅助检查：血生化示：总胆固醇7.23mmol/L；三酰甘油2.57mmol/L；肝肾功正常。心电图示：ST段和T波改变。

中医诊断：①眩晕；②胸痹。证属脾肾两虚，痰热互结。

西医诊断：①原发性高血压；②冠状动脉粥样硬化性心脏病；③高脂血症。

治则：健脾补肾，化痰清热。

处方：党参15g，白术15g，茯苓30g，郁金15g，陈皮10g，姜半夏10g，制首乌15g，枸杞子15g，泽泻10g，大黄6g，决明子15g，生山楂15g，丹参15g，姜黄10g，甘草6g。14剂，每日1剂。水煎400mL，早晚餐后1~2小时温服。

二诊（2019年5月21日）：患者服上药后乏力、身重明显减轻，头晕、胸闷发作次数减少，头重如裹症状消失，食后轻微脘腹胀满，食欲明显改善，劳累后腰膝酸软，大便较前易解，顺畅，稀溏，日1~2次，小便频数症状改善。舌体胖大，边有齿痕，苔白略厚，脉沉。处方：上方加黄芪15g，黄连6g，去大黄。继服14剂。

三诊（2019年6月4日）：患者服药后乏力、身重进一步减轻，无明显头晕，无胸闷，未再发作脘腹胀满，饮食正常，劳累后时发腰膝酸软，大便通畅，日1~2次，小便频数减轻。舌体胖大，苔白，脉沉。复查血生化：总胆固醇5.62mmol/L，甘油三酯2.03mmol/L，肝肾功能正常。上方去黄芪，加绞股蓝15g。继服14剂。

按语：患者乏力、纳差、腰膝酸软，舌体胖大，脉沉，乃脾肾两虚证候表现，脾虚则水谷运化失常，易生痰浊，故脘腹痞满，口中黏腻，湿浊上蒙清窍故头晕，痰湿阻滞上焦，则胸闷，湿浊下注肠道，则大便黏腻不爽，痰湿瘀久化热，则苔黄腻，脉滑；肾虚日久，阴虚火旺，则小便赤黄，夜间频数，故此患者证属脾肾两虚、痰热互结证。治则为健脾补肾，化痰清热。方中党参、白术、茯苓、甘草健脾益气，改善脾胃运化水谷的能力；制首乌、枸杞子补肾益精，改善肾的代谢能力；陈皮、半夏、茯苓、甘草为二陈汤组成，可运化痰湿；泽泻可从肾从小便代谢湿浊，同时改善患者小便频数、赤黄的临床症状；大黄、决明子可助湿热之毒从大便排泄，同时改善患者大便黏腻不爽的临床症状；生山楂、丹参、姜黄均为临床研究证明可改善血脂的中药，其中生山楂和丹参还可活血化瘀，可改善痰热互结日久而造成的脉络瘀阻；郁金可疏肝理气、凉血活血，助脾肾代谢痰湿瘀浊。

病案 2：常某，女，55 岁，以反复发作右侧胁肋胀痛 3 年余，加重半月就诊。

初诊：2019 年 8 月 6 日，就诊时症右侧胁肋胀痛，时伴头两侧胀，口苦、咽干，厌油腻。平素易怒，喜叹息，大便稀溏，日 2~3 次，紧张生气时易发生腹泻，便前腹痛，小便正常。舌红苔白腻，舌边色青，脉弦。

既往史：患者有慢性胆囊炎病史 3 年余，高脂血症病史 2 年。

辅助检查：血生化示：总胆固醇 6.79mmol/L，三酰甘油 2.86mmol/L，低密度脂蛋白 3.34mmol/L，肾功正常。腹部 B 超示：慢性胆囊炎。

中医诊断：①胁痛；②泄泻。证属肝郁脾虚，气滞湿阻。

西医诊断：①慢性胆囊炎；②慢性肠炎；③肠易激综合征；④高脂血症。

治则：疏肝健脾，理气化湿。

处方：党参 15g，炒白术 10g，茯苓 30g，柴胡 15g，黄芩 10g，姜半夏 10g，郁金 15g，川楝子 6g，赤芍 15g，黄连 6g，生山楂 15g，延胡索 10g，钩藤 15g（后入），夏枯草 15g，薏苡仁 30g，甘草 6g。7 剂，每日 1 剂，水煎 400mL，早晚餐后 1~2 小时温服。

二诊（2019 年 8 月 13 日）：患者服上药后右侧胁肋痛减轻，头两侧胀明显减轻，情绪较前平稳，大便仍稀溏，日 1~2 次。舌红苔白腻，舌边色青，脉弦。处方：上方加炒苍术 10g，黄柏 8g，去夏枯草、川楝子。继服 14 剂。

三诊（2019 年 8 月 27 日）：患者服药后胁肋痛进一步减轻，叹息减少，烦躁易怒情绪明显减少。无明显头胀痛，大便基本成形，日 1~2 次，近半月未再发作生气或紧张后腹泻症状。舌红苔白，舌边色青，脉弦。上方去延胡索、钩藤，加姜黄 10g、虎杖 10g。继服 14 剂。

　　四诊(2019 年 9 月 10 日)：患者服药后胁肋痛消失，极少叹息或发生烦躁易怒情绪。未再发作头胀，大便成形，日 1~2 次。舌红苔白，舌边色青较前变淡，脉弦。复查血生化：总胆固醇 5.07mmol/L，甘油三酯 1.98mmol/L，低密度脂蛋白 2.84mmol/L，肝肾功能正常。上方去虎杖 10g，加绞股蓝 15g。继服 14 剂。

　　按语：患者胁肋痛、头两侧胀痛、易怒，乃肝郁气滞、肝郁化火的证候表现，肝郁则疏泄功能失调，影响全身气血津液运行，并且肝郁则乘脾，脾土被克则水谷运化失常，不能升清降浊，故大便稀溏，肝失疏泄、脾失健运则湿浊蕴结于脉中，则血脂异常，患者紧张或生气后易腹泻且便前腹痛，亦为肝郁乘脾导致气滞腹痛、水谷不化的证候表现。舌苔厚因湿浊内阻，舌边色青、脉弦为肝郁之象。故此患者证属肝郁脾虚、气滞湿阻证。治则为疏肝健脾，理气化湿。方中党参、白术、茯苓、苍术、甘草健脾益气，改善脾胃运化水谷的能力，体现"见肝之病，当先实脾"的治疗原则；柴胡、赤芍、川楝子、虎杖、延胡索、郁金可疏肝理气；夏枯草、钩藤可平肝阳、清肝热，对肝郁化火、肝阳上亢引起的头痛有治疗作用；半夏、薏苡仁化痰湿；黄芩、黄柏、黄连可燥湿健脾；生山楂、姜黄、绞股蓝均为临床研究证明可改善血脂的中药[21~22]；生山楂、赤芍可活血化瘀，可改善痰热互结日久而造成的脉络瘀阻。

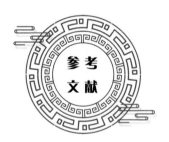

[1] 国家卫生和计划生育委员会疾病预防控制局. 中国居民营养与慢性病状况报告(2015 年)[M]. 北京：人民卫生出版社，2015：55 - 56.

[2] Moran A, Gu D, Zhao D, et al. Future cardiovascular disease in china：markov model and risk factor scenario projections from the coronary heart disease policy model - china[J]. Circ Cardiovasc Qual Outcomes, 2010, 3(3)：243 - 252.

[3] 张冰，王莉莉. 他汀类药物的临床应用及不良反应研究进展[J]. 国际药学研究杂志，2013, 40

（5）：560 – 564、572.

[4] 吴兢．就中医情志对原发性血脂异常患者证素分布及与血脂指标相关性研究[D]．北京：北京中医药大学，2013.

[5] 龚一萍，宋国平．试论脏腑功能失调与高脂血症形成的相关性[J]．中国中医药信息杂志，2001，8（8）：7 – 8.

[6] 郭姣，朴胜华．从高脂血症发病低龄化趋势探讨其中医发病机制[J]．中医药信息，2008，25（6）：4 – 6.

[7] 梁音心．浅谈高脂血症的中医发病因素[J]．实用心脑肺血管病杂志，2012，20（12）：2014 – 2015.

[8] 李敏，近十年中医药治疗高脂血症的研究[J]．吉林中医药，2010，30（6）：488.

[9] 谭嫚娜，林溢涛，张健池．健脾利湿、化痰祛瘀法治疗高脂血症40例临床观察[J]．中医药导报，2006，12（5）：21 – 22、28.

[10] 王正品，李佃贵，杜艳茹，等．浊毒致病论与现代中医病因学[J]．中医杂志，2010，51（1）：11 – 13.

[11] 张学智．血脂异常中医诊疗标准[J]．中华中医药杂志，2008，23（2）：716 – 719.

[12] 薛洁，韩荣，周光．高脂血症证候规律与基本病机特点的系统文献学研究[J]．新疆中医药，2009，27（1）：77 – 80.

[13] 高妍．丁书文运用热毒理论治疗高脂血症临证经验[J]．亚太传统医药，2016，8（16）：98.

[14] 曹召乾，田财军，尹晓华．参苓白术散加减治疗2型糖尿病合并高脂血症患者疗效观察[J]．海南医学院学报，2013，19（8）：1060 – 1063.

[15] 高红勤，沈逸辛，钱建明．补肾降脂丸治疗高脂血症临床观察[J]．中国中医结合杂志，2001，21（3）：217 – 218.

[16] 王嵩，刘煜德，李荣，等．清热解毒法对50例动脉粥样硬化患者血脂、纤维蛋白原、D – 二聚体的干预作用[J]．山西中医，2009，25（6）：46 – 48、60.

[17] 朱翠玲，朱明军，刘新灿，等.从肝肾论治血脂异常新思路[J].中医学报,2014,29(4):517 – 518.

[18] 杨昌宁．谈肝、脾乃生脂(浊)之源[J]．中国当代医药，2009，16（5）：64.

[19] 李勋．从肝脾肾治血脂异常临床观察[J]．中国现代医生．2008，46（8）86 – 88.

[20] 张继东，朱文元，胡连海．调脂饮治疗高脂蛋白血症60例[J]．南京中医药大学学报（自然科学版），2002，18（2）：120 – 121.

[21] 王宇辉，周超凡．中药降脂研究进展[J]．中国中药杂志，1999，24（3）：56 – 58.

[22] 楼锦英．中药降脂研究现状[J]．浙江中医学院学报，2002，26（5）：79 – 80.

（梁　粟）

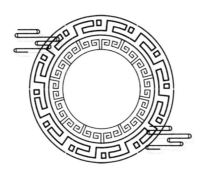

第八章

中风辨治经验

中风是一种突发的脑血管破裂或缺血而引起的脑部受损、相应功能丧失的疾病,多由动脉粥样硬化、脑血管痉挛和淀粉样血管病变等因素造成,在我国的病死率排行榜上位居第一。患者多在情绪激动、突然用力时发病,该疾病具有发病急、死亡率高等特点[1]半数以上患者于发病数日内死亡,幸存者大多有不同程度的运动障碍、认知障碍、言语吞咽障碍等后遗症。

脑卒中也就是我们常说的"中风",近年来流行病学调查发现,发病有年轻化的趋势。我国脑卒中死亡率为 114.8/10 万[2],也是中国成年人残疾的首要原因[3],不仅影响患者的生命质量,也加重了家庭以及社会的经济负担。中医对于中风的认识也从病名规范、病因病机及治则治法上取得了很大进展。张继东教授从事中医临床工作近 50 年,在继承与发扬的基础上结合自己的临床实践、教学体会及科研成果等,形成了治疗中风的学术思想。现对张继东教授治疗中风病经验整理如下。

第一节　中风中医病名的源流探讨

中风之症,最早见于《黄帝内经》,《灵枢·刺节真邪》曰:"虚邪偏客于身半,其入深,内居营卫,营卫稍衰,则真气去,邪气独留,发为偏枯"。汉代张仲景所著的《金匮要略》首次将"中风病"作为病名使用,《金匮要略·中风历节病脉证并治》云:"夫风之为病,当半身不遂,或但臂不遂者,此为痹。脉微而数,中风使然。"该书将中风的症状加以描述:"邪在于络……肌肤不仁……邪入于脏,舌即难言,口吐涎。"自此之后,虽然有许多关于中风病的论述,但关于其病名并无特别变化,主要从其病因和与其他疾病的鉴别诊断进行论述。

隋唐时期,巢元方在《诸病源候论》指出:"风癔候……病发于五脏者……喉里噫噫然有声,舌强不能言……又名风懿""风痉者,口噤不开,背强而直,如发痫之状""风痱之状…四肢不收,神智不乱,一臂不随者,风痱也。"唐代孙思邈《千金要方》载,"风懿者…咽中塞窒窒然。舌强不能言。""风痱者,身无痛,四肢不收,智乱不甚……夫风痹者，猝不能语口噤，手足不遂而强直者是也。"南宋时期陈言首次提出了"头中风"一词，在《三因极一病症方论·卷二·叙中风论》有中风病专论，其云："人或中邪风…故入脏则难愈，如其经络空虚而中伤者，为半身不遂，手脚瘫痪，涎潮昏塞，口眼歪斜，肌肤不仁，痹瘃挛僻……所以头中风也。"

元末王安道在《医经溯洄集·中风辨》中指出，"人有卒暴僵仆，或偏枯，或四肢不举，或不知人，或死，或不死者，世以中风呼之，而方书亦以中风治之。""殊不知因于风者，真中风也。因于火，因于气，因于湿者，类中风，而非中风也"，这里的"真中风""类中风"应与现代研究的中风为同一范畴。明代楼英力倡"卒中"之名，并以手足不遂、膝脚缓弱、四肢无力、颤掉拘挛等证候描述，其《医学纲目·卷十一·中风》载："中风，世俗之称也。其症卒然仆倒，口眼㖞斜，半身不遂，或舌强不言，唇吻不收是也……其卒然仆倒者，经称为击仆，世又称为卒中。"

清朝李用粹在《证治汇补》中提出了："平人手指麻木，不时眩晕，乃中风先兆"。《临证指南医案》开始用"内风"。清朝张锡纯参合西医观点著《医学衷中参西录》指出："对于内中风一证……令人猝倒僵仆，如风状……可使脑部充血……至于昏厥……若气之上升者过少，又可使脑部贫血，无以养其脑髓神经，亦可至于昏厥。"提出"脑充血"和"脑贫血"证，与当今所称"出血性中风"和"缺血性中风"病机认识相吻合。从中风病病名的变化可以了解到，中国历代医家对中风病的基本认识从中风病的症状表现向病因病机深入发展。

第二节　中风的病因病机

西医一般将中风分为缺血性脑卒中及出血性脑卒中，2008年世界卒中日提出"小卒中，大麻烦"后，小卒中研究成为热点。缺血性卒中危险因素主要包括高血压病、糖尿病、高血脂等。近年发现的新型危险因素包括：高同型半胱氨酸血症，高尿酸血症，糖化白蛋白、蛋白尿增高，排便障碍，PM2.5暴露等，而在自发性多灶性脑出血中，高血压为常见的发病原因，其后依次为血管炎、血管畸形、淀粉样脑血管病、抗凝溶栓药物、脑肿瘤、颅内静脉窦血栓形成等[4]。

祖国医学中,《伤寒杂病论》首开"中风"病症分类及辨证论治先河。汉·张仲景承《内经》的中风理论,于《金匮要略·中风历节病脉证并治》中将中风中于络会导致"肌肤不仁"、中于经则"重不胜"、中于腑则"不识人"、中于脏则"舌即难言,口吐涎"的症状一一列举,就产生了中风的病症分类。亦曰:"浮者血虚,络脉空虚……正气即急,正气引邪,喁僻不遂。"本条文首先通过脉象说明了中风病的病因病机为营卫气血虚弱,正气虚则风邪乘而入络,致经络气血运行痹阻,筋脉失养。

汉代以后,多承《内经》《伤寒杂病论》之说,论中风的病因病机多从"内虚邪中"立论,但在治法上有所突破。晋代葛洪于《肘后备急方·治中风诸急方第十九》中描述中风有"身体不自收""不能语""迷昧不知人者""不省人事""牙关紧急"等症状。巢元方主张中风病的根本为脾胃虚弱。因脾胃虚弱,气血化生不足,气血亏虚,导致卫气不固,外感风邪乘虚侵入,致使气血运行不畅,进而引发风病。唐代孙思邈《千金要方·诸风》中认为中风病多由热引起。因火热内扰,脏腑功能失调是中风病发生的基础,即"凡中风多由热起"。宋代严用和《济生方·中风论治》中按照七情、六淫等病因病机,将治疗方法归为"调气",而后再随证治之,进一步体现了辨证求因思想,而其"扶正祛风"的治疗原则不变。此时期医家多延续前人对中风的认识,在分类和方药上有所发展,而病因病机仍多以内虚外风立论,对于中风症状的描述更加确切,为后世奠定基础。

金元时期呈现百家争鸣之势,医家对中风又有了新的认识,就以前"外风"引起中风病的理论提出了新的见解,该时期医家认为心火暴甚、气血亏虚、外邪侵袭、痰湿生热等因素均可导致中风病的发生,并对外风论提出异议,其中刘完素主火、李东垣主气、朱丹溪主痰,均从内风立论,丰富了内因致中风病的理论。《河间六书》从五志过极化火引发中风的角度,分析中风病因,即"五志过极,卒倒无所皆为热极故也"。刘完素有云:"由乎将息失宜而心火暴甚,肾水虚衰,不能制之,则阴虚阳实而热气怫郁,心神昏冒,筋骨不用,而卒倒无所知也。"认为中风是由于心火旺,肾水虚,水不制火,阳盛阴衰而引发,而心火旺则是由于五志过极化火之故。刘完素将此病的病机归于肾虚,这正是当今脑血管病失语的病机之一[5~6]。张从正在治法上主张汗、吐、下法治疗中风,多用防风通圣散、凉膈散等,沿用至今。李东垣《东垣十书》中提到:"中风者,非外来风邪,乃本气病也。"把中风分为中血脉、中腑、中脏,治疗以发表、攻里、行中道三法为主,与刘完素大体相同。朱丹溪认为中风病主要由痰湿所致,同时将"血瘀致病"的思想引入中风病病因病机中,《丹溪心法》中有"中风大率主血虚有痰,治痰为先",还指出"半身不遂，大率多痰……在右属痰有热，并气虚"，治疗当"养血行血"。朱丹溪认为痰证、气虚是中风发病的重要病机，自此脑血管病的病因彻底转入了内因学说。

明清时期，医家逐渐认识到中风病总属气血、脏腑、阴阳失调，认为中风病发病之标为风火相煽，肝风内动，风痰蒙窍，气血逆乱，上冲于脑。明代李中梓强调中风分闭、脱二证，主张对于中风昏倒者应先顺气后治风，在其《医宗必读》还提出治疗中风的常用方，即"用竹沥、姜汁调苏合香丸"。喻嘉言认为，中风病的根本病因为外风，中风病的病机为外来风邪。因人体正气不足，外邪趁机侵入人体，致中风病的发生。其治疗以驱逐风邪、抵御外风为原则。沈金鳌认为多食肥甘厚味，或饥饱失宜，或偏食日久，以致中焦脾弱，运化、腐熟功能降低，痰湿中生，郁而不化，致血脉运行不畅，发为中风。《杂病源流犀烛·中风源流》曰："肥人多中风……人肥则腠理致密则而多郁滞……故多卒中也。"王清任在《医林改错》中创立了"元气亏损是半身不遂本源"之说，首次提出了中风的气虚血瘀理论，并创立补阳还五汤方，目前仍是治疗中风的代表方。

现代医家认为气血两虚为中风的病因病机，初期以风、火、痰、瘀为主，后期以虚、瘀为主，从而引起气血逆乱、阴阳失调、直冲犯脑，导致血溢脉外或脑脉痹阻，前者为出血性中风，后者为缺血性中风。张伯龙认为中风病的原因为肝阳上亢，肝风内动。其在《雪雅堂医案》中言："皆由木火内动，肝风上扬……肢体不用诸症。"任继学认为中风病的发生是由于机体正气不足，外邪侵入，引动内风或因其他诱因等导致内风，使血液运行失常，溢于脉外则为出血性中风，痰、瘀等病理产物瘀滞脉内则为缺血性中风。王永炎提出中风病的"毒损脑络"学说，其认为中风病发病是由于毒邪损伤脑络，气血运行功常，使脑神失去濡养，进而神机失固，导致半身不遂、神昏晕厥等病理状态。卢尚岭教授认为中风病的标为痰火瘀滞，本为气机升降逆乱，其病理产物（痰、火、瘀、滞）是由气机升降逆乱、气血津液运行不畅引发，而气机逆乱当责之于肝脾，因脾胃在中焦，是气机升降的枢纽。卢万义教授则认为，中风病的发病基础为脾胃运化失调，主要病机为痰瘀阻络。

中医内科学将中风的病因归为四大方面：正气不足，风邪入中；劳倦内伤，阴阳失调；饮食不节，痰湿阻络；五志过极，气血逆乱。其基本病机在于风（肝风、外风）、火（肝火、心火）、痰（湿痰、风痰）、气（气虚、气逆）、血（瘀血）、虚（阴虚、气虚）等因素相互影响，在一定条件下突然发病，致阴阳失调、气血逆乱而发病。临床上根据病情的轻重、病位的深浅，将中风分为中经络、中脏腑两大类。

张继东教授认为本病以阴阳偏盛、气血逆乱为本，以风火交煽、痰瘀毒壅塞为标，以本虚标实、上盛下虚为病机特点。"风"指肝风，肝阳上亢或肝阳暴张，可化肝风，肝风一动，气血挟痰挟火随之上冲，可致脑出血。"火"指肝火、心火，火与肝阳上亢常同时并存。火可以伤阴，加重肝阳之亢；火可以煎津成痰，灼血成瘀；火能助长风势。火热之邪可蕴结成毒，扰神损脑。"痰"指痰湿、风痰，痰湿多与瘀血互结，痹塞于脑脉，并且痰多随肝风上逆，蒙蔽清窍。"瘀"指瘀血，瘀血阻塞脑脉，气血运行受阻，则出现中风偏瘫诸症。瘀血与痰湿相互影响，常表现为痰郁互结。"气"指气虚，老年人脏腑功能减退，肾气渐虚，气化功能不足，故常有气虚。气虚运血无力，则生瘀血。气虚又可影响水液代谢，如脾气虚则水湿不运而形成痰湿。"虚"指肝肾阴虚，肝肾阴虚是肝阳上亢的发病基础，阴阳失衡，阴虚则阳亢，阳亢则可化生内风。

张继东教授认为气行则血行，气滞则血瘀。年老体弱，气血不足，气虚则血行迟缓，血流不畅，可出现血瘀凝滞，脑脉不通，从而导致中风的发生。如《素问·阴阳应象大论》云："年四十，而阴气自半也，起居衰矣。"李东垣《医学发明》云："此中风者非外来风邪，乃本气自病也。凡人年逾四十，气衰之际，或忧喜愤怒伤其气者，多有此疾。壮盛之时无有也"，说明此病的形成乃"本气自病"，并指出"壮盛之时无有"，多发于四十岁以后"气衰之际"。临床中，中风病中老年人居多，多有气虚，确属经验之谈。

"虚"为阴虚、气虚，水生木，肝木赖肾水滋养。肾阴亏虚，水不涵木，则肝阳亢盛，阳动化风，而见头痛眩晕、耳鸣眼花等症，甚至突然昏仆、口眼歪斜、肢体偏废、语言蹇塞，而引发中风。叶天士认为精血不足为中风病的病因，因精血亏虚，肝火旺盛，气随火而上逆，肝阳上亢而引起中风，即"乃身中阳气之变动，肝为风脏，因精血衰耗，水不涵木，木少滋荣，故肝阳偏亢，内风时起"。张伯龙《类中秘旨》亦云："由于真水不足，不能涵木，肝阳内动，生风上扬。"其"上实则假实，下虚则真虚"。"肝之病无不本乎阴虚，但此病既发，无不挟痰浊上扰"。张继东教授认为肝为藏血之脏，阴不足则血燥，肝阳化火生风，风火相煽，熬津成痰。"风阳上僭，痰火阻窍，以致营卫脉络失和，肢体偏废"。高血压病属肝阳上亢者较多，阳亢生风上扬，常挟有痰浊、瘀血上壅脑脉清窍，而引发脑血管病变。

饮食起居无常，或劳烦过度、五志过极等，可致火盛水衰，肾水虚损，水不济火，则心火暴盛，火盛血逆，上冲犯脑，可致中风。刘氏在《素问病机气宜保命集·卷中》有言："风本生于热，以热为本，以风为标，言风者，热也，热则风动。"又言："中风瘫痪者……而心火暴盛……热气怫郁……卒倒无所知也。"张继东教授临床研究发现因水虚火盛而致中风者，较为少见，每多为水虚而心肝火俱盛，常因暴怒所诱发[7~8]。

张继东教授指出肝阳上亢之人，复因暴怒伤肝，而致肝阳暴张，阳亢风动，气血上逆，直冲犯脑，络破血溢，壅塞经络，则发中风。临床上因大怒而中风者，屡见不鲜。如《素问·调经论》云："血之与气，并走于上，则为大厥，厥则暴死，气复反则生，不反则死。"张伯龙认为中风病的原因为肝阳上亢、肝风内动，其在《雪雅堂医案》中言："皆由木火内动，肝风上扬……肢体不用诸症。"张教授认为肝阳暴张不仅可由大怒引起，其他剧烈情志刺激和体力劳动等，均可使肝阳暴张，诱发此病。肝阳暴张，血之与气，行走于上，可引起两手握固、牙齿紧闭之闭症。若气血逆上，元气衰弱，阴阳离决，亦可出现脱证。此种情况临床上较为多见，尤其素有高血压病的患者，容易因暴怒而导致肝阳暴张，气血逆乱，上扰清窍，而突发脑出血。

张教授认为痰湿素盛、痰火阻络也是中风病的主要病因。朱丹溪《丹溪心法》指出："湿土生痰，痰生热，热生风也。"肥胖之人素体湿盛，而又嗜食肥甘厚味，饮酒无度，失于节制，脾胃被伤，健运失司，聚湿成痰，痰郁化热，痰热互结，壅滞经脉，上蒙清窍，或因肝火挟痰浊上逆，发为中风。孙光荣教授[9]倡导中风病的病机为"痰瘀阻络"，因痰瘀阻滞，气血运行不畅，发为中风病。治疗时应当益气化痰、活血通络，使用化痰通络汤治之。张继东教授指出中风患者中肥胖之人尤为多见，且并常伴有高脂血症、高血压病、冠心病及糖尿病等疾病。随着生活水平的提高，超重及肥胖者也越来越多，故现在尤须注意本病的预防，应加强健康教育，控制饮食，增加运动，积极治疗本病的危险因素如高脂血症、高血压病等，对于降低本病的发病率具有重要的意义。

内生毒邪是在病理条件下，代谢产物蓄积体内而产生的病理产物。毒邪多在痰浊、瘀血的基础上产生，痰瘀滞遏气机，郁而化热，火热蕴结于体内，毒邪乃生。如尤在泾《金匮要略心典》云："毒者，邪气蕴蓄不解之谓。"王永炎提出中风病的"毒损脑络"学说，其认为中风病发病是由于毒邪损伤脑络，气血运行功能失常，使脑神失去濡养，进而神机失固，导致半身不遂、神昏晕厥等病理状态[10]。内生毒邪作为一种剧烈的致病因素，最易损伤脏腑，扰神闭窍，损害脑髓，一旦形成则使病情迅速加重，可出现闭症或脱证之危候。如王肯堂《证治准绳》云："盖髓海真气之所聚，卒不受邪，受邪则死不可治。"名医的精辟论述，与张继东教授的观点相符。

第三节　中风的诊断与鉴别诊断

一、诊断

中风具有突然昏仆、不省人事、半身不遂、偏身麻木、口眼歪斜、语言不利等特定的临床表现。轻症仅是眩晕、偏身麻木、口眼歪斜、半身不遂等。

本病多急性起病，好发于 40 岁以上年龄。发病之前多有头晕、头疼、肢体一侧麻木等先兆症状。常有眩晕、头痛、心悸等病史，病发多有情志失调、饮食不当或劳累等诱因。

颅脑 CT 或磁共振检查，可以确诊。

二、鉴别诊断

1. 中风与厥证

厥证也有突然昏仆、不省人事之表现，一般而言，厥证神昏时间短暂，发作时常有四肢厥冷，移动可自行苏醒，醒后无半身不遂等症状。

2. 中风与痉证

痉证以四肢抽搐、项背强直，甚至角弓反张为主症。痉证的抽搐时间长，中风抽搐时间短。

3. 中风与癫痫症

癫痫症发作时起病急遽，突然昏仆倒地，与中风相似，但癫痫症为阵发性神志异常的疾病，卒发仆地时常口中作声，如猪羊啼叫，四肢频抽而口吐白沫；中风则仆地无声，无口吐涎沫的表现。癫痫症之神昏多为时短暂，可自行苏醒，醒后一如常人，但可再发。中风患者昏仆倒地，其神昏症状严重，持续时间长，难以自行苏醒，需及时治疗可逐渐清醒，醒后多伴有半身不遂等后遗症。

第四节 中风恢复期的辨证论治

中风急性期病情一般较重，病情变化快，多伴有神志不清、肢体瘫痪、口眼歪斜等，多建议中西医结合及时施救，有时虽经及时救治，仍可能留有不同程度的后遗症。因此加强中风恢复期的治疗，对减轻病残程度、提高生存质量具有重要意义。张继东教授认为本病临床常见阴虚风动、气虚血瘀、痰热内蕴、肾虚血瘀四证。同时根据中风本虚标实的病机，治本以补益正气为主，兼补肾气，治标以活血化瘀、化痰为重点，酌情应用理气、行气、通络之法。

一、气虚血瘀

本证多发为老年患者，发病前多有肢体麻木、沉重无力、头晕头重，发病后症见半身不遂，口眼歪斜，言语不利，偏身麻木，神疲乏力，自汗心悸，舌质淡暗或有瘀斑，舌下络脉暗紫，苔薄白，脉沉细或弦细。患者因年老体衰，气血运行不畅，瘀血停留，络脉瘀阻，而发中风。治宜益气活血，化瘀通络。方用补阳还五汤加减，药用：黄芪60g，当归15g，川芎12g，赤芍15g，桃仁10g，红花10g，地龙12g，丹参30g，葛根30g。

气虚重者重用黄芪并加党参，瘀血重者加用水蛭、鸡血藤，肢体瘫痪、麻木或口眼歪斜者可加用蜈蚣、全蝎等，筋脉拘急、屈伸不利者可加用钩藤、鸡血藤等，肢体不温者可加用桂枝，言语不利者可加郁金、菖蒲，失眠多梦、心悸胆怯者酌情加用炒枣仁、夜交藤、珍珠母、生龙骨、牡蛎，偏瘫侧肢体水肿者加用茯苓、薏苡仁、猪苓、泽泻等，大便稀溏者加茯苓、白术、党参，小便失禁者加用熟地、益智仁等。

舒脉胶囊由黄芪、丹参、三七、水蛭、土鳖虫、麝香、瓜蒌皮组成，是张继东教授多年临床经验的精华。胡连海等[11]观察气虚血瘀型缺血性脑卒中，在常规西药治疗的基础上，加服益气活血、通经活络的舒脉胶囊，能显著降低血浆GMP－140、D－D含量，对脑卒中患者预后发挥积极治疗作用。

舒脉胶囊益气活血、通经活络，佐以化痰。方中黄芪补气且力专善走，周行全身以利血行；瓜蒌化痰散结，能利气开瘀；麝香气极香，走窜之性甚烈，有很强的开窍通闭、辟秽化浊作用；三七、丹参、土鳖虫、水蛭破血逐瘀、通经活络。现代药理研究表明，黄芪中的总黄酮、总皂甙等能促进超氧化物歧化酶和纤溶酶原激活剂活性。丹参具有明显的抗血栓形成作用，使血小板的聚集强度明显下降，血小板黏附性明显降低。三七中的人参皂甙及黄酮类成分可使血小板内 cAMP 含量增加，减少血栓素 A_2 的生成，抑制血小板的聚集强度。瓜蒌亦对血小板聚集有明显抑制作用，并有一定的促解聚作用，减轻血栓形成。土鳖虫中的丝氨酸蛋白酶，具有纤溶酶原激活作用，能明显缩短体外血栓长度，减轻血栓重量。水蛭素能抑制纤维蛋白原的凝固，抑制凝血酶催化的血瘀反应。

二、阴虚风动

此证在发病前患者多有高血压病史，肝肾阴虚，肝阳上亢，因情志不遂或过度烦劳，导致肝阳暴张、肝风内动，发病后患者多血压仍高。症见眩晕，心烦口苦，失眠多梦，口眼歪斜，言语謇涩，半身不遂，舌质暗红或绛，苔少或黄，脉弦或滑。此为高血压日久，肝肾之阴暗耗，肝风内动之证。治宜滋养肝肾，镇肝息风，活血通络。方选天麻钩藤饮合镇肝息风汤加减，药用：天麻 12g，钩藤 10g，白芍 15g，生地 15g，当归 15g，生龙骨 30g，生牡蛎 30g，石决明 30g，怀牛膝 30g，夏枯草 15g，地龙 12g，丹参 30g，黄芩 12g，桑寄生 20g。

若心烦失眠者，可酌加黄连、栀子、夜交藤；兼有痰热者，可加瓜蒌、天竺黄；言语不利者，加远志、郁金、石菖蒲。

病案举例：患者侯某，女，76 岁，脑梗死病史 2 年余，一直服中西药治疗，并定期复查，未见新发梗死灶。1 个月前因生气后出现头晕、耳鸣、口苦等症状，未予特殊处理。既往患者有高血压病史 15 年，2 型糖尿病病史 4 年。现患者左侧肢体活动不利，口舌略歪斜，言语欠清晰，双下肢麻木明显，烦躁失眠，眩晕耳鸣，手足心热，口苦，舌暗红，少苔，脉细弦数。检查血压 165/95mmHg，心率 90 次/分。外院行颅脑 CT：多发性脑缺血灶。

中医诊断：中风后遗症（阴虚风动血瘀）。

西医诊断：脑梗死后遗症、高血压病、2 型糖尿病。

治疗原则：滋养肝肾，镇肝息风，活血通络。

处方：天麻 18g，钩藤 24g，怀牛膝 12g，生龙骨 30g，生牡蛎 30g，生杭芍 18g，玄参 15g，天冬 15g，川楝子 12g，丹参 30g，栀子 9g，生麦芽 18g，茵陈 12g，甘草 6g。服 7 剂，诸症减轻，头晕失眠明显好转，麻木减轻，偶有心烦，脉沉细，舌淡暗苔白。原方加淡豆豉 6g，继服 7 剂，诸症悉平，效不更方，继服 7 剂以资巩固疗效。经随访病情稳定，可进行较轻微活动，各项症状明显减轻。

按语：患者年迈气阴两虚，血行不畅，日久则瘀血内停，络脉不通，加之情志不遂、肝风内动。方中天麻、钩藤平肝息风；川牛膝引血下行，并能活血利水；栀子清肝降火，以折其阳亢；龙骨、牡蛎、龟板、白芍益阴潜阳，镇肝息风；玄参、天冬下走肾经，滋阴清热，合白芍滋水以涵木，滋阴以柔肝。肝为刚脏，性喜条达而恶抑郁，过用重镇之品，势必影响其条达之性，故又以茵陈、川楝子、生麦芽清泄肝热，疏肝理气，以遂其性，甘草调和诸药，合生麦芽能和胃安中为使。诸药共用可达到滋阴潜阳、调理脏腑阴阳平衡的目的，且随症加减，有效改善患者各项中医证候。

三、痰热内蕴

本证患者多饮食不节，嗜食肥甘，饮酒无度，酿生痰热，痰浊阻于脑络所致。在发病前多有痰热征象，如头重如裹、眩晕恶心等症。发病后症见半身不遂，口舌歪斜，言语謇涩，大便秘结，痰多，舌质暗红，苔黄腻，脉弦滑。治宜清热化痰，通腑息风。方选小承气汤加减，药用：生大黄6g，瓜蒌30g，胆南星6g，枳实12g，厚朴12g，石菖蒲12g，丹参30g，陈皮12g，黄芩12g。

若药后大便仍不通者，可加大大黄的剂量，或加芒硝；津亏便秘者，酌加生地、麦冬、元参、白芍、郁李仁、火麻仁等。本证大便不通者，一定要通其大便，清除肠道积滞，使腑气畅通，腑气畅通则浊邪不能上扰神明。

病案举例：患者李某，男，45岁。高血压病史10余年，脑出血术后3年，坚持康复治疗，恢复良好。患者有饮酒史近30年，平素嗜食肥甘厚腻，近半年来患者自觉头晕明显，头沉重感明显，偶有恶心，无明显呕吐症状，遂来门诊求医，曾行颅脑磁共振及电子胃肠镜检查，现患者口服胞磷胆碱钠（思考林）、拜阿司匹林、脑心通等药物治疗，现患者头晕、头沉重感明显，左上肢麻木，触觉敏感度减低，偶有恶心，晨起痰多，不易咳出，心烦易怒，失眠，大便黏，不易排出，舌质淡暗，苔黄腻，脉弦。

理化检查：血压145/90mmHg，心率80次/分。颅脑磁共振示：血肿较前基本吸收，枕骨局部术后缺损。电子胃镜示：慢性浅表性胃炎。

实验室检查：血清胆固醇5.13mmol/L，低密度脂蛋白4.12mmol/L，血清同型半胱氨酸（Hcy）21.6μmol/L。

中医诊断：中风后遗症（痰热内蕴）。

西医诊断：脑出血后遗症、高血压病、高脂血症、慢性胃炎。

治疗原则：清热化痰，通腑息风。

处方：大黄 9g，瓜蒌 30g，陈皮 12g，杏仁 9g，枳实 12g，郁金 12g，茯苓 15g，制半夏 9g，石菖蒲 12g。并加用阿托伐他汀钙片降脂，嘱患者调整生活方式，清淡饮食，忌烟酒，适量活动，减轻体重。服 6 剂后二诊，诸症减轻，精神转好，全身有力，效不更方，继服 6 剂。三诊诸症消失，近日睡眠欠佳，多梦。前方加炒枣仁 18g，云苓 9g，继续服 6 剂，以资巩固。

按语：朱丹溪指出："半身不遂，大率多痰……在右属痰有热并气虚。"头为诸阳之会，脑为清灵之府，精气得以上输于头，则脑目清明。张继东教授认为该患者体型肥胖，由于"肥人多痰"，并此人恣食肥甘厚腻，久而生痰，痰浊阻络，阻碍气机正常升降，浊阴不降则清阳不升，故见头晕，痰热互结瘀阻脑络，致腑气不通，大便秘结。大黄苦寒，泻热去实、推陈致新，厚朴苦辛而温，行气除满，枳实苦而微寒，理气消痞，三药合用，共成通便导滞之剂，杏仁降气，瓜蒌子化痰，两者都具有润肠通便作用，使邪从下行而有出路；配石菖蒲、郁金清热化痰、芳香开窍；黄芩苦寒，善能清中焦火；加茯苓健脾渗湿，半夏燥湿化痰；陈皮理气健脾、燥湿化痰，以利中焦得复。全方共奏通腑、化痰、开窍之功。

四、肾虚血瘀

本证患者多有糖尿病、高血压、高脂血症等病史，久病及肾，肾精亏虚，不能充养脑髓，髓海空虚，瘀血阻络，而发本证。症见偏瘫麻木，言语不利，眩晕头痛，健忘耳鸣，表情呆滞，舌暗红，苔薄白，沉细或细弦。治宜益肾填精，活血通络。方选左归丸合补阳还五汤加减，药用：黄芪 50g，熟地 20g，山茱萸 18g，枸杞子 20g，菟丝子 20g，怀牛膝 20g，山药 15g，当归 12g，川芎 12g，赤芍 15g，地龙 12g，桃仁 10g，红花 10g，丹参 30g，郁金 12g。

气虚甚者，加党参；瘀血甚者，加水蛭或土鳖虫、鸡血藤；血压高者，加杜仲、桑寄生、钩藤、决明子等；糖尿病者，加女贞子、玉米须、葛根、地骨皮、黄精等；血脂高者，加生山楂、决明子、黄精、制首乌、葛根等；兼有痰湿者，加石菖蒲、远志。

病例：患者王某，男，78 岁。患者既往有糖尿病病史 16 年，口服二甲双胍、格列美脲控制，冠心病病史 10 余年，平素口服曲美他嗪、单硝酸异山梨酯缓释片、倍他乐克缓释片，2 年前出现头晕，记忆力减退，近事易忘，未予治疗，症状逐渐加重，近 1 个月来患者记忆力明显减退，反应说话颠三倒四，倦怠嗜卧，便秘。

颅脑磁共振示：多发性腔隙性脑梗死；脑萎缩。现患者表情淡漠，神情呆滞，倦怠少言，齿发稀疏，谵语妄言，纳食少，遗尿，便秘。舌暗红、苔白腻，脉弦细。

中医诊断：中风（肾虚血瘀）。

西医诊断：①血管性痴呆；②脑梗死；③2 型糖尿病；④冠状动脉粥样硬化性心脏病。

治法：补肾填精，活血开窍。

药用：黄芪 30g，熟地黄 24g，山药 20g，枸杞 15g，山茱萸 12g，川牛膝 9g，菟丝子 18g，当归尾 12g，赤芍 15g，地龙 6g，川芎 6g，红花 6g，桃仁 6g，甘草 6g。14 剂，水煎服，早晚分服。

二诊：倦怠嗜卧症状消失，能回答简单问题，大便已通，夜寐欠安，易醒，纳食少。舌暗，苔薄白，脉弦细。上方黄芪改为 40g，加首乌藤 30g，酸枣仁 24g，焦三仙各 9g。继服 2 个月。随访患者，患者病情基本稳定，反应略有迟钝，生活基本恢复正常。

按语：《杂病源流犀烛·中风》记载"中风后善忘"，说明中医学对血管性痴呆亦有相关认识。中医学认为中风的病位在心，与脾肾关系密切。《医学入门》指出："诸髓皆属于脑，而肾实主之。""脑为髓海"，肾藏精，生髓以充养骨髓，所以脑与肾的关系十分密切，治脑当从治肾入手。张教授认为肾为先天之本，肾藏精、生髓。脑为髓之海，脑髓是由肾精所化生。唐容川云："事物之所以不忘，赖此记性，记在何处，则在肾经。益肾生精，为髓，而藏于脑中"。此患老年男性，病程较长，虽有突发症状加重，但刻下症以虚证表现为主，脾肾亏虚为本，痰瘀闭窍，故治疗予以健脾补肾治其本，活血化痰治其标，辅以开窍通络药物。方中重用熟地黄滋肾益精，生黄芪补益元气，意在气旺则血行，瘀去络通，枸杞子补肾益精、养肝明目，菟丝子性平补肾，以上为补肾药组。佐山茱萸养肝滋肾、涩精敛汗，山药补脾益阴、滋肾固精，牛膝益肝肾、强腰膝、健筋骨、活血，既补肾又兼补肝脾。当归尾活血通络而不伤血，赤芍、川芎、桃仁、红花协同当归尾以活血祛瘀；地龙通经活络，力专善走，周行全身，以行药力。全方共奏益气补肾、活血通络之功。二诊夜寐欠安，易醒，纳食少，原方黄芪加量，加首乌藤、酸枣仁以养心安神，加焦三仙助脾胃运化。

第五节　中风的预防与调护

预防中风要从病因开始，及时发现中风的先兆、症状，并积极治疗，以防不良后果发生，才是最好的选择。

建立健康的饮食习惯，多吃新鲜蔬菜和水果，低盐饮食，少吃含脂肪高的食物和肥肉以及动物内脏等。

适量运动以增加热量消耗。

服用活血药物，以预防动脉粥样硬化，血管运行不畅。

控制基础疾病与其他疾病。

第六节　临证注意事项

一、益气活血通络法是重要治法

本病急性期多以风火痰热为主，随着疾病的发展，病势渐缓，兼有正虚之证，以虚实夹杂为特点。虚者多为气虚，实者多为瘀血。《难经》曰：气者，人之根本也。气为血之帅，气能生血、行血、摄血。若气虚，摄血无力，可致血溢脉外，久而成瘀；气虚行血无力，血行迟缓，凝滞脉中，形成瘀血。中风多见于中老年人，人之中年，元气渐虚，统血及摄血之力渐弱，容易引发中风。《杂病源流犀烛》中谈到，人至五六十岁，气血就衰，乃有中风之病，少壮无是也。由此可见，中风，不论是脑梗死还是脑出血，大都有不同程度的气虚及瘀血阻滞脑络的表现，故气虚血瘀是本病的重要病机，益气活血通络是本病的重要治法，但是临床也并非全都表现为气虚血瘀，临证时一定要注意辨证，分清主次，或以痰热为主，或以肾虚为主，或兼有肝风内动，或兼有痰热、痰浊，临证用药时应根据病情灵活掌握益气活血之药的用法。

应用黄芪时应逐渐加量，不宜一开始即用大量，一般可用至 30～100g，黄芪补而寓通，能调血脉，流行经络。明代李中梓《医宗必读》中说："治风先治血，血行风自灭"。活血通络之药多贯穿中风治疗的始终。活血化瘀药常用当归、川芎、丹参、地龙、桃仁、红花、赤芍、鸡血藤等，通络之药常用蜈蚣、水蛭、土鳖虫等，此类药物对改善脑循环有积极的疗效。需要注意的是，活血通络之药不可过量，随着病情的好转，应逐渐减少，以防克伐正气，或因活血过度而致出血。益气及活血药物能减少脑组织水肿和坏死灶周围炎性细胞浸润，清除氧自由基，降低血黏度，改善血流变，调节血脂等。

二、补肾活血是常法

中风多发生于中老年人，此类人群肾气渐亏，脑髓失养，脑髓空虚则血流不畅，导致髓亏瘀阻，这也是中风的重要病机之一。故临床上张继东教授多用补肾填精法治疗中风，常用药物有枸杞子、制首乌、山萸肉、菟丝子、女贞子、益智仁、山药、黄芪等。

三、同时治疗原发病

要重视原发病如高血压、高脂血症、糖尿病等疾病的治疗，这些疾病均能损伤血管内皮，导致动脉硬化，造成气血的逆乱并形成痰浊、瘀血，从而引发脑血管病。因此在治疗本病的同时，应积极防治原发病，不仅可以提高疗效，也可以防止复发。

四、针灸及康复治疗是中风患者不可缺少的重要措施

应及早开始针灸治疗或康复锻炼，恢复期更应加强康复锻炼，旨在改善功能和防止功能退化，可在家人的帮助下进行。研究表明，中风患者早期康复治疗能有效促进偏瘫软弱无力肌群的收缩，改善肌肉集群间协调功能的恢复。针刺可直接扩张血管、改善血供、提高脑缺血区神经细胞的功能活动等。针灸和康复疗法可交替进行。

五、心理疏导

做好心理疏导非常重要，中风患者由正常人突然半身瘫痪，口眼歪斜，不能言语，卧床不起，生活不能自理，心理上无法接受，常处于极度悲观、恐惧、自卑、抑郁等状态。医生和家属应尽量多给予爱心，精心诊治，细致护理，疏导心理，消除不良情绪，增强信心，逐渐使患者面对疾病，耐下心来，主动配合治疗。

六、预防中风的发生

中医学自《内经》始就强调治未病，本病的预防极为重要。中风发病多有先兆，如患者突然出现头晕或头重如裹，一过性的失语、失明、手足无力及走路向一边倒等症状，应及时就诊，及时检查，尽早治疗，这样就有可能阻止中风的发作或发展。

七、典型病案

病案 1：患者张某，男，77 岁，既往"高血压"病史 10 年余，最高血压达 160/100mmHg，目前口服拜新同，自诉血压控制平稳。糖尿病病史 10 余年，平素血糖波动于 7~10mmol/L。患者分别于 9 年前及 1 年前发生两次脑梗死，并进行住院治疗，目前服用外院中药及拜阿司匹林治疗。现患者头晕，右侧肢体活动欠利，口干，伴有畏寒，手足不温，四肢乏力，腰膝酸软，纳欠佳，偶有腹部胀痛不适，大便 3 次/日，不成形，夜尿 3~4 次，夜寐可，舌暗红，苔薄白，边有齿痕，脉弦细。行头颅 MRI：双侧额叶、左侧顶叶及双侧侧脑室多发缺血灶。初诊查体：言语清晰，对答切题，双额纹对称，双眼球各方向活动，无受限，眼震（-），双侧瞳等大等圆，光反射灵敏，双侧鼻唇沟对称，口角无偏斜，伸舌居中，悬雍垂居中，双软腭上抬有力，咽反射灵敏，四肢肌张力可，右上肢肌力Ⅳ级，右下肢肌力Ⅴ⁻级，左侧肢体肌力Ⅴ级，腱反射对称（+），病理征未引出，共济试验未见异常。张教授辨其为中风气虚血瘀证，予益气补肾、活血通络法治疗，组方：黄芪 40g，当归 12g，川芎 10g，白芍 12g，赤芍 15g，地龙 18g，红花 12g，桃仁 9g，葛根 20g，制首乌 15g，菟丝子 15g，郁李仁 20g，火麻仁 20g。7 剂，每日 1 剂，分早晚 2 次温服。监测血压、血糖。

二诊：患者诉畏寒、四肢乏力、腰膝酸软等症状较前缓解，头晕头痛发作频率减少，程度较前减轻，右上肢活动仍欠利，大便仍干结，夜尿 1 次/夜。张教授嘱其继续坚持服药，上方加厚朴 12g，枳实 12g，肉苁蓉 20g。继服 14 日后复诊。

三诊：自诉诸多不适都逐渐缓解，右上肢行为能力较前加强，大便 2 日一次，排便通畅。效方继服。目前患者每月仍来门诊随访，各种不适症状基本消失，肌力已逐渐恢复正常。

按语：头为诸阳之会，脑为清灵之府，精气得以上输于头，则脑目清明。患者年老体虚，耗伤气血，使血行无力成瘀，若停于脑窍，阻滞脑络，则使髓海之中气血不能相继，失于润养而成眩。患者年老脾肾渐亏，肾气不足则腰膝酸软，夜尿次频，失于蒸化，津不上承则口干，脾气不足则运化无力，故见纳差，腹胀不适，大便不成形。卫阳亏虚，难以温分肉，肥腠理，故见畏寒；无以推动血液运行，四肢不充，故见肢冷乏力。张继东教授指出，患者久病必虚，久病多瘀，此证气虚为本，血瘀为标。予补阳还五汤加减，方中以黄芪补元气，当归、穿芎活血化瘀，地龙通行经络，气旺则血行，瘀去则络通。赤芍、白芍并用，活血止痛之中兼顾养血，以其瘥差，易伤阴血故也。予菟丝子、制首乌补肾，桃仁、红花活血祛瘀，兼润肠通便，加用火麻仁、郁李仁治疗血虚津亏，肠燥便秘。全方气血兼顾，相得益彰。

病案2：高某，女，59岁。既往无慢性病病史，1年前突发脑梗死，经治疗后，现患者仍有言语不利，双腿乏力不能站立，半月前自觉乏力症状较前加重，伴头晕，遂来诊。现患者四肢严重乏力并麻木，足不能站，手不能伸握，头晕，嗜睡，饮食尚可，有时口苦，小便黄，大便秘结，舌苔黄厚，脉象沉细涩。行颅脑核磁共振（MRI）检查，诊断为：多发性腔隙性脑梗死、脑动脉硬化。颈动脉超声：左侧椎动脉狭窄并供血不足，左侧颈动脉硬化并斑块形成。诊断：中风（痰浊阻络）。西医诊断：脑梗死。治法：扶正祛风，涤痰通络。处方：黄芪30g，茯苓20g，姜半夏9g，当归20g，川芎20g，地龙20g，桂枝、僵蚕各15g，生甘草9g，竹沥20g。

二诊：服上方10剂后，该患舌强语謇有所改善，患肢仍活动不利，小便正常，大便秘结。神志较前明显改善，思睡好转，舌红、苔薄腻，脉尺部沉细。上方黄芪改为40g，加葛根30g，继服10剂。

三诊：患者神志清，思睡明显好转，言语不利有所好转，患肢活动不利明显改善，仍有便秘，脉弦沉细。上方加全瓜蒌20g，玄明粉5g。四诊：该患腑气已通，二便正常，神志清，舌强语言不利明显好转，活动不利亦明显好转，生活能够自理，嘱停药。

按语：该患为老年女性，既往患有中风，并留有半身不遂等后遗症，阳气早亏，营卫闭塞不行，加之痰阻心脾之络，故舌强语謇，半身不遂加重；痰湿稽留，风性上升，痰湿随之，阻于廉泉，阻塞神明也，故神志似明似昧、思睡；痰热郁闭，腑气不通，故大便秘结；肾气尚存，故小便正常。方中黄芪益气扶正，使气旺血行，瘀去络通；当归、川芎行气活血通络；竹沥滑痰利窍。《本草衍义》云："竹沥行痰，通达上下百骸毛窍诸处……人事昏迷者可省，为痰家之圣剂也。"《世补斋医书》云："茯苓一味，为治痰主药，痰之本，水也，茯苓可以行水，痰之动，湿也，茯苓又可行湿。"故用茯苓健脾祛湿，姜半夏温化痰湿，两者共奏涤痰之效；僵蚕祛风化痰通络，能解络中之风；地龙通经活络，力专善走，周行全身；瓜蒌、玄明粉行气通腑。张继东教授特别提出中风时一定要顾护正气，"阳气者，若天与日，失其所则折寿而不彰"，正气充足，诸症迎刃而解。

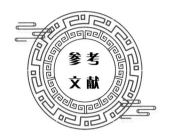

［1］孙光华，周君，周桂娟，等．580例脑卒中运动障碍患者针刺配合物理治疗的回顾性研究［J］．辽宁中医杂志，2019，46（10）：2039－2042．

［2］郭伟，李斗，彭鹏．急性缺血性脑卒中急诊急救中国专家共识2018［J］．中国卒中杂志，2018，13（9）：956－967．

［3］陈楠，刘宇，路国贤．脑卒中患者内分泌代谢改变［J］．继续医学教育，2019，33（4）：90－91．

［4］孙志，邢效如，揣兰香，等．青年脑出血患者的临床特点及发病危险因素分析［J］．医学信息（上旬刊），2018，31（6）：88－90，94．

［5］赵耀武，张斌，张文亮．滋阴补肾法治疗中风恢复期的用药规律研究［J］．时珍国医国药，2010，21（3）：677．

［6］刘燕妮，门咏梅．补益肝肾方治疗中风病临床观察［J］．辽宁中医药大学学报，2009，11（12）：95．

［7］吴思琪，欧阳八四．透刺法治疗肝肾亏虚型卒中后抑郁临床观察［J］．山西中医，2020，36（5）：39－41．

［8］孙佳文，谭郡，兰伟文，等．从肝论治卒中后抑郁症［J］．湖北中医药大学学报，2020，22（2）：52－54．

［9］翟磊．孙光荣教授运用中和思想诊疗中风的经验［J］．国医论坛，2014，29（06）：12－14．

［10］张丽梅，胡元会，陈锦．王永炎教授学术思想及临证经验总结［J］．中国当代医药，2018，25（1）：139－143．

［11］张继东，胡连海，朱媛媛．舒脉胶囊治疗缺血性脑卒中的临床研究．［J］．山东中医杂志，2002，21（1）：13－14．

（任　敏）

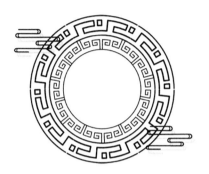

第九章

脑动脉硬化症辨治经验

脑动脉硬化症是指脑动脉粥样硬化、小动脉硬化、玻璃样变等动脉管壁变性所引起的非急性、弥漫性脑组织改变和神经功能障碍。脑内动脉粥样硬化会导致脑血流量减少，从而引起以慢性缺血性脑功能障碍为特征的疾病。临床表现为神经衰弱、动脉粥样硬化性痴呆、假性延髓麻痹等慢性脑病表现。本病常发生于中老年人，起病缓慢。

张继东教授在心脑血管疾病辨治方面有着丰富的经验，以中西医结合各取所长，对心脑血管疾病的病因、诊断、治疗及预防作用，进行深入的研究。针对张继东教授治疗脑动脉硬化症经验整理如下。

第一节　脑动脉硬化症中医病名的源流探讨

传统中医无脑动脉硬化症的病名，但古代中医对于脑动脉硬化症的相关探索有着久远的历史，根据其临床特征及发展演变规律多归属于中医学"眩晕""头痛""不寐""健忘""痴呆"等疾病范畴。

中医对脑动脉硬化症的最早描述见于《内经》，基于症状表现及病机特点，《黄帝内经》有"善忘""喜忘"等病名记载，这是最早出现关于本病的相关记载。东晋葛洪《肘后方》载"治人心孔昏塞多忘喜误方"，提出"多忘"的病名，并开立相应的方药来治疗本病。唐代孙思邈《备急千金要方》载有"好忘"，并立开心散等方来治疗本病。最早出现"健忘"一词的是北宋王怀隐等编著的《太平圣惠方》，其后诸代医家均以"健忘"作为病名，并沿用至今[1]。王永炎、张伯礼两位院士主编的《中医脑病学》指出健忘是指因各种原因所致脑髓不足、脑髓失养，或神明被扰之证，表现为记忆力减退、遇事易忘的一种病症。与生性迟钝、天资不足者不同，健忘多与心悸怔忡、眩晕、不寐同时兼见。健忘以虚损为本，临床多见虚实夹杂证[2]。

痴呆又称呆病，是一种以获得性智能缺损为主要特征的病症，其损害的程度足以干扰工作或日常生活活动。明代之前，有关本病论述多与健忘等同见。明代后期，始有"痴呆"病名，并对其病因、病机、病状、治法和预后有了一定认识。如张介宾《景岳全书·

杂证谟》云:"痴呆证,凡平素无痰,而或以郁结,或以不遂,或以思虑,或以疑惑,或以惊恐,而渐致痴呆,言辞颠倒,举动不经,或多汗,或多愁,其证则千奇万怪,无所不至。"陈士铎《辨证录·呆病门》设立有"呆病"专篇,而且提出了"呆病成于郁"和"呆病成于痰"两种病机学说[3]。

总而言之,中医学对于脑动脉硬化症的认识是十分丰富的,散见于历代医家典籍中的内容为中医治疗脑动脉硬化症提供了丰富的理论基础。

第二节　脑动脉硬化症的病因病机

中医古典文献中,并无脑动脉硬化症病名,但根据本病的发病特点和临床表现,可将本病归属于中医健忘、眩晕、失眠、多寐等范畴。本病属本虚标实之证,张教授认为本虚主要为肾虚,标实主要为痰浊、血瘀。

一、肾精与髓、脑息息相关

脑为元神之府,精髓之海,元神为生命活动的枢纽,脑具有主宰精神、意识、感知、思维的功能,"为一身之宗,百神之会",传统中医学对于"脑"的认识与西医学的脑在部位和功能上有很多相似之处[4]。脑为精髓汇聚而成,如《素问·五脏生成篇》说:"诸髓者,皆属于脑。"清代王清任将思维、记忆、精神意识、语言及视、听、嗅等感觉功能皆归于脑。

脑主思维,思维是人体精神活动的一部分,由脑所主。脑主感觉认识,人体最敏感的感知器官是耳、目、口、鼻、身等,每一窍都有赖于脑神的作用。人之精明在脑,因而存记忆功能。脑主运动,凡目视、足步、掌握、指摄以及肢体各种活动,亦与脑有关,而且由脑所统帅。脑主五志,脑为头而象天,主五脏之神而统五志。只有脑主七情正常,五脏才能顺应安和,有正常生理功能。

肾为先天之本,主藏精,脑髓系由肾中精气所化生,故脑的发育及其功能活动皆以肾精为物质基础。肾脑息息相关,肾之外候,即脑之外候,也就是说,脑的功能活动反映了肾之盛衰。程国彭在《医学心悟》中指出:"肾主智,肾虚则智不足,故喜忘其前言。"张教授强调,"肾气上通于脑",婴儿肾气不充,脑髓不足,则目不灵,耳不知听,其智力亦弱；老人肾气衰，脑髓减，则健忘、耳鸣、眼花。可见，脑源于肾，脑以肾为本。临床老年肾虚常见的头晕耳鸣、神疲乏力、思维迟钝、健忘失眠、注意力不集中、记忆减退等症与脑动脉硬化症的神经衰弱及动脉粥样硬化性痴呆的临床表现一致。

二、痰浊和血瘀为其病理产物

肾者水脏，主津液，为先天之本，不仅是生命活动的原动力，也是气化作用的原动力。肾主水，"痰之源，水也，其本在肾"，即津液的生成、输布、排泄均由肾所主。肾气旺盛，能够温煦、激发和推动各脏腑的生理功能，使气化有力，津液的输布、转化和利用正常，则痰浊不易形成。肾气亏虚，气化无力，津液代谢失常，水谷精微不能充分化生成气血津液，而致营养人体的精微物质反变为痰浊等。肾脏气化功能的减退，既可聚饮生痰，又可聚血成瘀。痰浊、瘀血壅遏脉内，着于血脉，胶结凝聚，形成粥样硬化斑块。因脑为清阳之府，易为邪侵。斑块既成，阻于脑络，精明失用，而致眩晕、头痛、健忘、不寐、耳鸣、麻木、呆病、中风等证。

第三节 脑动脉硬化症的诊断与鉴别诊断

一、诊断

脑动脉硬化早期临床表现主要是头痛、头晕、疲乏、注意力不集中、记忆力减退、情绪不稳、失眠或嗜睡等神经衰弱样综合征，神经系统无明显阳性体征[5]。

根据眼底及全身动脉硬化表现明显，常伴高血压、高血脂和糖尿病，再结合彩超检出颈内动脉颅外段粥样硬化斑块，TCD检出脑动脉血流状态异常，CT和MRI显示多发性腔隙灶、皮质下动脉硬化性脑病等，加上有过TIA或脑卒中病史等，可以诊断。

二、鉴别诊断

本病需与以下疾病相鉴别：神经衰弱，药物中毒（特别是长期服用各种安定药、镇静药、降压药及治疗震颤麻痹药物），慢性颅内病变（如颅内肿瘤、慢性硬膜下血肿、继发性脑积水），慢性感染，维生素B族缺乏，严重贫血，甲状腺、垂体、肾上腺功能低下，心肺功能障碍，慢性肝肾疾病所致的肝脑征候群，癌肿及其神经系统并发症，低血糖等。

1. 神经衰弱

神经衰弱发病年龄一般是在 40 岁左右，主要表现为头发沉、头晕、头痛等症状，休息后症状减轻，记忆力减退尤其明显。在其他检查如颈部血管彩超、颅脑 CT 等无脑动脉硬化征象可以鉴别。

2. 颅内肿瘤

颅内肿瘤常表现头痛、咳嗽、视盘水肿，病程短，进展较快，颅脑 CT 或核磁共振可以鉴别。

第四节　脑动脉硬化症的辨证论治

脑动脉硬化症属于本虚标实之证，张教授认为主要表现为以肾脏为主的虚损，标实主要为痰浊、血瘀。肾为先天之本，主藏精，脑髓系由肾中精气所化生，脑所发育及其功能活动是以肾精为物质基础的。脑源于肾，脑以肾为本。肾脑息息相关，脑即肾之外候，脑的功能活动反映了肾之盛衰。肾气亏虚，气化无力，津液代谢失常，致营养人体的精微物质变为痰浊，壅遏脉内，着于血脉，胶结凝聚，形成粥样硬化斑块。由于肾脑相关，脑动脉硬化症虽病在脑，但病位在肾，治疗应以补肾为主。临床上张教授常使用益肾填精、益肾通络、益肾化痰法治疗本病，常收到良好的疗效。

一、益肾填精法

适用于单纯肾虚患者，表现为头昏耳鸣、健忘失眠、注意力不集中、记忆减退等。张教授在《奇效良方》枸杞丸的基础上，自拟益肾健脑汤。处方：熟地黄 20g，枸杞子 15g，黄精 30g，淫羊藿 24g，黄芪 20g，当归 9g，山楂 30g。方中熟地黄、枸杞子、黄精、淫羊藿益肾填精，滋阴壮阳；淫羊藿益精气；黄芪性温，补脾肺之气，黄芪与淫羊藿配伍，则温阳以益气；当归养血活血，黄芪合当归，气旺以促血行。诸药配伍，共达益肾填精之功。现代药理研究证实，枸杞子、黄精有增强免疫、降脂及抗动脉粥样硬化的作用；淫羊藿能降压、降脂、增强免疫功能、镇静及促进脑组织葡萄糖的利用；黄芪能降低脑血管阻力，扩张脑血管。

若肾阴偏虚者加女贞子 10g，制首乌 15g；神呆健忘明显者加益智仁 10g，石菖蒲

10g；头晕目花、脑转耳鸣明显者加菊花 10g，磁石 30g（先煎）；肾虚心神失养、夜寐不安者加夜交藤 30g，炒酸枣仁 12g；虚风内动、筋脉拘急者加白芍 15g，钩藤 15g（后下）。

二、益肾通络法

适用于肾虚而兼有瘀血阻络患者。患者除肾虚表现外，多伴有头痛，肢体麻木，情绪不稳定，痴呆，舌质紫暗或有瘀斑，脉涩等。张教授常以益肾健脑汤合补阳还五汤加减。处方：枸杞子 15g，黄精 30g，黄芪 30g，淫羊藿 30g，当归 15g，赤芍 20g，川芎 9g，桃仁 10g，红花 10g，地龙 10g，丹参 30g，生山楂 30g。本方在益肾健脑的同时，合用补阳还五汤补气化瘀，以通脑络。方中红花辛散温通、活血通络、祛瘀止痛；赤芍散瘀血，通经脉；丹参活血化瘀，除烦安神，此三味为张教授必用之药。现代药理表明，当归、赤芍、川芎、桃仁、红花具有扩张血管和促进血液循环的作用，红花油可降低血清中总胆甾醇、三硝酸甘油酯及非酯化脂肪酸水平，抑制血小板聚集，红花还具有较弱的扩张血管作用。

体倦乏力者加党参 15g，白术 10g；肾阳虚甚畏寒肢冷者加制附子 10g（先煎），肉桂 6g；肾阴虚甚，五心烦热者，枸杞子改为 30g，加女贞子 10g；肾精不足，症见腰酸者加桑寄生 15g，川牛膝 9g；肾虚肠失濡润，症见大便秘结者加肉苁蓉 10g，火麻仁 10g。

三、益肾化痰法

适用于肾虚而痰湿偏盛或蒙蔽清窍者。症见身困乏力，懒言嗜睡，胸脘满闷，痰多呕恶，舌苔腻，脉弦滑。张教授常用益肾健脑汤合温胆汤加减。处方：枸杞子 15g，黄精 30g，黄芪 30g，淫羊藿 30g，当归 15g，陈皮 10g，清半夏 10g，茯苓 15g，竹茹 10g，石菖蒲 12g，郁金 15g，远志 9g。方中枸杞子、黄精、黄芪、淫羊藿益肾健脑；陈皮、半夏、茯苓、竹茹燥湿除痰；石菖蒲开心窍、祛痰浊、醒神健脑；郁金清心解郁，行气祛瘀；远志养心安神。诸药配伍，共达益肾化痰之效。现代药理研究证实，菖蒲挥发油中的细辛醚有明显的降脂效果；另外，菖蒲有促进学习记忆的作用。

若痰浊日久化火，症见舌红，舌苔黄腻，脉数，心烦者，加黄连 3g，胆星 10g，天竺黄 10g；痰浊阻窍，症见言语謇涩，痰多，苔白腻者，加法半夏 10g，远志 10g；痰浊中阻，症见腹胀纳呆者，加神曲 15g，枳实 10g；兼有瘀血者，加红花 10g，赤芍 10g，丹参 15g。

四、滋阴柔肝法

肝经从目系，目的周围入络于脑，所以肝与脑关系密切。肝开窍于目，目既赖肝所荣，更赖脑神所主。肝体阴而用阳，体柔而用刚。以其藏血之体，行疏泄之用。这种体用的平衡协调，不能脱离脑之阳气和脑神之协调之用。脑的正常功能的发挥也有赖于肝疏泄气血以为用，整个脏腑气化活动都借肝胆生发之气以鼓舞。另外，肝主运动、藏魂，实际包括了脑的部分功能。七情易致肝为病，尤其是怒为肝志，怒则气血逆乱，逆乱之气血易随肝升之气勃发而上冲于脑。张锡纯在倡导肝主气化论时，也反证了肝与脑关系十分密切。一方面肝通过升发先天元气而施行气化，上疏于脑；另一方面肝气下达于肾，又能助肾气施泄。这说明在人体气化过程中，肝脑共同升理疏泄元气。人到老年，五脏皆虚，肾亏衰老，肝肾亏损，气血虚弱，精血不足，髓海空虚，脑络失养，神明失用遂发此病。

滋阴柔肝法适用于肝肾亏虚、脑髓空虚、脑络失养者。症见头晕目花，腰酸耳鸣，健忘，四肢麻木，舌质红，苔少，脉细。方用杞菊地黄汤加减。处方：熟地10g，生地10g，山萸肉10g，山药10g，茯苓10g，丹皮10g，枸杞子10g，杭白菊10g，牛膝10g。方中生地、熟地、山萸肉、枸杞子滋补肝肾；山药、茯苓健脾渗湿；杭白菊清肝明目；牛膝配伍生熟地、山萸肉、枸杞子加强滋补肝肾之力，同时牛膝兼能散瘀血、通经络。诸药配伍，共奏滋阴柔肝之效。

阴虚阳亢者，酌加白蒺藜、钩藤、石决明、生牡蛎等，白蒺藜轻清疏利，搜风通络，钩藤、石决明、生牡蛎镇肝息风；失眠多梦者，加酸枣仁、夜交藤；记忆力减退、思维迟钝者，加石菖蒲、远志；视物昏渺者，加决明子、木贼草；口干便结者，加石斛、瓜蒌；兼瘀血阻滞者，加丹参、红花；夜尿频多者，加菟丝子、益智仁。

五、化痰祛瘀法

张教授认为活血通络、化痰开窍是治疗脑动脉硬化症不可缺少的一环，即"空窍清"和"脑络通"是决定脑功能正常与否的重要条件。肾主水，"痰之源，水也，其本在肾"。肾的气化，主宰整个津液的代谢。肾气亏虚，无力温煦蒸化水液，水湿停聚，形成痰浊；肾虚则温煦推动无力，各脏腑功能减退，气化无力津液代谢失常，脂质转化利用减少，积于血脉之中，随血运行，其黏滞之性，不易流动，从而产生瘀血。可见，肾虚既可产生痰浊，又可产生瘀血。痰浊、瘀血壅遏脉内，着于血脉，胶结凝聚，形成粥样硬化斑块。痰为津液之变，瘀为血液凝滞，痰瘀同源，相互依存，痰能致瘀，瘀能生痰，痰浊和瘀血在脉中相互搏结，共同致病，故张教授认为痰浊互阻脑络也是本病的病机关键。

痰瘀阻络者，症见头昏而重，反复晕眩，反应迟钝，嗜睡，四肢麻木，步态不稳，舌质紫暗或有瘀斑，舌苔腻，脉沉弦。方用导痰汤加减。处方：半夏10g，胆星10g，陈皮

10g，枳实 10g，茯苓 10g，赤芍 10g，川芎 6g，水红花子 10g。方中半夏、胆星涤痰以通脉，其中胆星祛风痰，合半夏有助燥湿之效；茯苓、陈皮、健脾化湿以除痰；枳实破滞气。徐大椿认为："胆星、枳实合二陈汤治一切痰实为病。"赤芍、川芎、水红花子活血、利水、通络。诸药配伍则气调涤搜，痰消气化，瘀邪祛除，经络清和。

痰浊阻窍明显者，加石菖蒲、远志；痰热明显者，加竹茹、黄连；兼气虚症状者，加黄芪、党参；肾精不足者，加桑寄生、牛膝；肾虚肠失濡润，症见大便秘结者，加肉苁蓉、火麻仁；瘀血明显者，加桃仁、红花。

六、病案举例

患者张某，女，80 岁。患者因头晕头胀手麻 6～7 年入院就诊。患者 6～7 年前因劳累后出现头晕、头胀、手麻，治疗后好转，以后时轻时重，伴耳鸣健忘，腰膝酸软，疲乏无力，活动劳累后加重。睡眠差，多梦。饮食可，旧有脑动脉硬化症病史。面色晦暗，唇甲青紫，舌暗有瘀点瘀斑，苔薄黄。语言流利，语声低微，脉沉细无力。

中医诊断：眩晕（肾虚血瘀，瘀阻脑络）。

西医诊断：脑动脉硬化。

治疗原则：在西药常规治疗基础上，中医拟益气补肾、祛瘀通络之法。

处方：黄芪 30g，当归 12g，赤芍 12g，葛根 30g，地龙 15g，枸杞子 12g，川芎 12g，红花 9g，桃仁 6g，炙甘草 6g，炒酸枣仁 18g，桑寄生 18g。每日 1 剂，水煎分 2 次服，6 剂。

二诊：患者症状明显减轻，脉沉细，舌暗有瘀点，苔薄白，前方继服 6 剂。

三诊：偶有头晕，肢体已经不麻木，耳鸣减轻。脉沉细，舌淡暗，有散在瘀点，苔薄白。调方：生黄芪 30g，当归 9g，丹参 30g，葛根 30g，川芎 9g，桃仁 6g，红花 6g，全蝎 9g，青陈皮各 9g，枸杞子 12g，炒酸枣仁 18g，桑寄生 18g，炙甘草 6g。水煎服，6 剂。

按语：本例脑动脉硬化症患者，中医辨病为眩晕，辨证属肾虚血瘀，瘀阻脑络，中医治疗采用标本同治的方法，给予益气补肾、祛瘀通络，以补阳还五汤化裁。方中黄芪益气补虚；当归、枸杞子、炒酸枣仁、桑寄生滋阴养血，填精补肾；赤芍、川芎、红花、桃仁活血通络，祛瘀生新，葛根升举清阳；地龙搜剔通络，活血祛瘀；炙甘草调和诸药。同时配合西医利尿、扩血管等基础治疗，患者病情很快得到控制。二诊时患者症状好转，药证相合，守方继进。三诊偶有头晕，肢体已经不麻木，耳鸣减轻。去赤芍，上方去赤芍、地龙，加丹参补血活血；加全蝎搜剔通络，祛瘀活血；加青皮、陈皮理气化滞，助活血化瘀；当归、川芎改 9g，红花改 6g，调理善后。

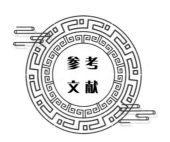

[1] 董东梅，常诚．健忘中医论治探讨[J]．辽宁中医杂志，2017，44(5)：945－946．

[2] 王永炎，张伯礼．中医脑病学[M]．北京：人民卫生出版社，2007：276．

[3] 周仲瑛．中医内科学[M]．北京：中国中医药出版社，2003：180－181．

[4] 姚鹏宇，陶汉华，吕翠霞．陶汉华教授基于"伏风"理论治疗脑小血管病[J]．天津中医药，2020，
      37(1)，27－32．

[5] 姚凤红．TCD 对早期脑动脉硬化症诊断价值的探讨[D]．中南大学，2008：1．

（孔令钧　刘昱昭）

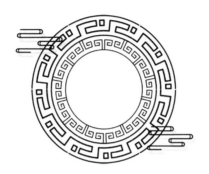

第十章

慢性肠炎辨治经验

肠炎指小肠和大肠黏膜的炎症，临床上分为急性肠炎和慢性肠炎。急性肠炎发病急，症状突发，急性腹泻，伴食欲下降、恶心或呕吐、腹胀、肠鸣和腹部隐痛、胀痛、绞痛，患者也有可能会出现发热、全身不适、全身肌肉酸痛、疲乏等不适症状，而慢性肠炎表现为慢性或反复发作的腹泻、腹胀、腹痛。腹泻是最常见症状，同时和（或）合并肉眼可见的便血和黏液便。

肠炎的病因有多种，临床分为细菌性、病毒性、寄生虫感染性等，细菌和病毒感染是临床最常见的病因。

病毒性肠炎大多通过粪－口途径传播。细菌性肠炎多因误食被污染、过期的食物，如未煮熟的肉类、没有通过巴氏消毒的牛奶，偶尔可通过腹泻的小动物传播。寄生虫性肠炎多因误食未煮熟肉类，水源被污染也是传播途径之一。

任何年龄段的人群均可发病，肠炎的好发人群为儿童、免疫功能缺陷者、免疫力低下的人群、老年人、近3个月有口服抗生素病史患者、平素肠胃不好的人群、过于疲劳的人群。

肠炎的诱发因素：受凉，天气寒冷，腹部受凉或短时间内进食过多的冷饮，导致肠道血管收缩，黏膜抵抗力下降，更易导致肠炎的发生；不好的饮食习惯，如暴饮暴食，食用过冷、过烫、辛辣刺激的食物，易导致胃肠黏膜受损、蠕动加快；婴幼儿、老年人、免疫功能异常者，平素胃肠功能差，更易导致肠炎；某些疾病，如上呼吸道感染、肿瘤患者，易导致肠道菌群失调，诱发肠炎的发生。

第一节 慢性肠炎中医病名的源流探讨

慢性肠炎的中医病名范畴可归类为"泄泻""痢疾""腹痛"等。

泄泻，在《内经》称为泄，有"濡泄""洞泄""飧泄""注泄"等名称。《难经》有五泄之分，汉唐时代称为"下利"，宋代以后统称"泄泻"，亦有根据病因或病机而称为"暑泄""大肠泄者"，名称虽然繁多，但都不离"泄泻"二字。故有先贤言"泄者，如水之泄也，势犹缓；泻者，势似直下，微有不同，而其病则一，故总名之曰泄泻。"泄泻是指大便次数增多，少者3~5次/天，重者每天10次以上，甚至泻出如水样而言。大便溏薄而势缓者为泄，大便清稀如水而直下者为泻。急性泄泻以夏秋两季为多见，慢性泄泻则一年四季均可发生，秋冬季节症状尤重。

痢疾以腹痛、腹胀、里急后重、下痢赤白脓血为主要症状。和泄泻一样，痢疾急性者以夏秋两季为多见，慢性者则一年四季均可发生，尤以秋冬季节为重。本病《内经》称之为"肠澼""赤沃"，《素问·太阴阳明论》云："食饮不节，起居不时者……入五脏则膜满闭塞，下为飧泄，久为肠澼。"《素问·至真要大论》载："呕逆躁烦，腹满痛溏泄，传为赤沃。"《伤寒论》谓之热利下重与下利便脓血，至晋唐方有痢之名称。《诸病源候论》中有赤白痢、血痢、脓血痢、热痢等分类。

腹痛是指胃脘以下、耻骨毛际以上的部位发生的疼痛。隋唐以前腹痛常作为症状描述而见于文献，巢元方《诸病源候论》列"腹痛"专篇，《诸病源候论·腹痛候》云："腹痛者，由腑脏虚，寒冷之气，客于肠胃、募原之间，结聚不散，正气与邪气交争相击，故痛"。

慢性肠炎临床表现为慢性或反复发作的腹泻、腹胀、腹痛，在泄泻、痢疾、腹痛等病名中皆有表现。本节以中医病名"泄泻"代指慢性肠炎。

第二节　慢性肠炎的病因病机

一、病因

古代先贤在历代临床中对泄泻有了完整的认识。在历史长河各个阶段的医书中，对泄泻的脉、因、证、治都有较详细的记载，形成了一套完整的理论。《素问·阴阳应象大论篇》说："清气在下，则生飧泄……湿胜则濡泄"。《素问·举痛论篇》指出："寒邪客于小肠，小肠不得成聚，故后泄腹痛矣"。《灵枢·师传篇》说："胃中寒，则腹胀，肠中寒，则肠鸣飧泄；胃中寒，肠中热，则胀而且泄"。《素问·阴阳应象大论篇》说："春伤于风，夏生飧泄。"《素问·至真要大论篇》说："暴注下迫，皆属于热，……澄彻清冷，皆属于寒。"以上说明了湿、热、寒、风等病因皆能引起泄泻，指出了外淫皆可引起泄泻。《景岳全书·泄泻》说："泄泻……或为饮食所伤，或为时邪所犯……因食生冷寒滞者。"说明本证的发生主要是由于正气内虚、感受外邪、饮食不节或七情不和等因素损伤脾胃所导致，总结了引起泄泻的内因。

泄泻的主要病变部位在脾胃。病因主要是由于感受外邪、饮食不节、情志失调和房事过度而致脾、肝、肾功能障碍。脾胃为后天之本，脾主运化水谷，转化水谷精微，胃主受纳，为水谷之海。肝主疏泄，只有肝气条达，则疏泄有度，脾胃之气的升降才正常合理。肾为先天之本，或因先天不足，或为后天失养，命门火衰，不能温煦脾阳，而致泄泻遂成本病，但主要关键还在于脾胃、大小肠的功能障碍。

导致脾胃功能障碍而发生泄泻的因素，一般有如下几种。

1. 感受外邪

六淫之邪，侵犯机体，都能使人发生泄泻，但以暑、湿、寒、热较为常见，其中又以感受湿邪致泄者最多。脾喜燥而恶湿，外来湿邪，最易困阻脾土，以致升降失调，清浊不分，水谷杂下而发生泄泻，故有"湿多成五泄"之说。寒邪和暑热之邪，虽然除了侵袭皮毛、肺卫之外，亦可直接损伤脾胃、大小肠，使其功能障碍，但若引起泄泻，必夹湿邪才能为患，即所谓"无湿不成泄"，故《杂病源流犀烛·泄泻源流》云："湿盛则飧泄，乃独由于湿耳。不知风寒热虚，虽皆能为病，苟脾强无湿，四者均不得而干之，何自成泄？是泄虽有风寒热虚之不同，要未有不源于湿者也。"

2. 饮食所伤

饮食过饱，导致宿食内停；或过食肥甘厚味，呆胃滞脾，影响脾胃功能；或多食生冷辛辣，误食不洁之物，损伤脾胃，传导失职，升降失调，而发生泄泻。《医碥·杂症·泄泻》亦说："或因于食，盖伤食则脾滞不能运行水谷故泄，噫气如败卵臭，腹中绞痛，痛一阵，泻一阵，下过稍宽，少顷又痛，所下臭秽色黄。"说明饮食不洁，是导致泄泻的一个重要原因。然饮食致泄者，亦不离于湿，并有寒热之分，如恣啖生冷，寒食交阻，进而成寒湿之证，若伤于肥厚则湿热内蕴，遂成湿热之证。

3. 情志失调

平时脾胃素虚，或又因情志不畅，或忧思郁怒，或精神紧张，导致肝气郁结，进而乘脾，导致脾胃运化失司，而成泄泻。《罗氏会约医镜·泄泻》说："木旺侮土，土亏不能制水，其病在肝，宜平肝乃可补土。"说明情志失调、肝郁乘脾在泄泻发病中亦甚为重要。

4. 脾胃虚弱

脾主运化，胃主受纳。人体进食，由胃受纳腐熟，只有通过脾的运化，才能转化为水谷精微。若因长期饮食不洁、失调，劳倦内伤，久病缠绵，均可导致脾胃虚弱，不能受纳水谷和运化精微，水谷停滞，清浊不分，混杂而下，遂成泄泻。

5. 肾阳虚衰

肾阳可温煦脾阳，脾阳可营养肾阳，两者相依互补。久病之后，伤及肾阳，或年老体衰，阳气不足，脾失温煦，运化失常，而致泄泻。正如《景岳全书·泄泻》篇指出："肾为胃关，开窍于二阴，所以二便之开闭，皆肾脏之所主，今肾中阳气不足，则命门火衰……阴气盛极之时，即令人洞泄不止也。"

总之，脾虚湿盛是导致本证发生的重要原因。湿盛为其标，脾虚为其本。外因与湿邪关系最大，湿邪侵入，损伤脾胃，运化失常，所谓"湿盛则濡泄"。内因则与脾虚关系最为密切，脾虚失运，水谷不化精微，湿浊内生，混杂而下，发生泄泻。

二、病机

慢性肠炎泛指肠道的慢性炎症性疾病，临床表现为长期、慢性或反复发作的腹痛、腹泻及消化不良等，重者可有黏液便或水样便。

本病可由急性肠炎迁延或反复发作而来，病程多在 2 个月以上。长期饮食不节、受凉、过度疲劳、情绪激动、过度精神紧张，加以营养不良，都可成为慢性肠炎的诱因，也可继发于咀嚼障碍、胃酸缺乏、胃大部切除术后、肠道寄生虫病等疾患。

慢性肠炎病位在肠，主病之脏属脾，同时与肝、肾密切相关。《古今医鉴·泄泻》："夫泄泻者，注下之症也，盖大肠为传送之官，脾胃为水谷之海，或为饮食生冷之所伤，或为暑湿风寒之所感，脾胃停滞，以致阑门清浊不分，发注于下，而为泄泻也。"总体辨证为本虚标实，虚实夹杂。脾胃肝肾之气失司为本，导致清浊不分，升降失和，混杂而下，并走大肠泄泻为标。本病的发生是以先天之气不足、肝失疏泄、脾胃失和，气机升降逆乱为主，渐及他脏，引起脏腑失调。以泄泻、腹痛、肠鸣为临床特点。发病时脾失健运、胃失和降、肾阳不足、肝失疏泄，致消化、吸收发生障碍而引起泄泻。病情反复发作，时轻时重，缠绵难愈，病程较长。《临证指南医案·泄泻》："泄泻，注下症也。经云：湿多或五泄，曰飧，曰溏，曰骛，曰濡，曰滑，飧濡之完谷不化，湿兼风也；溏泄之肠垢污积，湿兼热也；骛溏之澄清溺白，湿兼寒也；濡泄之身重软弱，湿自胜也；滑泄之久下不能禁固，湿胜气脱也。"

六淫入侵，脾胃失调，皆可致泻，其中又以感受湿邪致泻者尤多。如《时病论·湿泻》说："泄泻之病，属湿为多。湿侵于脾，脾失健运，不能渗化，致阑门不克泌清别浊，水谷并入大肠而成泄泻矣。"湿邪致泻，多兼挟其他病邪。如雨湿过多或坐卧湿地，或汗出入水，则寒湿内侵，困遏脾阳，清浊不分而致泻，或长夏兼暑（热），壅遏中焦，脾胃受病，下迫大肠，或兼风寒，犯扰于中，则泻而见寒热表证。辩证地说明了湿邪与其他六淫之邪，在泄泻发病中的主次关系。

因饮食而致泻者，多为饮食过量，或不节肥甘，或生冷不洁，有伤脾胃，或因脾胃受戕，水谷不化精微，反成痰浊。凡此均使脾胃运化失健，水谷停为食滞，形成泄泻。如《时病论·泄泻》所说："食泄者，即胃泻也，缘于脾为湿困，不能健运，阳明胃府，失其消化，是以食积太仓，遂成便泻。"《景岳全书·泄泻》篇说："若饮食失节，起居不时，以致脾胃受伤，则水反为湿，谷反为滞，精华之气不能输化，乃致合污下降而泻痢作矣。"

凡忧思恼怒，木郁不达，肝气横逆乘脾，脾胃受制，运化失常，而成泄泻，或忧思伤脾，而致土虚木贼亦可致泄，或素有脾虚湿胜，或逢怒时进食，更易成泄。如《景岳全书·泄泻》说："凡遇怒气便作泄泻者，必先以怒时挟食，致伤脾胃，而但有所犯，即随触而发，此肝脾二脏之病也。盖以肝木克土，脾气受而然"。

素体正气不足，身体虚弱，或久病导致体弱，或久泻伤正，以致脾胃虚寒，中阳不健，运化无权，清气下陷，水谷糟粕混杂而下。如《景岳全书·泄泻》所说："脾胃受伤，则水反为湿，谷反为滞，精华之气不能输化，乃致合污下降……脾强者，滞去即愈。脾虚者，因虚易泻，因泻愈虚。盖关门不固，则气随泻去，气去则阳衰，阳衰则寒从中生，固不必外受风寒而谓之寒也。"此外，如脾虚伤及肾阳，或年老多病，肾阳虚衰，命火不足，不能资助脾胃以腐熟水谷，则水谷不化而为泄泻。如《医贯·泄泻》所说："经云：肾主大小便，又曰：肾司开阖。又曰：肾开窍于二阴。可见肾不仅主小便，而大便之能开能闭者，肾操权也。今肾既虚衰，则命门火熄，火熄则水独治，故令人多水泻不止。其泻每在五更无将明时，必洞泻二三次，何也？盖肾属水其位在北，于时为亥子，五更之时，正亥子水旺之秋，故特甚也。"此段文字，从生理到病理较详细地阐发了泄泻（即久泻）与肾的关系。

至于泄泻，证型虽多，但各有特点。外感泄泻，多挟表证，当辨其寒湿与湿热而分别论治。食滞肠胃之泄泻，以腹痛肠鸣，粪便臭如败卵，泻后痛减为特点；肝气乘脾之泄泻,以胸胁胀闷,嗳气食少,每因情志郁怒而加重为特点;脾胃虚弱之泄泻,以大便时溏时泻,水谷不化,稍进油腻之物,则大便次数增多,面黄肢倦为特点;肾阳虚衰之泄泻,多在黎明之前,以腹痛肠鸣即泻,泻后则安,形寒肢冷,腰膝酸软为特点。

总之,本病标本皆有,虚实夹杂。脾虚是其本,湿邪是其标。《景岳全书·泄泻》所谓:"泄泻之本,无不由于脾胃"。肝肾所引起的泄泻,也多在脾虚的基础上产生的。脾虚失运,可造成湿盛,而湿盛又可影响脾的运化,故脾虚与湿盛是互相影响,互为因果的。

第三节　慢性肠炎的诊断与鉴别诊断

慢性肠炎的典型临床症状为:长期慢性或间断反复发作的腹痛、腹泻、纳差及消化不良,重者可有黏液便或水样便。腹泻严重程度轻重不一,轻者每日大便 3~4 次,或腹泻、便秘交替出现;重者可每天大便 10 次以上,甚至出现大便难以控制,大便失禁。查体可见脐周或下腹部轻压痛、肠鸣音亢进。部分患者可有夜间腹泻和(或)餐后腹泻。直肠严重受累时,可出现肛门肿胀感、坠胀感,里急后重。粪质不成形,多呈糊状,混有大量黏液,重者可常带脓血。部分患者鲜血便,其病变在直肠,称出血性直肠炎。有的患者血液或大便分开排出,或附着于正常或干燥粪便表面,临床常被误认为是痔疮出血。直肠炎患者亦可常排黏液血便。病变若扩展至直肠以上,血液往往与粪便混合或出现血性腹泻,便血颜色一般为黑褐色。

慢性肠炎迁延难愈,或者失治、误治,常常出现并发症。常见的并发症包括:①出血:轻者大便潜血阳性,久之会导致贫血、营养不良,重者可以是肠道大出血,常因溃疡累及大血管所致;②狭窄或穿孔:慢性肠炎可以出现肠黏膜糜烂,如果不及时治疗,可以出现肠梗阻或者出现肠穿孔,引起弥漫性腹膜炎;③中毒性巨结肠:炎症波及结肠肌层及肌间神经丛,肠壁张力低下,导致肠壁呈阶段性麻痹,肠内容物和气体大量积聚,引起急性肠道扩张,肠壁变薄,容易发生巨结肠,临床表现为腹胀、腹部压痛、反跳痛、肠鸣音减弱或消失等;④癌变:慢性肠炎反复发作或者毒素长期刺激肠道黏膜,有可能导致癌变,发生肠癌。

第四节　慢性肠炎的辨证论治

泄泻是以大便次数增多，大便不成形，甚至水样泻为其特征。在辨证时，首先应辨清标本，分清外邪还是内因导致泄泻，其次应区别寒、热、虚、实。一般而言，大便清稀，无明显臭味、完谷不化，多属寒证；大便色黄褐而臭，泻下急迫，肛门灼热，多属热证；泻下腹痛，痛势急迫拒按，泻后痛减，多属实证；病程较长，腹痛不甚，喜温喜按，神疲肢冷乏力，多属虚证。但临床上病情变化快，病变过程较为复杂，往往出现标本皆有，虚实兼挟，寒热互见，故而辨证时，应全面分析，急则治其标，缓则治其本，或根据病情标本兼治。在治法上，《医宗必读》提出治泻有九法：淡渗、升提、清凉、疏利、甘缓、酸收、燥脾、温肾、固涩，在治法上有了较大的发展，总结也比较完善，临床上还应根据病情随病而变。

一、寒湿（风寒）

症状：排便清稀，甚至水样泻，腹痛、肠鸣，腹胀食少，或并有恶寒发热，鼻塞头晕头痛，偶有头重，肢体酸痛，苔薄白或白腻，脉濡缓。

证候分析：寒湿困脾，清浊不分，故大便清稀，甚至如水样泻。寒湿内盛，肠胃气机受阻，故腹痛肠鸣。脾阳被遏，健运失司，故腹胀食少。恶寒发热，鼻塞头痛，肢体酸痛是风寒外束之征。头晕，偶有头重，是湿邪侵犯头部，清阳不展。苔白腻，脉濡缓为寒湿内盛之征。

治法：疏表散寒，芳化湿浊。

方药：藿香正气散加减。方中藿香辛温解表散寒、芳香化湿、理气和中，是为君药；白术、茯苓健脾运湿除湿；陈皮、厚朴、大腹皮理气化湿消满，疏利气机；紫苏、白芷辛温解表散寒；半夏醒脾燥湿。本方既能疏风散寒，又能化湿除满、健脾宽中、调理脾胃，使湿浊内化，风寒外解，脾胃功能得到恢复，而泄泻自止。若表邪偏重加荆芥、防风以增其疏风散寒之力；腹部胀痛，肠鸣加砂仁、炮姜以温中散寒。

临床上，寒湿又有偏重。若寒重于湿，损及脾阳，症见大便泻下，腹胀冷痛，喜热饮食，手足不温，口不渴，苔白，脉沉而迟。治宜温中健脾，方用理中汤加味。若湿重于寒，困遏脾阳，症见体重倦怠，脘腹胀满，呕吐恶心，不欲饮食，肠鸣水泻，小便少等，治宜健脾祛湿。方用胃苓汤加减。若外感风寒，内有湿浊，症见发热恶寒，头痛肢重，泻下清稀，苔白脉浮，方用荆防败毒散加减。风寒得散，脾复健运，泄泻自止。

二、湿热（暑湿）

症状：泄泻，腹痛，泻下急迫，或大便黏腻，泻而不爽，排便不尽感，粪色黄褐而臭，肛门灼热，口渴心烦，小便短黄赤，舌苔黄腻，脉濡数或滑数。

证候分析：湿热之邪，或夏令暑湿伤及脾胃，运化失司，传化失常，而发生泄泻。湿热蕴结，伤及肠胃，故腹痛即泻。暴注下迫，皆属于热，肠中有热，故泻下急迫。湿热互结，则大便黏腻，泻而不爽，排便不尽。湿热下注，故肛门灼热，粪便色黄褐而臭，小便短黄赤。口渴心烦，舌苔黄腻，脉濡数或滑数，均为湿热内盛之征。湿热泄泻多见于夏秋季节，此系暑湿当令所致。

治法：清热利湿。

方药：葛根芩连汤加味。方中葛根解肌清热，升清止泻为主药，黄芩、黄连其性苦寒，寒能清热，苦可燥湿，可加金银花助其清热之力，茯苓、木通、车前子增强健脾利湿之效，使其湿热分消，则泄泻可止。

腹痛甚为湿热阻滞，气机不通，不通则痛，宜加木香理气、白芍和营缓急止痛。兼食积者，泻下腐臭难闻，宜加神曲、山楂、麦芽以消食导滞。湿偏重者，脘腹满闷，舌苔微黄而腻宜加苍术、厚朴、车前子、薏苡仁以增加祛湿之力。热偏重者，身热口苦，泻下不爽宜加连翘、黄柏、马齿苋以加强清热解毒止泻的作用。若暑湿留连，症见面赤而垢，烦渴身热腹痛暴泻，痛泻交作，小便短赤，治宜清暑利湿，方用新加香薷饮合六一散加减。若热积肠胃，症见泻下黄浊或腐秽、或泻下如鱼肠、腹胀痛、口臭秽、舌红苔黄垢腻，治宜清热荡积，泄浊除秽，方用枳实导滞丸加减。

三、食滞肠胃

症状：腹痛，肠鸣，泻下粪便臭如败卵，泻后痛减，伴有不消化之物，脘腹痞满，嗳腐酸臭，不思饮食，舌苔垢浊或厚腻，脉滑。

证候分析：饮食不节，宿食内停，阻滞肠胃，导致脾胃失司，传化失常，故腹痛、肠鸣、脘腹痞满。宿食不化，则浊气上逆，故嗳腐酸臭。宿食下注，则泻下臭如败卵。泻后腐浊外泄，故腹痛减轻。泻下伴有不消化之物为宿食停积，新食难化，今而下注。舌苔厚腻，脉滑，是为宿食内停之象。

治法：消食导滞。

方药：保和丸为主方。本方以消食导滞为主，并能和胃除湿。方中山楂、神曲、莱菔子消导食滞、宽中除满为君药，陈皮、半夏、茯苓和胃祛湿为臣药，连翘清食滞之郁热。

泻甚者可加茯苓、白术、车前子以分利湿邪，正如《景岳全书·泄泻》："泄泻之病，多见小水不利，水谷分则泻自止，故曰：治泻不利小水，非其治也。"兼吐者，加半夏、白豆蔻、砂仁以和胃降逆；若舌苔黄腻，脉滑数，为食积化热之象，宜黄连苦寒清热。若舌苔白腻，脉濡缓，乃兼寒湿，宜加干姜、苍术温中燥湿。若食积化热，湿热阻滞肠间，症见脘腹胀满，或疼痛拒按，泻而不爽，苔黄腻等，可"通因通用"，以枳实导滞丸加减。若热结食滞，宿食内停，与热相搏结，结于肠中，碍其传导，则结者自结，水液旁流，症见腹部坚满，疼痛拒按，多有先闭结而后得泄泻，或泄而涩滞不爽，或泻下稀水臭秽，舌苔黄而厚腻，脉滑等。非攻下燥结，则泻不可止，故宜用大小承气之类，以"通因通用"。若饮食伤脾，湿痰流注，症见胸脘满闷，手足不温，泄泻时发时止，腹中雷鸣，漉漉有声，呕吐清水，时吐稀痰，舌苔白腻，脉弦滑，宜温中化痰。方用理中化痰丸加减。

四、肝气乘脾

症状：平时多有胸胁胀闷，闷闷不乐，嗳气食少，每因抑郁恼怒或情绪紧张之时，发生腹痛、泄泻，腹鸣，矢气频作，舌淡红，脉弦。

证候分析：七情所伤，情绪紧张之时，气机不利，肝失条达，横逆侮脾，失其健运，故抑郁恼怒或情绪紧张之时，发生腹痛、泄泻。肝失疏泄，肝郁乘脾，故胸胁胀闷、嗳气食少。腹鸣，矢气频作乃气滞所致。舌淡红，脉弦，是为肝旺脾虚之象。

治法：抑肝扶脾。

方药：痛泻要方为主方。方中白术健脾补虚为君，白芍养血柔肝为臣，陈皮理气醒脾，防风升清止泻为佐。

若久泻不止，宜加酸收之品，如乌梅、石榴皮、诃子肉等。此即《景岳全书·泄泻》谓："泻下有日，则气散而不收，无能统摄。酸之一味，能助收肃之权。经云：散者收之是也。"若脾虚，症见食少，神疲者，加党参、山药、芡实、扁豆。取其健脾宜用甘淡之意。若便秘与泄泻交替出现者，宜加木香、砂仁等以理气而调和脾胃。若气滞明显，胁肋疼痛，脘腹满闷，腹痛即泻，泻后痛不减轻宜加柴胡、枳实、香附、甘草等以疏肝理气而和中。若肝木乘脾，气郁化火，症见腹痛便泄，以情绪波动时为甚，痛一阵，泻一阵，肛门灼热，吐酸嘈杂，甚则可见下利完谷，舌红少苔，脉弦数，治宜泻肝而调理脾胃，方用戊己丸加味。

五、脾胃虚弱

症状：大便时溏时泻，水谷不化，稍进油腻之物，则大便次数增多，饮食减少，脘腹胀满不舒，面色萎黄，倦怠乏力。舌淡、苔白，脉细弱。

证候分析：脾胃虚弱，运化失司，水谷不化，清浊不分，故大便溏泄。脾阳不振，运化失常，则饮食减少，脘腹胀闷不舒，稍进油腻之物，脾胃负担加重，大便次数增多。久泻不止，脾胃虚弱，水谷精微来源不足，故面色萎黄，倦怠乏力。舌淡、苔白，脉细弱，乃脾胃虚弱之象。

治法：健脾运中益胃。

方药：参苓白术散为主方。本方用四君子汤以补气健脾为主，加入和胃理气渗湿之品，标本兼顾。

食欲不振者，加山楂、神曲、麦芽以助水谷消化。

若脾虚挟湿，症见食已即泻，粪便清稀，腹胀肠鸣，面色萎黄，舌苔白腻，脉濡或弱，治宜健脾祛湿，益气升阳，方用升阳益胃汤加减。若脾虚气陷，症见大便溏泻，肛门坠胀，或见脱肛，治宜补中益气，升清举陷，方用补中益气汤加减。若脾虚久泻，症见泄泻频作，时兼呕吐，腹满口干，舌苔薄白而腻，脉细缓，治宜健脾化湿，理气升清，方以七味白术散加减。若脾阳不足，寒湿内困，症见脘腹胀满，口中不渴，身重纳呆，手足不温，便泄澄清，色如鸭粪，脉象沉迟，治宜温阳实脾，方以实脾饮加减。若脾病及肾，脾肾阳虚，症见肠鸣水泻，腹中冷痛，四肢不温，脉象沉细，治宜温补脾肾，方用附子理中汤加吴茱萸。

六、肾阳虚衰

症状：泄泻多在黎明之前，腹部作痛，肠鸣即泻，泻后则安，形寒肢冷，腰膝酸软，舌淡苔白，脉沉细。

证候分析：泄泻日久，肾阳虚衰，不能温养脾胃，运化失常，黎明之前阳气未振，阴寒较盛，故腹部作痛，肠鸣即泻，又称为"五更泻"。泻后则腑气通利，故泻后则安。形寒肢冷，腰膝酸软，舌淡苔白，脉沉细，为脾肾阳气不足之征。

治法：温肾健脾，固涩止泻。

方药：四神丸加味。方中以补骨脂补肾阳，吴茱萸、肉豆蔻温中散寒，五味子涩肠止泻。酌加附子、炮姜以增强其温肾暖脾之力。若年老体衰，久泻不止，中气下陷，宜加黄芪、党参、白术健脾益气,亦可酌加附子、炮姜以增强其温肾暖脾之力。

若久泻滑脱,症见泻痢日久,滑脱不禁,精神倦怠,四肢不温,腰膝酸软等。此属肾阳虚衰,关门不固。治宜温摄固脱。方以真人养脏汤合桃花汤加减。

肾泄又称"五更泄"。但五更泄不一定皆为肾虚,若属肾虚者,必须掌握以下几条标准:①病程长久,久泄不已,用温脾或其他药治疗无效者;②五更即泄,大便清稀,或完谷不化者;③腰膝酸软,四肢不温,或少腹冷痛者;④舌质淡,脉沉细而弱者。只要掌握了这几条标准,就不会将所有的五更泄泻都误认为是肾阳虚衰。如酒食积滞者,亦常在黎明之前即大便,但大便或挟有粪块,而无肾阳虚衰之征。亦有五更即泄,而脾肾阳虚证不显,见心烦嘈杂,寒热错杂症状者,治当寒热并用,温脾止泻。此外,凡慢性久泄,只要出现一、二个肾阳虚的症状,在处方时应考虑加入温肾之品,如补骨脂、益智仁之类。另外,还须说明五更泄应在临睡前服药,若离泄泻时间太长,其效不佳。

上述各型泄泻,有单一出现者,有合并出现者,多数合并出现,亦有互相转化者。所以各种治法,临床应根据病情随症灵活选用,一般而论,外邪侵袭,或饮食所伤,多属实证,治以祛邪为主。若风寒外束,宜疏解,暑热宜清化,伤食宜消导,湿盛则应分利。泄泻日久,或反复发作,耗伤正气,多属虚证,治以扶正为主。脾肾阳虚宜温补,中气下陷宜升提,七情不和宜疏理。泄泻初起,不可骤用补涩,以免固闭邪气;久泻不止,不可分利太过,以免重伤阴液。此外,在治疗的同时,应注意饮食,避免生冷,禁食荤腥油腻等物。

慢性泄泻,定有虚证,临床应标本兼治,补虚的同时治标,泄泻日久,可有血瘀证,临床可用桂枝汤加当归、川芎、赤芍等,以养血和血。

第五节　慢性肠炎的预防与调护

一、健康饮食,顾护脾胃

饮食失节,饥饱无度,可以造成脾胃功能紊乱。患者应忌生冷油腻、肥甘厚味,严禁暴饮、暴食及饱餐,以免损伤脾气,适宜饮用粥类等,以柔补脾胃,培中扶正。

二、调节情志，适逸节劳

患者应调节情志，疏解心理压力，不要过度悲忧惊恐，安闲少欲，运用静养的思维去调整个人情绪，从而使肝木舒达，不至于木乘土而伤中损气。

第六节　临证注意事项

一、重视湿邪致病

湿为泄泻的主要病理因素，脾虚湿盛是其发病关键，故治疗当以运脾祛湿为原则。暴泻以湿盛为主者，重用化湿，参以淡渗，根据寒热的不同，分别采用温化、清化等法，挟表者佐以解表，挟食者兼以消导，久泻以脾虚为主者当予健脾，因肝郁肾虚者分别采用疏肝温肾等法。此外，急性泄泻不可骤用补涩，以免关门留寇。慢性久泻不可分利太过，以恐损正伤阴。若病情处于虚实寒热兼挟，或互相转化者当随症而施治。

在临床中，慢性肠炎的病人比较多见，尤其是溃疡性结肠炎的患者病情复杂，迁延难愈，易形成慢性肠炎。此类病人单纯的西医治疗效果不佳，很难达到完全缓解，临床反复发作的可能性很大。因此，应加强管理，注意未病先防，既病防变，在秋冬季节转换病情反复、加重的时候要适当调整用药。

二、顾护脾胃正气

"顾护脾胃"是张教授主要的学术思想之一。脾主运化，主升清，胃主受纳腐熟。两者一纳一运，消化饮食，输布精微，被称为"后天之本""气血生化之源"。《景岳全书·泄泻》云："若饮食不节，起居不时，以致脾胃受伤，则水反为湿，谷反为滞，精华之气不能输化，乃至合污下降而泻痢作矣。"脾胃受邪，正气亏损，影响升清降浊功能，故混杂而下，泄泻病作。气虚生滞，气血不通，不通则痛，而后腹痛作。总而言之，脾胃为病，是慢性肠炎发病的核心。

三、病案举例

刘某，男，40岁，职业：司机。初诊主诉：脓血便1年，加重5天。现大便3~5次/天，不成形，黏液脓血便，有时便鲜血，脐周灼痛，纳差，口干口苦，五心烦热，肛门坠胀，排便不尽感，舌红，少苔，脉细数。辅助检查：大便常规：红细胞（＋＋），潜血：阳性。专科检查：骑伏位，前位皮肤增殖，肛镜见母痔区充血隆起，直肠黏膜充血、糜烂，指诊直肠下段未及异常肿物，指套染血。肠镜：插镜至回盲部，回盲瓣呈唇形，阑尾开口未见异常。盲肠、升、横结肠黏膜充血水肿，无溃疡及异常隆起，血管影清晰，肠腔内无血迹。降结肠、乙状结肠、直肠黏膜充血水肿，散在糜烂及表浅溃疡，血管网清晰。

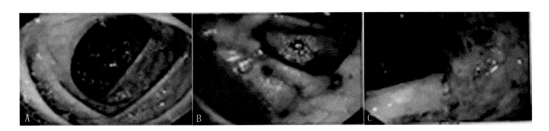

溃疡性结肠炎

注：图 A：回盲瓣；图 B：乙状结肠；图 C：直肠

中医诊断：泄泻（阴虚湿热）。

中医治法：养阴清热。

处方：驻车丸加减。黄连6g，阿胶6g，当归12g，干姜6g，白芍9g，丹皮9g，赤芍9g，黄柏9g，秦皮12g，甘草6g。7剂，水煎服，每日1剂。嘱患者避免受凉，忌食辛辣。

二诊：大便2~3次/天，不成形，黏液脓血便，便血减少，脐周灼痛减轻，饮食好转，口干，肛门坠胀好转，排便不尽感减轻，舌红，少苔，脉细数。药用：黄连6g，当归12g，干姜6g，白芍9g，丹皮9g，赤芍9g，沙参12g，麦冬12g，甘草6g。14剂，水煎服，每日1剂。

三诊：大便1~2次，成形，无便血，无明显腹痛、腹胀，纳差，乏力，舌淡，苔白，脉细弱。药用：黄连6g，当归12g，干姜6g，茯苓9g，白术9g，党参9g，甘草6g。14剂，水煎服，每日1剂。

按语：患者初诊阴虚体质，或久病伤阴，中医辨证阴虚。邪在大肠，内生湿热，故脓血便。阴虚津液亏虚，故口干口苦，五心烦热，舌红、少苔，脉细数皆是阴虚征象，给予养阴清热治疗。方中黄连清热止血，阿胶、当归和血养阴，丹皮、赤芍凉血止血，黄柏、秦皮清热除湿。二诊时大肠湿热好转，仍以阴虚为主，故去黄柏、秦皮，加沙参、麦冬滋阴生津。三诊时阴虚好转，患者乏力，舌淡、苔白，脉细弱。辨证气虚，给予补气健脾清热。方中去丹皮、赤芍，加茯苓、白术、党参。

第七节　体会

临床遇见泄泻的病人，通过望闻问切收集资料，然后辨证论治。辨证是中医的灵魂，只有辨证得当，才能确定治则及方药。本病属于本虚标实，临床复杂多变，辨证要点如下：①辨病之缓急：慢性泄泻发病缓慢，病程较长，迁延日久，每因受凉、饮食不当，劳倦过度而复发，常以脾虚证为主。或病久及肾，出现五更泄泻，腰膝酸软怕冷，是命门火衰，脾肾同病，治疗则脾肾同治。②辨病之轻重：一般泄泻，若脾胃功能尚可，饮食如常，多属轻证，预后良好。若泄泻不能食，形体消瘦，泄下无度；或久泻滑脱不禁，致津伤液竭，则每有亡阴、亡阳之变，多属重证。《中藏经》说："病洞泄不下食，脉急则死。"可见能食与不能食，对于权衡泄泻的轻重有重要意义。③辨病之寒虚：凡病程较长，腹痛不甚，腹痛喜按，小便利，不渴，多属虚证。粪质清稀如水，腹痛喜温，畏寒胀冷，顽固不化，手足欠温，多属寒症。④辨病之兼挟症：泻而兼有恶寒自汗、发热头痛、脉浮者，为挟风；泄泻发生在炎夏酷暑季节，症见身热烦渴、头重自汗、脉濡数，为挟暑；泄泻而兼脘腹痞闷，嗳腐酸臭，为挟伤食。

张教授临床中强调辨病与辨证相结合，辨病有助于明确病位、病性，可以了解疾病的转归和预后。通过望闻问切收集症状，根据症状明确证候。三者有机结合，互通有无。明确了病、证、症就可以确定治法，明确方药。个体化治疗是中医的基本原则，张教授临床中注意对疾病的分期、分级、分部位管理，在疾病的活动期和缓解期有不同的辨证治疗，对疾病的严重程度也有明确的分析，轻度的患者适当减少用药，减轻患者的经济负担，对重度患者下猛药有利于提高治愈率，让病人对疾病的治疗提高信心。不同部位的用药根据经络理论也有相应的侧重。

患者的症状没有相同的，每次发病的症状也千变万化。临床中常见的症状有便血、脓血、泄泻、疼痛、下坠，临床中根据症状的不同给予止血、清热、收敛固涩、行气活血的治疗。临床症状虽然千变万化，但张教授认为湿邪贯穿该病始终。湿邪可以外部传入，根据寒热有寒湿和湿热。湿邪可以内生，肝气不舒可以影响脾胃的化生而成湿。脾胃虚弱可湿气内生，肾阳不足不能温煦脾阳，脾气不足可成湿。根据湿的性质有湿热、寒湿、湿毒、湿浊、痰湿等区分。辨证清晰可辨证论治，或祛湿，或健脾，或疏肝，或温肾。清湿是治疗的关键，临床湿热多见，但是应避免过多的应用苦寒之药，尤其是慢性患者。

张教授在临床中一贯坚持中西医结合治疗，注意吸收现代医学理论。例如现代研究认为溃疡性结肠患者属于高凝状态，抗凝治疗取得了很好的效果。张教授认为气滞血瘀是慢性肠炎的其中一种病理状态，在临床中善于应用行气活血的治法，根据出血、瘀血、血毒等给予不同的治疗。久病必瘀，在临床中有些病人是因为有瘀血导致了出血，给予活血化瘀后便血、疼痛、坠胀等得到了明显的改善，尤其是肿瘤患者放化疗后的腹泻。

中医认为人体是一个整体，临床中治疗肠道疾病不局限于治疗肠道，根据肺与大肠相表里的理论，在治疗中清肺热、滋肺阴是经常用到的治法。肺与脾、肝与脾、脾与肾的关系也是需要考虑的因素，整体治疗才能达到更好的效果。

本虚标实是慢性肠炎的基本病机，在临床中应注意标与本的矛盾转化，在不同的疾病阶段虚实有变化，治疗也应有所侧重。除了常规的口服药物治疗，灌肠也是经常用到的治疗方法，特别是对于直肠炎的患者，坠胀明显的可根据辨证给予中药灌肠，在临床治疗中取得了明显的效果。

最后，心身治疗是慢性肠炎治疗的关键部分。根据中医理论，肝郁乘脾，脾失运化。胃不和则觉不安，在临床中慢性肠炎的患者中焦虑、失眠是常见的症状。在治疗中应注意对患者的心理疏导，增强患者的自信，树立治愈的信心。

（胡连海）

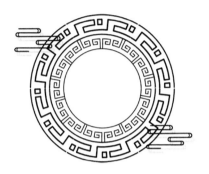

第十一章

慢性胃炎辨治经验

慢性胃炎是以胃黏膜的非特异性炎症为主要病理变化的慢性胃病，是临床常见病、多发病之一。慢性胃炎实质是胃黏膜上皮遭受反复损害后，由于黏膜特异的再生能力，以致黏膜发生改变，且最终导致不可逆的固有胃腺体萎缩，甚至消失。根据胃镜和胃的活组织检查，一般分为浅表性胃炎、萎缩性胃炎、肥厚性胃炎三种类型。临床以浅表性胃炎为多见，其中有的转为萎缩性胃炎。肥厚性胃炎属单独类型，很少转化为其他类型。据统计，本病多发于青壮年及男性，男女比例为 4.57:1。慢性萎缩性胃炎发病率随年龄的增长而增长。有资料表明，50 岁以上的人群患慢性胃炎者达 78%，70 岁以上几乎为 100%，是临床不容忽视的疾病之一[1]。

第一节 慢性胃炎中医病名的源流探讨

传统中医没有慢性胃炎这一病名的记载，但历代医家对于慢性胃炎的相关探索却一直进行着，至今已有数千年的历史。与慢性胃炎的相关病症及病名记载散见于浩如烟海的中医古籍中，如"痞满""胃脘痛""嘈杂""嗳气""反胃""呕吐"等。古代医籍对慢性胃炎的论述很多，最早的描述见于《黄帝内经》。如《灵枢·邪气脏腑病形》中说："胃病者，腹䐜胀，胃脘当心而痛。"并最早认识到慢性胃炎与肝郁有关，如《素问·六元正纪大论》所记载："木郁之发，……民病胃脘当心而痛。"《内经》中也有很多关于痞、满、痞满的记载。按发生的部位分为胸痞、心下痞。心下即胃脘部，因此心下痞也称为胃痞。《素问·异法方宜论》云："脏寒生满病。"《素问·五常政大论》载："备化之纪，……其病痞"。自《内经》以后，历代医家对慢性胃炎病名及病机的探讨没有更深的发展，仅局限于对《内经》原文的阐释上。东汉张仲景在《伤寒论》中明确指出与慢性胃炎有关的概念，即"满而不痛者，此为痞"。我国著名中医学家刘渡舟教授在论心下痞时指出，《伤寒论》记载的心下痞包括慢性胃炎中痛和不痛两种情况，其中疼痛的胃痞也被称作心痛。晋代王叔和在《脉经》中提出，"胃中痛"的概念，但未与心痛相区别，仍与"心痛""心下痛"等病混称。隋唐时期医家仍将胃脘痛称为"心痛""胃心痛""心腹痛"，但在病机、病位、治疗上开始与心痛相区别。唐代孙思邈首先提出九种心痛之说,《千金要方·心腹痛》载:"九种心痛,一虫心痛,二注心痛,三风心痛,四骨心痛,五食心痛,六饮心痛,七冷心痛,八热心痛,九来去心痛。"后世《医学传心录》从名称和所附方药组成上进一步分析,认为九种心痛大部分是指胃脘痛。宋代《太平圣惠方》《博济方》《圣济总录》等医书,虽然在定位上仍未将胃脘痛与心痛区别,但已经从病因、病机、治疗方面进一步将两者相区分。宋代陈无择《三因极一病症方论》记载:"夫心痛者,在方论则曰九痛……种种不同,以其痛在中脘,故总而言之曰心痛,其实非心痛也。若真心痛,则手足青至节,若甚,夕发昼死,昼发夕死,不在治疗之数。"提出九种心痛非指心痛,而病在胃脘。金元时期医家张元素《医学启源》有言:"胃脘痛,用草豆蔻。"首次将胃脘痛作为病症名记入文献。张从正在《儒门事亲·十形三疗》医案中也有关于胃脘痛病症名的记载:"此非心痛也,乃胃脘当心而痛也。"朱丹溪《丹溪心法·心脾痛》有言:"心痛即胃脘痛。"李东垣在《兰室秘藏》中,首次将胃脘痛独立设为一门,强调脾胃虚弱为基本病机,指出胃脘痛的病位在脾胃。明清时期医家对于慢性胃炎的认识日臻成熟,如虞抟《医学正传·胃脘痛》有言:"夫胃为脾之腑,阳先于阴,故脏未病而腑先病也……故经所谓胃脘当心而痛,今俗呼为心痛者,未达此义耳。"

第二节　慢性胃炎的病因病机

慢性胃炎发病率在各种胃病中占首位。HP 感染为慢性胃炎的最主要病因,但其他物理性、化学性及生物性有害因素长期反复作用于易感人体也可引起本病,长期服用对胃黏膜有刺激的食物与过冷或过热的食物,或吸烟、饮酒及其他精神紧张等因素也可导致本病。祖国传统中医认为,慢性胃炎多与以下因素密切相关,总体可分为:饮食不当,损伤脾胃;郁怒伤肝,肝气犯胃;寒邪犯胃,胃气凝滞;脾胃虚弱,气阴损伤等。

一、饮食不当,损伤脾胃

后世医家认为,饮食不当是造成慢性胃炎的主要病因。胃受纳饮食以供养全身,饮食不当则会造成胃脘疼痛,日久损伤脾胃,导致慢性胃炎的发生。《医学正传》有言:"饥不得食,胃气已损,而中气大不足矣。"而进食量过多,暴饮暴食,超过了脾胃的受纳运化能力，则会出现"饮食自倍，肠胃乃伤。"《三因极一病症方论·九痛叙论》有言："饮食劳逸，触忤非类，使脏气不平，痞隔于中，食饮遁注，变乱肠胃，发为疼痛，属不内外因。"可见饥饱无常，最容易损伤胃气；饮食偏嗜，恣食肥甘厚味，更容易导致湿热中阻，日久导致慢性胃炎。

二、禀赋不足，中焦无权

脾胃是仓廪之官，主受纳、运化水谷精微，若素体亏虚，脾胃虚弱，或中阳不足，或胃阴亏少等皆可导致慢性胃炎。《圣济总录·虚劳心腹痛》记载："虚劳之人，气弱胃虚，饮食伤动，冷气乘之，邪正相干……故令心腹俱痛也。"《景岳全书·心腹痛》云："气血虚寒不能营养心脾者，最多心腹痛证。然必以积劳、积损及忧思不遂者，乃有此病，或心、脾、肝、肾，气血本虚，而犯劳伤，或犯寒气及饮食不调者，亦有此证。"朱丹溪在《丹溪心法·心脾痛》中亦指出"中气不足""素有热"是胃脘痛的常见体质因素。清代医家沈金鳌在《杂病源流犀烛·胃痛》中论述："胃痛，邪干胃脘病也，胃禀冲和之气，多气多血，壮者邪不能干，虚则着而为病，偏寒偏热，水停食积，皆与真气相搏而痛。"此是先天不足、素体亏虚而致慢性胃炎。

三、郁怒伤肝，肝气犯胃

《内经》对慢性胃炎之木气偏胜、肝胃失和的病机已有所认识。如《素问·六元正纪大论》指出："木郁之发，太虚埃昏，云物以扰……木有变，故民病胃脘当心而痛。"叶天士《临证指南医案》有言，"病由肝脏厥气，乘胃入膈，致阳明经脉失和"，"肝阳直犯胃络，致心下痛"。胃腑以通为用，以降为顺，调理气机之升降。胃腑之疾除本脏自病外，亦受它脏影响，其中尤与肝脏关系密切。而肝在志为怒，若郁怒过度，肝气郁滞，疏泄失调，则易横逆犯胃，日久还可产生，气血瘀滞，瘀阻络脉，则胃脘痛更剧。

四、寒邪犯胃，胃气凝滞

《诸病源候论》中对慢性胃炎病因病机的论述较为多见，总体归结为体虚风寒入侵导致胃脘疼痛，"风入腹拘急切痛者，是体虚受风冷，风冷客于三焦，经于脏腑，寒热交争，故心腹拘急切痛"，可见寒邪侵袭，胃气凝滞亦是导致慢性胃炎的一个重要病因。寒为阴邪，其性凝滞，阻遏胃阳，则生疼痛，且寒多携风而至，伤人更深。

五、脾胃素虚，气阴损伤

脾胃为仓廪之官，主受纳和运化水谷，若先天禀赋不足或劳倦过度或久病脾胃受损等均能引起脾胃虚弱、中焦虚寒，或胃阴亏损、失其濡养而导致慢性胃炎的发生。《临证指南医案》还提出多因"胃汁之枯""平昔液衰"致病，亦有用药不当耗伤胃津而致慢性胃炎者。

现代中医认为，各种原因引起脾胃受损，气机不畅，皆可导致慢性胃炎。现代中医着重强调了肝脾的功能失常与慢性胃炎之间的关系。脾胃虚弱容易导致幽门螺杆菌感染，肝气疏泄失常，气机不畅，精神抑郁可导致气虚、气滞、气逆，甚至使神经内分泌紊乱，胃酸分泌增加或减少，胃黏膜屏障功能低下，从而导致慢性胃炎的发生。虽然慢性胃炎病因很多，但以情志所伤和饮食失调为主要发病原因。饮食失调、情志所伤、六淫外袭是慢性胃炎急性发作的常见原因，而寒湿、瘀血、正虚为慢性胃炎发病的重要病机。

第三节　慢性胃炎的诊断与鉴别诊断

一、诊断

诊断依据：参考 2008 年中华中医药学会发布的《中医内科常见病诊疗指南中医病症部分》。

（1）胃脘部疼痛，常伴痞闷、胀满、吞酸嘈杂、嗳气、呃逆、恶心呕吐等局部症状，以及神疲乏力、倦怠懒动等全身症状。

（2）发病与情志不畅、饮食失节、过度劳累、受寒等因素有关。

（3）好发于青壮年，常反复发作。

（4）胃镜检查、胃肠 X 线钡剂造影、B 超、肝功能检查等有助于诊断。

二、鉴别诊断

临床上慢性胃炎常与真心痛、腹痛、胁痛进行鉴别。不能因为上腹部疼痛就以为是慢性胃炎引起的胃痛，有可能是其他脏器所引起的疾病。判断胃脘痛，比较正确的方法是疼痛的位置多在左上腹，疼痛的时间为饭后 1 小时或空腹等，所伴随的症状有打嗝、胀气、胸闷、恶心、呕吐等。一般来说张教授通常按照以下四个步骤来鉴别：

1. 疼痛的位置

胃位于上腹部，胸骨下方凹陷、肚脐上方（靠近心窝处）处。如果将腹部划分为四个区域来看，左侧偏中上的部分这一区域的疼痛，最有可能是胃脘痛。不过，也有可能是十二指肠、胆、肝或胰等疾病引起，所以还需要以疼痛的时间、伴随症状等作为判断的准则。

2. 疼痛时间

胃脘痛是发生在餐后或餐前，还是发生在食用某些食物后，或者是在过饥过饱暴饮暴食等状况下发生。由于慢性胃炎胃部不适大多与进食有很密切的关系，因此，从饮食的时间、习惯、内容、种类等作为辨别的依据，也有准确性。

3. 观察症状

慢性胃炎不适伴随症状繁多，如打嗝、胀气、恶心、呕吐、腹泻、胸闷等，由于每种疾病表现的症状不同，如伴随心前区疼痛，痛彻胸背，疼痛呈剧痛，伴有胸闷气憋、冷汗不止、面色苍白、四肢厥冷等症状，则是真心痛；如伴有打嗝、黄疸、右上腹疼痛、发热等症状，则与胃可能无关，或是胆囊的问题。因此不能忽视腹痛外所伴随的各项症状。

第四节　慢性胃炎的辨证论治

张教授认为，慢性胃炎可分为脾胃虚寒型、肝气犯胃型、寒热错杂型、胃阴不足型、脾胃湿热型以及胃络瘀阻型六种证型。临床最常见的是脾胃虚寒、肝气犯胃、寒热错杂三型。临证时，各证型之间相互联系，既可相互转化抑或兼而有之。针对以上六种证型，张教授拟定了健脾温胃法、疏肝理气法、辛开苦降法、酸甘养阴法、清热化湿法和活血化瘀法六种治疗大法。慢性胃炎病机复杂、症状多变，张教授临证从不拘于一隅，随证型变化而灵活加减用药。

一、脾胃虚寒型

因脾胃虚弱是慢性胃炎发病基础，故脾胃虚寒型是慢性胃炎的基本证型，主要临床表现有：胃脘部隐痛，喜暖喜按，受凉及饮食寒凉食物后疼痛加重，食后饱胀，纳呆食少，便溏肢冷，或有泛吐清水，舌质多淡胖、苔薄白，脉沉细或沉弱。张教授常用黄芪建中汤合四君子汤加减治疗。寒盛明显者，酌加肉桂或附子；胃脘胀满严重者，加佛手、炒莱菔子、木香等；大便稀溏者，张教授常重用炒白术、茯苓，酌加炒山药、白扁豆等；若肾阳已虚者,多加葫芦巴、补骨脂、仙灵脾温补肾阳。

二、肝气犯胃型

常与情绪变化密切相关,临床常见素有慢性胃炎的患者,因不良的情绪刺激而使病情突然发作或加重。如沈金鳌《沈氏尊生书·胃痛》云:"胃痛,邪干胃脘病也……唯肝气相乘为尤甚,以木性暴,且正克也。"本型主要临床表现有:胃脘胀满疼痛,疼痛连及胁肋或后背,心烦易怒,口苦烧心,尿黄便干,舌红苔黄,脉细弦。张教授习用柴胡疏肝散或逍遥散化裁治疗。恶心欲吐者加竹茹、清半夏,口苦嘈杂者加黄连、黄芩,胁肋胀痛者加元胡、川楝子,胃脘灼热疼痛者加黄连、公英、麦冬,腹痛泄泻者加防风、白芍。

三、寒热错杂型

慢性胃炎常因饮食不节、贪凉食冷或嗜食辛辣,导致寒热互结于胃脘所致。本证型特点是寒热错杂,脾胃升降失常,寒象及热象均不突出。主要临床表现:胃脘胀满痞闷,口苦口气臭秽,纳差乏力,大便干燥或溏泄,或食冷饮后加重,舌淡红或暗红,苔薄黄或黄厚,脉细或弦。张教授一般用半夏泻心汤化裁治疗。方中以半夏为君药,辛燥入脾,散结消痞,降逆和胃;干姜辛热,温中散寒,开结消痞,黄连、黄芩苦降,泄热和胃,寒热并用,共为臣药;复与参、草、枣"甘以补之",益气和中,使中州斡旋有力,为佐使之药。诸药合用,共奏辛开苦降、和胃降逆之功,使脾胃得健,升降和调,胃痛痞满自愈。

第五节　慢性胃炎的预防与调护

慢性胃炎病机复杂多变,加之患者胃黏膜修复时间一般在3~6个月,因此张教授在慢性胃炎的治疗中提出了守法固方的原则。对于病情相对稳定的患者,张教授常在效不更方的基础上稍作加减,为患者开具丸药处方缓缓图之。诊疗慢性胃炎,张教授还特别重视情志和饮食的调摄。张教授认为,精神抑郁则会影响肝之疏泄,进而克制脾胃;思虑过度则气结,损伤脾胃运化;过度紧张和疲劳也可影响脾胃的气机变化,均可诱发或加重慢性胃炎。每每诊疗这类患者,张教授总不忘叮嘱患者要注意戒急戒气,保持心情舒畅。避免患得患失,斤斤计较,以正确的心态来对待,契合了《内经》所说:"恬淡虚无，真气从之，精神内守，病安从来。"此外，临床常见不少患者因为饮食失节引起慢性胃炎发作，张教授常叮嘱患者在服药的同时，要注意忌口，如忌食生冷、辛辣、过甜等刺激性食品，凉水果也最好热水烫后再吃；少吃或不吃甜食，少吃或不吃硬食，少吃油腻之品；少吃高盐腌制食品，如咸菜、咸鱼、咸肉等；食用豆制品要适量，过多食用则易产气引起腹胀。此外，浓茶及浓咖啡均能对胃黏膜产生刺激，也要尽量少喝。吸烟可使胃酸分泌增加，刺激胃黏膜；过量饮酒可使胃黏膜充血水肿，甚至糜烂，故须戒烟忌酒。吃饭不宜过饱，以八分饱为宜。尤其是老年患者，因其脾胃运化功能减弱，宜定时定量进餐或少食多餐，七八分饱为宜，平时可适当喝些粥类养护脾胃。张教授常叮嘱患者，"慢性胃炎三分在治，七分靠养；治养结合好，疾病自会消"。守法固方，丸药缓图，治疗与调摄相结合的特色是张教授几十年来在治疗慢性胃炎方面总结出的重要经验。

第六节　临证注意事项

张继东教授学验俱丰，诊治消化系统疾病疗效显著，尤其在慢性胃炎的治疗方面，遵古不泥古，博采众长，精研探索，颇有创见。

一、辨明虚实，攻补同用

张教授认为临证时需要注意两点，第一是明辨虚实，注意补虚与攻邪紧密结合。慢性胃炎病程漫长，证情复杂，反复发作，缠绵不愈。张教授经过长期临床观察和总结，认为慢性胃炎有实证、虚证，也有虚实夹杂之证。临床诊治慢性胃炎的关键是要明辨虚实。张教授认为，慢性胃炎早期多实证，中后期多虚实夹杂证及虚证。慢性胃炎多以脾胃虚弱为本，多在脾胃虚弱的基础上因饮食失调、情志不遂、冷暖失宜而发病。临证时一定要仔细审察有无脾胃虚弱的表现。对于单纯的实证和急症，张教授虽遵急则治标的古训，投以药物尽快缓解其症状，但也不会忽视本虚这一根本原因，在患者急性症状得以缓解后或在治疗标病的同时，即着重补益中气、调理脾胃以治本。张教授将慢性胃炎脾胃虚证大致分为脾胃气虚、脾胃阳虚、脾虚湿阻三类，分别选用四君子汤、理中汤、参苓白术散加减化裁治疗。慢性胃炎后期，以气虚、阴虚为多见，但两者常兼而有之，因此，治气虚多配伍养阴药物，治阴虚多配伍益气之品。

慢性胃炎临床单纯实证较少见，其实证多属因虚致实或虚实夹杂，常见于疾病的初、中期或复发阶段，多为食滞与湿阻引起。脾气不足，运化不及，胃脘和降失常，导致食滞内停，症见胃脘饱胀不适，饭后尤甚，嗳气等。张教授治疗食滞常用炒枳壳、焦大白、炒莱菔子、鸡内金、炒麦芽等。脾为湿土，脾失健运，湿浊内生，症见胃脘胀满，口淡不知味，口黏苔腻，治宜宣湿化浊。张教授习用白豆蔻、炒白术、苍术、白芷等。偏于寒湿者加砂仁，偏于湿热者加佩兰，湿阻呕恶者加藿香、苏梗，痰湿阻滞、胃纳极差者常用白芷、草果配伍少量三棱、莪术破积导滞。临床遇到胃脘胀满严重，久服行气消食药未见明显疗效的患者，张教授都会仔细审查患者脉象。凡脉象见极细极弱或弦大鼓指，缺少和缓之象的患者，一般都属于真虚假实证。治疗绝不可再用行气导滞药攻伐，而应采用温补脾胃为主，少佐养血柔肝之品，顾护已经受损严重的胃气。张教授精研《伤寒论》，对书中提出的"以脾胃为本"的学术思想及《伤寒论》的护胃观"有深刻的理解。

张教授认为现代的生活环境、饮食习惯与古代都有很大的不同，脾胃的盛衰对疾病预后和转归有着重要影响。因此，诊疗慢性胃炎时应始终以顾护脾胃生机为要旨，要全面统筹，兼顾四维，用药不偏不倚，不燥不烈，在治疗的任何阶段都莫忘保护胃气，攻邪不能伤正。

二、调运枢机，复其升降

张教授强调，在慢性胃炎的诊治中，要注意中焦脾胃枢机的调整。他认为慢性胃炎初期，中焦枢机不利，气机升降的失调是主要病机。脾胃同居中焦，脾以升为健，胃以降为和，脾胃一升一降，维持消化功能正常运行。中焦为气机升降之枢纽，升降失职则气滞，气滞则运化失常，因此治疗时应注重调运枢机，重点强调一个"动"字。《素问·六微旨大论》曰："出入废则神机化灭，升降息则气立孤危。故非出入，则无以生长壮老已；非升降，则无以生长化收藏。是以升降出入，无器不有。"慢性胃炎初期常以胃脘部胀满为主要症状。临床常见脾胃气机失和、肝胃气机失和和肠胃气机失和三型。治疗慢性胃炎初期以调气为主，以通为补，以化为用，调节气机升降失和。张教授常用木香、砂仁、陈皮、枳壳、厚朴等药来调气；常用炒莱菔子、苏梗、旋覆花等药以通为补；如兼见中气下陷则使用升清降浊法，方选补中益气汤加白芷、佛手、枳壳、大腹皮等；如兼见虚寒气滞用温通理气法，药选黄芪、桂枝、炙甘草、白芍、生姜、大枣等。张教授在通降胃气的同时多配伍辛温之品开散脾气，以防止苦降之品阻碍脾气的升发。寒温并用，辛开苦降，则脾升胃降，方使人体气机恢复有序。

三、久病胃炎，活血化瘀

慢性胃炎发展到中后期，邪气长期留滞经络，渐入血分。《临证指南医案》曾多次提及久病入络的观点，如"初为气结在经，久则血伤入络""病久、痛久则入血络"等[2]。张教授结合50年临证经验，认为叶氏理论确切。慢性胃炎病久，邪气入络，气血运行不畅，络道阻塞而成瘀，故活血化瘀当属正治之法。张教授认为，活血化瘀法能增加胃黏膜的血流量，改善微循环障碍，提高局部组织免疫力。张教授临床应用活血化瘀药灵活多变，不拘一格。常用当归、鸡血藤养血活血，三七粉、炒元胡活血止痛，三棱、莪术破瘀散结。瘀血的形成是日积月累的过程，慢性胃炎久病多虚，而活血化瘀药多辛温燥烈，耗气伤血，使用不慎极易损伤胃气。因此，张教授应用活血化瘀类药物甚为谨慎，主张宜平和不宜峻猛。张教授治疗慢性胃炎证属胃络瘀阻者最喜用丹参。《时方歌括》对丹参这样描述："治心胃诸痛，服热药不效者宜用。"张教授认为，"一味丹参，功同四物"，丹参性微寒，功效平和不峻烈，既能活血又能养血，颇符合胃脘喜凉之性。对于慢性胃炎日久，血瘀为患，虚实夹杂的患者特别适合。

四、妙用运气，司天与察人相结合

张教授特别重视《内经》五运六气理论的临床运用，在辨治慢性胃炎时巧妙应用运气方，常效如桴鼓。己亥年（2019年）上半年，张教授应用己亥年运气方白术厚朴汤频率颇多，门诊不乏见到久治不愈的慢性胃炎患者，经运气方调理后症状减轻或痊愈。己亥年为土运不及之年，厥阴风木司天，少阳相火在泉。天干起运，地支起气。天干为运为土，地支为气为木，气克运是为天刑。《素问·气交变大论》曰："岁土不及，风乃大行，化气不令，草木茂荣。飘扬而甚，秀而不实，上应岁星。民病飧泄霍乱，体重腹痛，筋骨繇复，肌肉酸瞤，善怒。"《素问·至真要大论》曰："民病胃脘当心而痛，上支两胁，膈咽不通，饮食不下，舌本强，食则呕，冷泄腹胀……病本于脾。"张教授认为，己亥年土本已不足，厥阴风木再来克土，使得土变得更加虚弱。按照运气思路辨证，己亥年上半年肝气犯胃型慢性胃炎会比以往更多。脾虚为风、冷所伤，故临床症状多以胃脘痛、腹泻、肢体沉重无力为主，兼有两胁疼痛，喜太息，嗳气，或胃脘灼热，口干口苦，反酸嘈杂等症状。基于运气理论分析病机、拟定治则大法，最后要落实到用药上。针对这类患者，张教授选用己亥年运气方宋朝陈无择《三因极一病症方论》白术厚朴汤加减治疗，本方配伍精妙，理法合宜，张教授用其治疗己亥年上半年慢性胃炎证属肝气犯胃及脾胃虚寒两型患者，每每效验如神。[3]

五、典型病案

病案1：李某，男，47岁。患者因反复胃脘痛半年，加重10天来山东大学齐鲁医院中医科专家门诊就诊。患者自述半年前因饮食不规律出现上腹部剑突下疼痛，隐隐作痛，伴有烧灼感，偶有反酸、嗳气，食欲不振，纳食减少，曾在当地做胃镜检查示"慢性浅表性胃炎"，服"胃复春""奥美拉唑"的药物治疗，症状时有缓解，时有反复，遂求中医治疗。来诊时，患者胃脘隐隐作痛，饱胀感明显，呃逆，胃脘部灼热，偶有反酸。纳差，大便干结，口干欲饮。舌红苔黄微腻，脉细弦。

中医诊断：胃痛。证属寒热互结，中焦痞阻。

西医诊断：慢性浅表性胃炎。

治则：辛开苦降，调畅气机。

处方：半夏泻心汤合大柴胡汤加减。处方：法半夏15g，干姜10g，黄连6g，柴胡10g，黄芩10g，虎杖10g，枳壳10g，酒大黄6g，郁金10g，白芍30g，代赭石15g，海螵蛸20g，生甘草6g。6剂，水煎服，每日1剂。

二诊：胃脘痛减轻，嗳气消失，舌红苔黄微腻，脉细弦。原方去代赭石，加苍术、厚朴各10g，6剂。

三诊：胃脘痛发作次数减少，嗳气、反酸消失，但仍食欲不振，原方去海螵蛸，加炒麦芽10g、焦神曲10g，6剂。四诊：胃脘痛明显减轻，上方再进6剂，嘱患者今后要养成良好的饮食习惯，避免饮食饥饱失宜。随访，病情稳定。

按：在本例患者的治疗过程中，充分体现了《素问·至真要大论》"谨守病机，各司其属，有者求之，无者求之，盛者责之，虚者责之，必先五胜，疏其血气，令其调达，而致和平"的原则。本例患者因饮食不节，损伤脾胃所致。张教授根据舌苔脉象辨证为脾胃升降失常，枢机不利，寒热互结，中焦痞满。治以调和寒热，消痞散结。处方以半夏泻心汤为主，寒温并用，辛开苦降，使胃气得和，寒热平调。配合大柴胡汤，清热通腑攻下，痞满自消。本案例遵循六腑以通为用的原则，通则不痛。患者反复胃痛，胃阴不足，阳明失润。胃脘纳降的功能除依赖脾阳的温暖，还有赖于津液的濡养。因此处方中重用白芍30克，配合甘草酸甘养阴。诸药相合，胃痛渐止。

病案2：安某，女，46岁。患者因"胃脘部胀闷不适2年，加重1周"来山东大学齐鲁医院中医科专家门诊就诊。患者自述2年前因情志不畅而出现胃脘部胀闷，自服抑酸保护胃黏膜，增加胃动力等药物（具体药物不详）缓解症状。病情反复发作。近1周来因情志不畅上述症状再次发作，自服奥美拉唑片后症状无好转，遂求中医治疗。刻下症见：胃脘部胀闷，反酸，善太息，五心烦热，易怒，乏力，偶有口干，腰骶部酸痛，夜寐不安，纳呆，尿频，二便调。舌质淡红，苔薄白，舌根部黄腻，脉弦。

中医诊断：胃痞。证属脾虚肝郁。

西医诊断：慢性胃炎。

治则：行气散结，降逆和胃。

处方：半夏厚朴汤加减。姜半夏 15g，厚朴 10g，黄连 6g，鸡内金 10g，青皮 10g，陈皮 10g，丹皮 10g，生、炒麦芽各 15g，炒栀子 6g，郁金 15g，北沙参 20g，桑寄生 20g，海螵蛸 20g，焦神曲 10g，木香 10g，生甘草 6g。6 剂，水煎服，每日 1 剂。

二诊：胃脘部胀闷、腰骶部酸痛、夜寐不安、五心烦热、乏力、口干等症状均缓解，情志较前明显好转，仍诉反酸。上方加煅瓦楞子 30g。加减治疗 1 个月，诸症悉除。

按：患者以胃脘部胀闷不适 2 年，加重 1 周为主症，中医诊断为"胃痞"。胃脘部胀闷，反酸，善太息，五心烦热，易怒，乏力，口干，腰骶部酸痛，每因情志不畅时，症状复发或加重。舌质淡红，苔薄白，舌根部黄腻，脉弦。中医辨证为"脾虚肝郁证"。本例患者因为情志不畅而发病，情志不畅则伤肝，肝气失于疏泄调达，横逆脾胃，脾失健运，升降失常，气机不畅而致胃痞。治以行气散结，降逆和胃。张教授首诊选用半夏厚朴汤加减进行治疗。方中半夏功擅化痰散结、降逆和胃，厚朴长于行气开郁，下气除满，二药配伍，痰气并治，疗效显著。鸡内金配合海螵蛸制酸止痛。青皮疏肝，陈皮调中，二药配伍，升降调和，共奏疏肝和胃，理气止痛之功。此药对也是张教授临床治疗脾胃病常用的药对之一。生、炒麦芽同用，行气而不伤气，共奏生发脾胃之气，开胃健脾，疏肝理气之功效，对脾胃虚弱食积不消、食欲不振及脘腹胀满等症状，用之疗效甚佳。神曲消食化积；沙参补气养阴；寄生补肾；炒枣仁养心安神；木香、郁金二药合称颠倒木金散，理气行郁止痛；丹皮、栀子、甘草清热泻火。上药综合调理，一周左右时间大部分症状尽消。二诊时针对反酸症状加入煅瓦楞子加强制酸止痛效果。

病案 3：某男，20 岁，2012 年 11 月 9 日初诊。胃脘隐隐凉痛 2 个月余。夏日喜食冷饮，常日食三五支雪糕，后出现胃脘部发凉，泛吐清水，并隐隐作痛，痛甚热敷胃脘部可缓解。反复发作，纳食欠佳。来诊时诉胃脘部隐隐冷痛，夜间加重，大便溏。舌质淡胖，苔白腻，脉沉缓。

中医诊断：胃痛。证属脾胃虚寒。

西医诊断：胃炎。

治则：温中健脾。

处方：黄芪建中汤合理中汤加减。党参 20g，苍术 15g，白术 15g，茯苓 20g，干姜 10g，桂枝 6g，延胡索 24g，甘草 6g，半夏 9g，鸡内金 15g，炒麦芽 15g。6 剂，水煎服，每日 1 剂。

二诊：6 剂后胃脘疼痛及泛吐清水症状明显改善，纳食好转，仍偶感腹胀。上方加厚朴 15g，继服 6 剂。症状进一步好转，原方继进 6 剂，遂愈。

按语：胃炎常因素体阳虚，或过食寒凉损伤脾胃阳气所致。临床主要表现：胃脘隐隐作痛，得温得按则减。喜温热饮食，纳少，便溏，畏寒肢冷，或食后胃脘饱胀，泛吐清水，舌淡胖、边有齿痕，苔薄白，脉沉细或迟。此案即为寒凉伤胃所致，张教授常以黄芪建中汤合理中汤加减（黄芪、党参、炒白术、桂枝、炒白芍、干姜、延胡索、白芷、炙甘草）。胃脘怕冷明显者加肉桂或附子温胃散寒，吐清水明显者以胃苓汤加半夏去胃脘之水而止呕，吞酸明显者加海螵蛸、煅瓦楞制酸止痛，纳呆者加炒三仙健胃消食，胃脘胀满明显者加佛手、厚朴、砂仁等行气除胀。

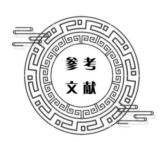

参考文献

[1] 郭金聚，郭金华．三仁汤治疗湿热中阻型慢性胃炎临床观察[J]．光明中医，2020，35(2)：178

[2] 清·叶桂．临证指南医案[M]．上海：上海科学技术出版社，1959：253、596．

[3] 程志鹏，张继东．张继东教授辨治慢性胃炎经验[J]．河北中医，2020，42(5)：650－653．

（程志鹏）